黄帝内经

九讲 精要

马烈光 ◎ 编著

全国百佳图书出版单位

化学工业出版社

·北京·

图书在版编目（CIP）数据

黄帝内经精要九讲 / 马烈光编著 . —北京：化学工业出版社，2016.10

ISBN 978-7-122-27979-8

I.① 黄…　II.① 马…　III.①《内经》- 研究　IV.①R221

中国版本图书馆 CIP 数据核字（2016）第 208543 号

责任编辑：高　霞　王新辉　杨骏翼　　　　装帧设计：史利平
责任校对：陈　静

出版发行：化学工业出版社（北京市东城区青年湖南街 13 号　邮政编码 100011）
印　　装：大厂聚鑫印刷有限责任公司
710mm×1000mm　1/16　印张 26　字数 371 千字　2016 年 10 月北京第 1 版第 1 次印刷

购书咨询：010-64518888（传真：010-64519686）　　售后服务：010-64518899
网　　址：http://www.cip.com.cn
凡购买本书，如有缺损质量问题，本社销售中心负责调换。

定　价：58.00 元　　　　　　　　　　　　　　　　版权所有　违者必究

马烈光教授，是成都中医药大学著名《内经》研究专家，钻研《内经》已四十年，发皇古义，博采众长，成果丰富，主编十余部《内经》研究专著，对许多问题有独到的见解。近几十年来，马教授更致力于《内经》养生的学术研究，至今已是国内养生研究之领军者，可谓"养生天地，老马识途"。

"将升岱岳，非径奚为；欲诣扶桑，无舟莫适。"马教授对《内经》研究有如此成就，缘于其师出名门。他于20世纪70年代就读于成都中医学院，那时学校内名家汇聚如云，令人仰望。毕业后留于学校内经教研室工作，时任教研室主任的就是著名《内经》研究专家李克光教授，马教授长期受李老耳提面命，尽得真传。教研室的郭仲夫教授也是《内经》研究名家，对他也指点颇多。马教授尚与全国中医名家多有结识，如我的恩师方药中先生。吾师是重庆人，以前回重庆时常要经过成都，马教授受李克光教授委托，多次代为迎送，自然常有请教。恩师回京后总向我提起此事，故我对马教授甚为神往。

今得马教授《黄帝内经精要九讲》一书初稿，细细阅之，洵合"精要"之名。名家手笔，果然不同。九讲者，概要、养生、阴阳五行、藏象、经络、病因病机、诊法、治则治法、病证者也，条分缕析，提纲挈领，化繁为简，非长期浸淫《内经》者不可得也。其文字流畅，用词精确考究，又注意了通俗性与实用性，实为《内经》分类注释之佳作，无论初学者或研究者均可从中撷取精华。相信本书的出版，能对《内经》研究起到促进作用，并使更多大众了解《内经》。

书将付梓，乐以为序！

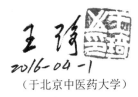

2016-04-1

（于北京中医药大学）

王琦，国医大师、国家"973"计划项目首席科学家、国家级重点学科中医基础理论学科带头人、国家中医药管理局重点学科中医体质学科带头人、中医传承博士后指导教师、享受国务院政府特殊津贴专家；北京中医药大学终身教授、博士生导师、学术委员、中医体质与生殖医学研究中心主任；兼任世界中医药学会联合会、中华中医药学会等多个学术团体的主要负责人。

　　《黄帝内经》（以下简称《内经》）既是祖国医学宝库中现存最古老的一部光辉巨著，也是中华民族传统文化中的瑰宝。但因"其文简，其意博，其理奥，其趣深"，加之年代久远，又非成于一时、一地、一人之手等因素，而使众多学者望之兴叹、敬而生畏，故业医有"《黄帝内经》是中医学的珠穆朗玛峰"的感叹。有鉴于此，根据本人40年的《内经》教学实践和临床体会，本着对《内经》探赜索隐、钩深致远、深入浅出、阐发经旨的宗旨，编成是书。

　　本书主要以高等中医院校规划教材《内经讲义》（第五版）为借鉴，参阅了历版《内经》教材及相关文献，在编写体例和内容选择方面做了较大的改进。本着学宗原著的要求，除第一讲"概要"外，其余8讲内容着重对精选经文的字词音义、学术认识及其运用要点等进行了深入浅出的讲解。每讲均首列"学术旨要疏义"，扼要介绍该讲内容要旨，开门见山，开宗明义。其后之"代表经文注析"中，以学术认识为纲，择有代表性的精妙原文加以注释和解析。每讲再设"参考经文撷萃"，选相关经文之精彩者，广列其中，博而不杂。

　　"知其要者，一言而终；不知其要，流散无穷。"读者若能潜心研习，"博极医源，精勤不倦"，洵可得《内经》之精华，通经典之妙要，神而明之，无师自通矣。限于自身的水平和能力，舛讹或存，尚祈同道及各界人士提出宝贵意见。

成都中医药大学

丙申立夏

第一讲 / 概要

第四讲

藏象学说

第七讲

诊法

第一讲

概要

《内经》的成书与沿革

《黄帝内经》（以下简称《内经》）是两千多年前中医理论之集大成，其主要内容出自战国，秦汉以来代有补充，将其汇编成书，可能是在公元前1世纪，即西汉中后期。故此书非一时、一地、一人所作，而是在一个相当漫长的时期内，由不同地区的众多医家经过编纂修订的论文汇编。书名冠以"黄帝"，仅是托名而已。现在通行的《黄帝内经·素问》和《黄帝内经·灵枢》，分别经唐代王冰整理编订补注、宋代林亿等校正及南宋史崧整理校勘而保存流传至今。

"将升岱岳，非径奚为；欲诣扶桑，无舟莫适"。《内经》以降，研究者众，其研究方式主要有校勘、注解、分类等。其中分类注解以杨上善、张介宾、李中梓为代表；只注解《素问》以王冰、吴昆、高世栻为代表；全注以马莳、张志聪为代表。历代医家对《内经》的研究成果，是我们学习研究《内经》的重要参考文献。

《内经》的成书

《内经》分《素问》和《灵枢》两部分，每部81篇，共有162篇。《黄帝内经》的书名，最早见于《汉书·艺文志·方技略》的书目。关于《内经》的成书年代及作者，历来是学者医家争论不休的问题。古今看法，归纳起来主要有以下三种：一者，认为是黄帝时书；二者，认为成书于春秋战国及秦汉之际；再者，认为扩编成书于西汉。

《内经》的成书时代，当分为理论创作和汇编成册两个阶段来看。

《内经》的理论创作，始于春秋战国，秦汉以来，代有补充。主要有三点根据：一是历代诸家的论证；二是与同期作品的比较；三是文字气象的分析。

从历代诸家的论证来看，宋代的百源学派宗师邵雍在《皇极经世·心学》中指出："《素问》《阴符》，七国时书也。"朱熹的《朱子全书·右史余论》则说："至于战国之时，方术之士，遂笔之于书，以相传授，以列子之所引，与夫《素问》《握奇》之属，盖必有粗得其遗言（指黄帝）之仿佛者，如许行所道神农之言耳。"明代方孝孺的《逊志斋集·读三坟书》也说："世之伪书众矣，如《内经》称黄帝，《汲冢书》称周，皆出于战国、秦、汉之人。"清代崔述《补古上考信录·黄帝说》指出："世所传《素问》一书，载黄帝与岐伯问答之言，而《灵枢》《阴符经》，亦称为黄帝所作。至战国诸子书述黄帝者尤众。"可见，历代诸家认为《内经》除七篇大论外，多数是战国时期的作品。

从内容上与同时期的作品相比较来看，《吕氏春秋》《周礼》中涉及疾病与卫生的部分，与《素问》相关内容如出一辙，仅有详略的差异。另外，20世纪70年代以来，长沙马王堆等出土文物中发现了大量的简帛医书，其中虽无《黄帝内经》或《素问》之类的篇卷，但其内容与《内经》有一定的关联，也成为考订《内经》一些篇章来源和撰着年代的可靠依据。

从《内经》的文字气象来看，《内经》各篇所反映的社会背景、纪时纪年、学术思想、医理的精粗、诊疗技术的运用，以及文章笔法、文字使用、引用文献等，均有明显的时代差异，说明《内经》是将汉代以前流传的医学理论与经验，经过汇集、编纂、整理加工而成的书面总结，具有论文汇编的性质。

《内经》汇编成册的时代，根据史书的相关记载，可大致推断为西汉时期。《黄帝内经》书名首见于《汉书·艺文志·方技略》："《黄帝内经》十八卷、《外经》三十七卷，《扁鹊内经》九卷、《外经》十二卷，《白氏内经》三十八卷、《外经》三十六卷，《旁篇》二十五卷。"《汉书·艺文志》是班固据《七略》"删其要，以备篇籍"而成。《七略》是西汉末刘向、刘歆（xīn）父子奉诏校书时撰写的我国第一部图书分类目录，其中负责校方技书的是李柱国，史载李柱国校勘医书的时间是公元前26年（西汉河平三年）。此当为

《内经》成编的下限。

《内经》成编的上限，《史记》是重要的佐证。《史记》记载了上自黄帝下迄汉武帝长达三千多年的历史，书中详述了各代科学文化的发展，对先秦诸子及其著作皆有介绍，并专为扁鹊、仓公等医家作传。如果《内经》在司马迁著《史记》前已成书流传，那么司马迁是应见得到的，但《史记》中并未提到《内经》之名。《史记·扁鹊仓公列传》说，仓公在高后八年（公元前180年）拜见了他的老师阳庆，阳庆传给他一批医书，有《上下经》《五色》《奇咳术》《奇恒》《揆度》《阴阳外变》等，这些都是《内经》所引述的医书，说明《内经》的成书肯定在仓公之后。《史记》写作于作者入狱（公元前99年）之后，由此推论，则《内经》的成编时代当在《史记》之后、《七略》之前的公元前1世纪之内。

再者，《内经》全书一个重要的学术特点是广泛深入地运用了阴阳学说和五行学说。阴阳学说和五行学说各有古老的源头，在相当长的历史时期内各自独立发展。五行生克体系的提出及与阴阳学说的合流，始于战国末期的阴阳家邹衍。直至西汉中期，董仲舒和淮南王刘安等人的著作才勾画出了一个完整的宇宙图式，其中包含天地、阴阳、四时、五行及事物间的生克制化规律，用以说明宇宙中包括人的生命活动在内的形形色色的事物及其关系。至此，阴阳五行学说才较为完备并成为当时占统治地位的思想学说。《内经》广泛采用阴阳五行学说，从侧面表明《内经》的最后加工成编当在西汉中期或稍后。

由于《内经》的著作时代跨越春秋战国至汉代，所以《内经》的作者显非一时、一地、一人，当是众多医家的理论汇编和经验结晶。《内经》多数篇章以黄帝与岐伯等问答的体裁写成，书名又冠以"黄帝"，仅是崇古假托而已。其实黄帝不是指一人，而是代表一个强大的氏族。黄帝族原先居住在西北方，过着迁徙无常的游牧生活，后来打败炎帝族，逐渐在中部地区定居下来。黄帝族处于原始社会末期的发展阶段。继黄帝之后，历代都尊黄帝为始祖，于是整个中华民族都属于炎黄子孙，并引以为荣。可见后世学者把自己的书名冠以"黄帝"二字，无非为了溯本思源，以示学有所本罢了。如《淮南子》所说："世俗之人，多尊古而贱今，故为道者，必托之于神农、黄帝而后方能入说。"说明托名神农、黄帝所作，在当时是普遍存在的现象。《汉书·艺文志》托名神农、黄帝所著成书的就有数十种，而且卷帙浩繁，涉及面广博而精深，故孔安国序《尚书》之时颇有感慨地言道："伏羲、神农、黄帝之书，谓之三坟，言大道也。"

《内经》的流传

　　《内经》自问世以后，历经辗转传抄、遗失与补注，早已失去其本来面目。据《汉书·艺文志》记载，《黄帝内经》曾以十八卷本与《黄帝外经》等医经七家一并传世。《七略》之后至东汉末的一段时间内，《内经》怎样流传，史无记述。《汉书·艺文志》未著录《素问》和《灵枢》（《九卷》），后者很可能是《黄帝内经》等医经散佚后再次收集汇编而成。东汉末，张机（字仲景）在《伤寒论·序》中说："乃勤求古训，博采众方，撰用《素问》《九卷》《八十一难》《阴阳大论》《胎胪药录》，并平脉辨证。"张机所参考的古医书中，提及《素问》《九卷》之名，但未见《黄帝内经》之名，难以直接判定《素问》《九卷》与《黄帝内经》的关系。但张仲景列举了古代名医神农、黄帝、岐伯、伯高、雷公、少俞、少师、仲文、长桑、扁鹊、公乘阳庆、仓公等。其中，黄帝、岐伯曾见于《七略》中，黄帝、岐伯、伯高、雷公、少俞和少师均见于《素问》《灵枢》中。这表明《素问》《灵枢》（古称《九卷》）与《黄帝内经》有一定的联系，《素问》为《黄帝内经》之一部，《九卷》为《黄帝内经》的另一部，即今之《灵枢》。至魏晋年间皇甫谧予以印证说："按《七略》《艺文志》，《黄帝内经》十八卷，今有《针经》九卷，《素问》九卷，二九十八卷，即《内经》也。亦有所亡佚。"《针经》是皇甫谧为《九卷》所命之名，可能源自该书第一篇《九针十二原》中"先立针经"一语。至唐代，王冰又将《针经》易名为《灵枢》，谓："《黄帝内经》十八卷，《素问》即其经之九卷也，兼《灵枢》九卷，乃其数焉。"

《素问》与《九卷》（《针经》） 自晋以后的流传情况，史料上有一些相关记载。《隋书·经籍志》录有"《黄帝素问》九卷"。其注云"梁八卷"，说明九卷本《素问》在南北朝时已亡佚一卷。《隋志》亦载有"《黄帝针经》九卷"。《旧唐书·经籍志》著录有"《黄帝素问》八卷""《黄帝针经》十卷""灵宝注《黄帝九灵经》十二卷"。《新唐书·艺文志》的记载为"《黄帝针经》十卷""全元起注《黄帝素问》九卷""灵宝注《黄帝九灵经》十二卷""王冰注《黄帝内经素问》二十四卷"。《宋·艺文志》则分别记有："《黄帝灵枢经》九卷""《黄帝针经》九卷""《黄帝九灵经》十二卷"。《九灵经》当为《针经》的不同传本。这说明至隋、唐、宋，《内经》仍以《素问》和《针经》两书以不同本子分别传世，卷数有一些变化，且又有了《九灵经》的别名出现，而《九卷》之旧名，渐从史志及文献上消失。

《素问》作为《内经》的一部，在张仲景《伤寒论·序》记载之前已独自传世很长时间。皇甫谧著《针灸甲乙经》（简称《甲乙经》）时，发现《内经》"有亡佚"，经对照而知所散佚的是《素问》第七卷内容。至5世纪末叶，齐梁时期人全元起为《素问》作注，后世称为《素问训解》，其注本在旧、新《唐书》和《宋史》中都有著录，宋代林亿等据以校王冰本《素问》，并使卷次、篇目保存于王冰本中。宋以后，全本亡佚未见。历代整理《素问》功劳最大的医家当推唐代王冰。王冰于宝应年间，在残缺不全的八卷全本基础上，对照家藏"张公秘本"，做了大量的补亡、迁移、别目、加字和削繁等工作，使《素问》回复到八十一篇旧数，改编为二十四卷本行世。其中的"运气七篇"和《六节藏象论》中有关运气的一段，皆为王冰补入，其文体与他篇殊异。王冰补入运气七篇之后仍缺《刺法论》和《本病论》两篇，篇名仅存目录中，后人补出后称为《素问遗篇》。王冰治学严谨，"凡所加字，皆朱书其文，使今古必分，字不杂糅"，其卓有成效的工作，使《素问》得以较完善地继续流传。可惜其书经后世传抄已朱墨不分。王冰所注《素问》传至宋代，已"文注纷错，义理混淆"。宋代仁宗嘉祐年间，高保衡、林亿等人奉朝廷之命，校勘医籍，对王冰本再行考证，"正谬误者六千余字，增注义者二千余条"，并定名为《重广补注黄帝内经素问》。林亿等的校本，被视为《素问》版本之定型，宋以后的元、明、清各代皆据此进行翻刻，卷数虽有增减分合，文字却无大的改动。明代顾从德影宋刊本《素问》，堪称善本，为今所据。

《灵枢》为《针经》的另一传本，其名最早见于王冰注的《黄帝内经·素问》序和注中。林亿《新校正》谓："按《隋书·经籍志》谓之《九灵》，王冰名为《灵枢》。"指出《灵枢》之名是王冰据《九灵经》所改。《新校正》在校注《素问·调经论》王注时指出："详此注引'《针经》曰'，与《三部九候论》注两引之，在彼云《灵枢》而此曰《针经》，则王氏之意，指《灵枢》为《针经》也。按今《素问》注中引《针经》者，多《灵枢》之文，但以《灵枢》今不全，故未得尽知也。"这说明《针经》《九灵经》《灵枢》实为一书的不同传本，《灵枢》至宋代已残缺不全。林亿等也曾校勘过《灵枢》的残本，所校残卷早已亡佚。据考证，高丽使者于北宋元佑七年（公元 1092 年）来宋献出《黄帝针经》，宋哲宗于次年正月下诏颁发高丽所献《黄帝针经》于天下，使此书复行于世。北宋末年，金兵南犯，战乱严重影响了医籍的保存和流传，《针经》等古籍面临着散佚和失传的厄运。南宋绍兴二十五年（公元 1155 年），锦官（成都）人史崧"但恨《灵枢》不传久矣，世莫能究……参对诸书，再行校正家藏旧本《灵枢》九卷，共八十一篇，增修音释，附于卷末，勒为二十四卷"，定名为《黄帝内经·灵枢经》，刊行于世。史崧校正的刊本，后人未再改动，成为元、明、清续刻的蓝本。

相关命名含义解

《内经》书名的含义

《内经》书名，首见于《汉书·艺文志》。《内经》之"内"字是与"外"字相对而言。先秦两汉人着书，往往把一部书分为内、外两部分。如《汉书·艺文志》所载书目就有"黄帝内经、外经""扁鹊内经、外经""白氏内经、外经"等多种。"内"与"外"，仅表示内容的分类，并无深意。正如丹波元胤《医籍考》所说，内外"犹《易》内外卦，及《春秋》内外传，《庄子》内外篇，《韩非子》内外诸说，以次第名焉者，不必有深意"。

《内经》之"经"字，《说文解字》曰："经，织也。"其本义是指织物的纵线。陆德明《经典释文》则释为"常也，法也，径也"，引申为常道，即规范、法则、原则之义。古书称"经"者，有《诗经》《书经》《易经》《道德经》等，西汉时期，"经"扩大到指关于论述某一具体学术和技艺的著作，如《星经》《水经》《内经》《难经》等。《文史通义》指出："术数诸家，均出圣门制作……而习是术者奉为依归，则亦不得不尊以为经言者也。"《内经》称为"经"，是业医者对该书的尊崇之谓，是学医的人必须遵循的理论原则。

《素问》书名的含义

《素问》之名，最早见于《伤寒杂病论·序》。关于《素问》书名的含义，各家理解不一致。《新校正》引全元起曰："素者，本也。问者，黄帝问岐伯也。方陈性情之源，五行之本，故曰《素问》。"马莳、吴昆、张介宾等人则认为，《素问》之义即"平素问答之书"。目前，学术界认为林亿等《新校正》之说近乎经旨，其云："'夫有形者生于无形，故有太易，有太初，有太始，有太素。太易者，未见气也；太初者，气之始也；太始者，形之始也；太素者，质之始也。'气形质具，而疴瘵（kē zhài）由是萌生，故黄帝问此太素质之始也，《素问》之名义或由此。"太易、太初、太始、太素为古人探讨天地形成所分的四个阶段。《素问》正是从天地宇宙的宏观出发，运用精气学说和阴阳五行学说，解释和论证天人关系及人的生命活动规律和疾病的发生发展过程，的确有陈源问本之意。杨上善整理编纂的《黄帝内经·太素》的书名，义亦本于此。

《灵枢》书名的含义

《灵枢》最早称为《九卷》（见《伤寒杂病论·序》）。晋代皇甫谧在《针灸甲乙经·自序》中称之为《针经》。唐代王冰整编《内经》时，改称为《灵枢》。《灵枢》的含义是什么？一些学者认为日本丹波元胤的理解比较正确，即与王冰（道号启玄子）崇信道教有关。但任应秋却认为过去诸家的解释"读之令人不得其要领"或者"仍不得其解"。因此，他根据《灵枢·九针十二原》的本义和个别注家的解释，作了明确说明："灵者，验也。针刺疗效，至为灵验，但必得其刺法之枢机而后灵，故名之曰《灵枢》。"任氏所论颇有见地，当符合《灵枢》的本意和实际。

《内经》的主要注家与注本

《内经》问世以后，历代医家皆奉为圭臬，先后演绎发挥、考校编次、注释研究者达200家以上，著作达400余部。现存主要的注家与注本如下。

《黄帝内经·太素》：该书为隋代杨上善所辑注，是注释《内经》的早期作品。杨氏用"以类相从"的方法对《素问》《灵枢》原文进行编纂注释，为后世分类研究《内经》开辟了先河。该书所引《内经》原文在现存医书中最为近古归真，杨氏对原文的校勘和注释都有其独到之处，故该书是学习《内经》的必备书籍。

《重广补注黄帝内经·素问》：该书为唐代王冰编次注释，后经宋代林亿等校正，是现行《素问》的通行本。王氏治学态度很严谨，不仅对原书进行重新编次增删，而且在其注释中引入了许多道家学术观点，因此对深入理解《素问》旨意和指导临床实践都有重要意义。

《素问注证发微》和《灵枢注证发微》：两书均为明代马莳所著。马氏恢复《素问》《灵枢》每部九卷，每卷九篇，以合九九八十一篇之旧，并一改前人随句注解的方法，予以分章分节注证，保存了原著的系统性。马氏素长针灸经脉，故对《灵枢》的注证颇为详尽，深得后人赞许，可谓专门研究《灵枢》之启端。

《类经》：该书是现存全部分类研究《内经》（包括《素问》《灵枢》）最完整的一部著作，为明代张介宾所著。张氏临床经验丰富，博学多才，文笔简明畅达，注释多能结合实际，并对一些重要问题予以专题阐发，见解深刻，故该书为学习《内经》的必备参考书。

《素问集注》和《灵枢集注》：两书为清代张志聪父子及其门人的集体著作，开集体注释《内经》之先河。张氏《集注》集思广益，不因循守旧，不拾人唾余，对经旨有深入的领悟，注释务详其理，故为后世学者所重视。

《素问直解》：本书为清代高世栻所著。高氏首先诠释篇名，然后在篇中分节，行文简洁、说理明畅，使人读之能一目了然。此书在吸取前人经验的基础上，发明经义、联系实际、深入浅出、通俗易懂，对《内经》初学者非常有利。

此外的其他注家也均有所长，如吴昆所著《素问吴注》，对篇章大意阐发较详，注释经文也有其独到之处。姚止庵所著《素问经注节解》，也有一定创见，对王冰有误之处，多能提出较为中肯的看法。李中梓的《内经知要》，节选精到、注释简明，并有所发挥，颇受初学者的欢迎。日本丹波元简所著《素问识》和《灵枢识》、丹波元坚所著《素问绍识》等精选诸家注释，注重考据、持论公允，也具有很大参考价值。20 世纪 60 年代以来，校注译析《内经》者不少，至今已有数十种研究专著问世。另外，还开展了大量的多学科综合研究《内经》，涉及面广、内容丰富，试图从多途径、多方面、多方法发掘研究《内经》，促进中医学的全面发展。

《内经》的基本学术思想

奠定中医理论基础的《内经》，不仅有它独特的、完整的理论体系，而且有着贯穿在中医学各部分，并起着指导作用的基本学术思想——唯物辩证的生命观和整体调控观。《内经》的这些基本学术思想不仅是构建《内经》理论体系的框架，而且已成为中医学探索生命规律和防治疾病的思维法则和指导思想，也是学习《内经》所必须掌握的思维方法。

唯物辩证的生命观

　　《内经》虽处于"神权时代"，但它抛弃了鬼神创造、主宰生命的迷信观念，接受了战国后期道家提出的"精气"为万物根本的学说，认为宇宙万物（包括人体）均由一种极其微细的、具有无限生命力的物质元素——"气"所构成，因此"气"既是构成人体的基本物质，又是人体的生命动力，从而把生命科学引向唯物论的领域。《内经》理论体系在形成过程中，在这一思想潮流的影响下，以古代唯物辩证法思想来认识、研究、探索生命的奥秘，形成了千年不衰并一直有效地指导着医学实践的唯物辩证生命观。

"精气"是万物及生命的本源

　　我国很早就产生了"气"一元论，《老子·象元篇》"万物混成，先天地生，寂兮寥兮，独立而不改，周行而不殆，可以为天下母"，指出宇宙中存在着一种混混沌沌的物质，先天地而生成，无形无象、独立存在、运动不止，可以作为天下万物的始基。说明先秦以前，人们就认识到宇宙物质元素的存在。到了战国时期，以宋钘、尹文为代表的稷下道家明确提出了"精气"学说。他们认为宇宙的本源即"精气"，"精气"是一种极微细的物质，宇宙万物都是由"精气"产生的。如《管子·内业》说："精也者，气之精也""凡万物之精，此（比）则为生，下生五谷，上为列星……是故民（名）气。"说明精是气的精华部分，同属物质范畴，万物无一例外是由精气所化生。它们都由运动着的物质所构成，所以将这种物质叫做"气"。《庄子·知北游》则明确提出"通天下一气耳"，并对这种目所不能见的细微物质"气"作了进一步的描述："惛然欲亡而存，油然不形而神，万物畜而不知，此之谓本根。"说明无形的物质是有形物质的本根，其所以称之为无形只是因为它在潜藏时人们不能察觉到，但它确实是存在着的物质，正因为有它的存在事物才能从无形中油然而生。

　　《内经》吸纳了这一唯物主义观点，认为"精气"是客观世界万事万物的本源，《素问·天元纪大论》说："太虚寥廓，肇基化元，万物资始，五运终天，布气真灵，总统坤元。九星悬朗，七曜周旋，曰阴曰阳，曰柔曰刚。

幽显既位，寒暑弛张，生生化化，品物咸章。"揭示了天体演化以及生命发展的自然法则。在天地未形成之前，细微难辨、运动不息的物质"精气"便充满着整个太虚，是形成天地的原始基础，后来天体的形成、万物的生化，无不以其作为物质基础。《素问·六节藏象论》的"气合而有形，因变以正名"，指出万物之形皆由天地之气化合而成，天之阳气下降，地之阴气上承，阴阳交泰乃化生有形之物。《素问·宝命全角论》明确指出："天复地载，万物悉备，莫贵于人，人以天地之气生，四时之法成。"认为生命的产生，也是"精气"这一物质运动变化的结果。《素问·天元纪大论》的"在天为气，在地成形，形气相感，而化生万物矣"和《素问·宝命全角论》所载"天地合气，命之曰人"，都说明"精气"是万物的本源，也就是构成生命个体最基本的物质。《素问·金匮真言论》说："夫精者，身之本也。"这里的"本"就是根本、基础的意思。

人体之精根据来源分为先天之精和后天之精。先天之精，与生俱来，其来源禀受于父母，是生命形成的原始物质。后天之精，在人出生后才逐渐产生，来源于饮食物中的精微物质、从外界吸入的清气和脏腑组织代谢所化生的精微物质，是生命持续的基础物质。父母的生殖之精相搏结是人体先天之精的最初来源，即《灵枢·决气》所说："两神相搏，合而成形，常先身生，是谓精。"先天之精化生胎元在母体内发育而逐渐化生成人体，即《灵枢·经脉》所说："人始生，先成精，精成而脑髓生，骨为干，脉为营，筋为刚，肉为墙，皮肤坚而毛发长。"《内经》这一认识完全否定了"神"和"上帝"创造生命的唯心说，而且对生命的产生给予了物质的说明：生命是整个自然界发展的结果，自然的物质是生命产生存在的基础，天地之气的运动是生命的产生和发展的条件。《内经》这种无神论的生命认识观，使我国古代医学一直沿着唯物的方向不断向前迈进。

生命是恒动变化的过程

《内经》认为永恒、有序运动是宇宙及其生命之"气"的主要特征。《素问·六微旨大论》言："夫物之生从于化，物之极由乎变，变化之相薄，成败之所由也……成败倚伏生乎动，动而不已，则变作矣""不生不化，静之期也"。指出万物生存和发展的原因都根于运动，整个自然界，包括活着的人体及其疾病的发生，都不是静止不动、固定不变的，而是在阴阳二气对立统一的矛盾中，永恒、有序地运动、发展、变化着。

就整个生命过程来说，人的功能活动经历着发展变化的过程。《灵枢·天年》载："人生十岁，五脏始定，血气已通，其气在下，故好走；二十岁，血气始盛，肌肉方长，故好趋；三十岁，五脏大定，肌肉坚固，血脉盛满，故好步；四十岁，五脏六腑十二经脉，皆大盛以平定，腠理始疏，荣华颓落，发颇斑白，平盛不摇，故好坐；五十岁，肝气始衰，肝叶始薄，胆汁始灭，目始不明；六十岁，心气始衰，苦忧悲，血气懈惰，故好卧；七十岁，脾气虚，皮肤枯；八十岁，肺气衰，魄离，故言善误；九十岁，肾气焦，四脏经脉空虚；百岁，五脏皆虚，神气皆去，形骸独居而终矣。"总结归纳了生命演变过程的大致规律。

《素问·六微旨大论》的"非出入，则无以生长壮老已；非升降，则无以生长化收藏。是以升降出入，无器不有""出入废则神机化灭，升降息则气立孤危"，说明气作为构成人体和维持人的生命活动的基本物质之一，具有很强的活动能力，无处不到，始终处于运动之中，时刻激发和推动着体内的各种生理活动；指出生命活动就是气的运动变化过程，气的运动可归纳成升、降、出、入四种基本形式。气任何一种运动的失常都会导致疾病的发生，故《素问·举痛论》提出了"百病生于气"的论断。

《内经》"生命是运动变化的过程"这一学术思想，使《内经》理论避免了静止不变地看待生命活动，揭示了辨证论治理论的深刻内涵，从而为辨证论治的产生奠定了基础。

整体调控观

《内经》作为一部医学巨著，力图阐明与人体生命相关的基本规律。《内经》吸收了古代哲学的先进思想，认为宇宙是一个有机的整体，整体包含部分，各部分之间有密切的联系，要了解部分，必须认识整体，要了解作为整体中一部分的人体，也必须从认识整体开始；宇宙中的一切物体都按照阴阳五行的规律，进行有序的运动变化，从而维持整体的稳定。因此，《内经》在研究人体生命规律之时，认为人体各部分之间存在着本质的、有机的内在联系。在整个生命运动过程中，彼此之间都可相互影响，任何一个部分的变化，都可引起其他部分的变化，甚至引起整个机体的变化，从而把人体看作是一个有机调控的统一整体。并进而认为这个统一的客观实体还必须与外界保持协调平衡的调控联系。这就是《内经》的整体调控观，它是《内经》理论体系的主导思想，贯穿于生理、病理、诊断和治疗的各个方面。

人体自身的整体调控

《内经》在古代解剖知识和长期临床实践的基础上，通过对人体生理、病理现象的反复观察、验证、总结、归纳，认识到人体是一个以气、血、津、精、液为物质基础，以心为主宰，五脏为中心，以经络系统为联系通道，内属脏腑、外络形体官窍，内部协调统一并与外环境相通应的有机整体。《内经》尤其强调，阴阳的对立统一矛盾运动是人体生命活动的普遍客观规律。形体从初生到形成，各种组织结构及其物质基础——气、精、血、津、液，无不具有阴阳对立的两个方面。还指明了整个人体组织结构、表里内外都是相互联系的，并与自然界阴阳变化相参相应。

人体既是阴阳对立的统一体，其生命活动也必然是按阴阳对立统一原则进行的。《素问·生气通天论》说："生之本，本于阴阳。"阴阳双方的互根互用，是生命存在的唯一形式，如果有阴无阳，或有阳无阴，阴阳失去互相依存的条件，生命活动即告终止，即所谓"阴阳离决，精气乃绝"。阴阳任何一方都不能脱离另一方而单独存在，当病情发展到了严重阶段，亡阴与亡阳总是相继出现，阴竭则阳无所依附，阳越则阴无以固守，所以阴阳的相互维系，是生命存亡的关键。

《素问·生气通天论》指出"阴平阳秘，精神乃治"，即把阴阳相对平衡作为符合生理要求的基本标准，并认为人体阴阳的平衡状态不是恒定不变的，而是彼此互为消长，并在阴阳消长的矛盾运动中不断求得相对平衡。分属阴阳的物质或功能，必须在消长过程中保持相对的动态平衡，才能维持人体的正常生理活动。例如，食物的吸收与排泄、气体的吸入与呼出、机能的兴奋与抑制、物质的合成与分解、汗孔的开张与闭合、阴精与阳气的相互转化，它们之间的阴阳消长都不能超出一定的限度，否则就会产生阴阳偏盛或偏衰，从生理状态转向病理状态。可见，《内经》虽然强调阴阳平衡，但并不排斥符合生理水平的阴阳消长，而且认为这种消长变化是十分必要的。如《素问·生气通天论》说："阳气者，一日而主外，平旦人气生，日中而阳气隆，日西而阳气已虚，气门乃闭。"在一昼夜之间，人体阳气总是不断地进行着消长变化，与外在环境保持统一协调，说明不平衡是绝对的，而平衡则是相对的。

人与自然的整体调控

《内经》的研究对象是把人当作主体，但不是把人看作孤立的生物体，而是认为人在自然中的生、长、壮、老、已全过程都贯穿、存在着人与自然的整体调控，都处于天人相应的主客观环境当中。

（1）自然界是生命的源泉

《内经》从宇宙、自然界物质内在的矛盾运动来研究生命的起源，把人的生命活动视为宇宙、自然界矛盾运动的结果，并且是物质运动的一种高级形式。《素问·宝命全形论》指出："天地合气，命之曰人""人以天地之气生，四时之法成"。说明人就是由宇宙生化的物质运动、由天地阴阳之气相合而生的。另外，《素问·宝命全形论》的"天复地载，万物悉备，莫贵于人"以及《灵枢·玉版》的"人者，天地之镇也"，论述了天地之间，尽管有万物存在，但没有什么比人更宝贵的了。因为人类不仅适应大自然的客观环境而生、长、壮、老、已，并能认识自然、改造自然，在一定程度上还具有超越自然的能力，从而成为自然界的主人，主宰自然，驾驭自然，从自然王国里去获取自由。《素问·上古天真论》还强调指出"有真人者，提挈天地，把握阴阳……和于阴阳，调于四时……游行天地之间，视听八达之外"，就是说，只要善燮理阴阳、斡旋造化、合阴阳之变化、顺四时之往来，就能明察天地，闻见八荒，深刻认识大自然的奥秘，能动地掌握大自然的运动变化规律，把寿命延长到最大限度。

（2）人与天地相参应

《内经》不仅认识到自然界是生命的源泉，存在着赖以维持生存的必要条件，而且尤其强调自然界的一切运动变化都会在人体内引起一定的应答反应，这种反应有助于人体内外环境的整体调控，是进行正常生命活动的必要保证。《灵枢·岁露》就明确提出："人与天地相参也，与日月相应也。"人体只有对自然界的天地变化、日月运行随时作出适应性的反应，才能保持内外环境的整体调控，维持正常生命活动。否则，人体内外环境的整体调控就会失调，人体固有的生理节律就会受到干扰，适应能力和抗病能力相应降低，就不可避免地会发生疾病，甚至危及生命。

《内经》还指出，人体与外环境的整体调控主要是依靠自身的阳气来进行的。所以《内经》有"生气通天"之说。"生气"，是指人体的阳气。姚止庵说："生气者何？生生之气，阳气也。"又云："唯人阳气上与天通。"所谓"通"，即相互关联的意思，认为人体阳气的活动能对天气的变化随时作出应答反应。例如，人体为了适应气候变化，维持恒温和正常水液代谢，卫外的阳气必须通过"司开阖"的作用进行调节，才能与外在环境保持协调平衡。如《灵枢·五癃津液别》说："天暑衣厚则腠理开，故汗出……天寒则腠理闭，气湿不行，水下留（同"流"）于膀胱，则为溺（尿）与气。"天热则腠理开，阳气外泄，故汗出而小便少；天寒则腠理闭，阳气内敛，故汗少而小便多，这正是通过阳气的适应性反应实现的。此外，人们不易察觉的内在生理活动，如五脏六腑、十二经脉之气，也常随昼夜四时阴阳五行之气而产生相应的变化。尽管昼夜晨昏的阴阳变化在幅度上不如四时明显，但对人体仍有一定的影响。《灵枢·营卫生会》说："夜半为阴陇（隆盛），夜半后而为阴衰，平旦阴尽，而阳受气矣。日中而阳陇，日西而阳衰，日入阳尽，而阴受气矣。"说明人体阳气在昼夜阴阳消长变化过程中，必须与外界保持相应的节律变化。

人体的五脏和十二经脉，是整个人体生理系统的重要组成部分，在其进行新陈代谢活动的过程中同外界建立了特殊的联系，形成了人体内外环境的整体调控、相互保持阴阳动态平衡的各种周期节律。《灵枢·本脏》说："五脏者，所以参天地，副阴阳，而连四时；化五节者也。"副阴阳，即配合四时阴阳；化五节，即随五气所主的时节而产生相应的变化。五脏之气与四时阴阳的升浮降沉具有相应的节律性。阳气生发于春，故"肝为阴中之少阳"（《灵枢·阴阳系日月》，下同）；盛长于夏，故"心为阳中之太阳"；收敛于秋，故"肺为阳（原本作"阴"，误）中之少阴"；闭藏于冬，故"肾为阴中之太阴"；脾居中土，上下往复，为阴阳升降之枢纽，故"脾为阴中之至阴"。结合四时气候变化与五脏的生理功能来看，肝主疏泄，为风木之脏，与春气相应；心以阳用事，为火热之脏，与夏气相应；脾主运化，为湿土之脏，与长夏相应；肺性清肃，为燥金之脏，与秋气相应；肾主封藏，为寒水之脏，与冬气相应。这是人体五脏与四时阴阳五行运动之间的同步关系。张仲景在《伤寒论·序》中也说："夫天布五行，以运万类，人禀五常，以有五脏。"指出人体适应五气常年运动变化的节律来自于先天，是人类在长期进化过程中形成并遗传下来的。所以人体五脏生理活动与四时阴阳五行的变化具有相应的节律性。

人体十二经脉内属于脏腑，外络于肢节，脏腑的活动也要通过气血反映于经脉，两者之间有着不可分割的联系。五脏既与四时阴阳五气相应，十二经脉也不可能例外。《灵枢·五乱》说："经脉十二者，以应十二月，春秋冬夏，其气各异，营卫相随，营养已和，清浊不相干，如是则顺之而治。"这是说，人体有十二经脉，与一年十二月相应；十二月又分属春夏秋冬四时，由于四时气候变化不同，人体的适应情况也不一样。如果营卫运行正常，阴阳之气协调，清浊升降不相干犯，就可顺应自然变化而保持其正常生理活动。明确地指出十二经脉也必须与四时阴阳相应。故《灵枢·经别》说："十二经脉者，此五脏六腑之所以应天道也。"总之，人体十二经脉、五脏六腑与四时阴阳的整体调控，才能维持机体正常的生理活动与健康。

《内经》理论体系的主要内容

《内经》吸收了当时先进的哲学思想和多门自然科学的成果，呈现出充分的开放性。因此，《内经》理论体系所涉及的范围是很广的，包括哲学基础、中医基础与临床理论、天文历法、地理、气象、物候、生物学、心理学、伦理学等多方面。就其中的医学内容来看，历代医家曾对其采用不同的方法进行分类。由于仁者见仁、智者见智，因而分类也就不尽相同，有的失之过繁，有的失之过简。归纳起来，除有关针刺、腧穴等内容以外，主要有养生、阴阳、五行、藏象、经络、病因、病机、病证、诊法、论治、运气十一大类。

阴阳五行本属古代哲学范畴，《内经》吸纳并发展其为一种医学的认识论、方法论，以之阐明人体生理、病理，指导临床实践。藏象学研究人体各种组织器官的形态结构、生理活动规律及其相互关系，是《内经》理论体系的核心，是其他各学说的基础。经络沟通表里、贯通上下、内属脏腑、外络肢节、运行气血，是维系人身整体功能的基础。病因病机学研究致病因素、疾病发生机制和病证传变规律。诊法学是《内经》以四时五脏阴阳为依据，研究通过望、闻、问、切四诊方法司外揣内，判别疾病的病因、病机、病证、病势的学术。《内经》的论治学以整体观和辨证论治为指导，以恢复人体健康为目的，由治则、治法与各种疗法构成了较完整的体系。《内经》的养生学说注重顺应自然、保养正气、调摄精神、外避邪气、预防疾病等几个方面。运气学说则以五行、六气、三阴三阳为理论核心，以大气运动、气候变化及相应的生物生化、疾病流行为基本内容，是探讨自然界天象、气象变化规律与人群疾病发生及流行关系的学问。

养生学说

养生，就是保养人体生命的意思，又称摄生。养生学说是研究人体寿夭衰老的原因，以及强身防病、延年益寿的理论和方法，以达到"尽终其天年"的目的的一门学说。养生之说，先秦已有，如《老子》《庄子》等就有专门的论述。《内经》吸取和总结了秦汉以前的养生成就，建立了养生学的理论体系，确立了中医养生学的基本观念，提出了养生的基本法则，奠定了养生学理论基础，对养生学的形成和发展起到了承前启后的作用。

《内经》的养生学说，是在"天人相应"的整体观指导下建立起来的，具有以下特点。

①对外把顺应自然作为养生的重要原则。强调"法于阴阳""顺四时而适寒暑""服天气而通神明"。认为对于自然界的阴阳变化，"逆之则灾害生，从之则苛疾不起"。

②对内重视精神情志的调摄。强调要"恬惔虚无""积精全神""精神内守"而使"形体不蔽，精神不散"。

③以保养真气为养生的主导。认为"正气存内，邪不可干"，任何养生活动都应以保护和强壮正气为基本原则，从而达到"辟邪不至，长生久视"的目的。突出了未病先防、预防为主的医疗保健思想。

《内经》养生学说的基本观念主要有以下四个方面。

①内外环境的统一观。《内经》认为人与自然界是一个统一的整体，因此在养生方面，提出要"提挈天地，把握阴阳"，掌握并顺应自然界的阴阳变化规律的法则，所谓"法于阴阳，调于四时""法天则地，像似日月，辨列星辰，逆从阴阳"等，强调适应自然变化，维持正常生理节律，使人体同外界保持协调平衡，对防止衰老有重要的意义。在此法则的指导下，提出"春养生，夏养长，秋养收，冬养藏""春夏养阳，秋冬养阴"等具体的养生法则。

②内因为主的预防观。《内经》将提高机体素质、增强人体抗病能力看成是养生的重要措施。从病邪与正气的关系来看，机体内因起着主要作用，所谓"恬憺虚无，真气从之，精神内守，病安从来"（《素问·上古天真论》）。疾病是人体在一定条件下，对外界有害因素的反应。正气内虚是发病的内在因素，外因必须通过内因起作用才能致病，即《素问·评热病论》所说"邪之所凑，其气必虚"。因此，《内经》十分强调思想上保持安静平和，防止精神刺激，从而提高机体防御能力，促进脏腑气血的生理正常，对养生防病有重要意义。

③形神并重的养生观。形体是精神的物质基础，精神是形体的机能表现，两者相互依存为用。因此，《内经》强调养生不但要加强形体的锻炼和保养，同时也要注意精神调摄，保持心理上的安静平和、乐观开朗。"形与神俱"才能维持人体精神气血生理活动的正常，达到"尽终其天年"的养生目的。

④保养肾精为本的养生观。《内经》强调"夫精者，身之本也"。肾为先天之本，肾脏所贮藏的精气，是促进人体生长发育和生殖的物质基础，是生命的根本。因此，《内经》养生，特别强调以保养精气神为核心，以保养肾精为第一要义。精气神是不可分割的统一体，存则俱存，亡则俱亡。精能化气，气能生神，精、气、神相互依存、相互转化，而精是神气的本源。所以《内经》有"积精全神"之说。

《内经》养生学术在上述基本观念的指导下，从多方面探讨了人体生、长、壮、老、已的活动规律和保养身心健康、却病延年的方法。其所论广泛涉及精神调摄、形体锻炼、饮食调养、环境适应、起居规范、社交礼仪等方面。这些论述散见于《素问·生气通天论》《素问·阴阳应象大论》《灵枢·本神》《灵枢·通天》等多篇，其中《素问·上古天真论》和《素问·四气调神大论》是《内经》讨论养生的专篇。

阴阳五行学说

阴阳五行是人们通过对自然界运动变化的长期观察与认识，随着我国古代自然科学的发展，逐步从天文、气象、历算等学科中总结出来的带有哲理性的认识自然的基本法则。《内经》吸纳并发展了古代哲学流派中的主要学说，以之建构自己的理论体系，形成了中医学特有的阴阳五行认识论和辩证法。其以"万物本源于气"为基础，通过研究气的运动转化规律来认识和解释宇宙万物，分析和论证人体的生理、病理、养生、辨证、治则、治法和组方用药。其内容相当丰富，贯穿于中医学理论体系的各方面，《内经》的绝大部分篇章都运用了阴阳学说和五行学说来探讨、分析、归纳人体的生理活动和病理变化，使之成为中医理论体系的有机组成部分，对中医学理论研究和临证实践具有重要的指导意义。

阴阳，是对某一特定系统内相互关联而权衡统一的两方面的概括。阴阳学说认为，任何一个系统的内部，无论从物质而言，或从功能而论，或从物质与功能的关系而言，都存在相互照应的两方面，两者通过感应交合、互根互用、消长、转化、制约的权衡运动使整个系统维持动态平衡稳定的状态。由于系统的大小不同，阴阳概念在不同的层次有着不同的具体内涵和外延，所以，中医的阴阳具有"其大无外，其小无内"的特点。在学习《内经》阴阳学说时，必须谨记阴阳这一特点，正确理解领悟阴阳学说在不同层次的具体内容和适用范畴。五行，即木、火、土、金、水，其实质是对系统内部更细的划分，从理论上讲，五行同样具有"其大无外，其小无内"的特点。五行学说主要是讨论系统内部的五行属性和五行通过生克制化、亢害承制以权衡维持整个系统动态平衡稳定的规律。

阴阳五行的思想方法、理论观点融合贯穿于《素问》《灵枢》的各个篇章之中。《内经》专论阴阳五行学说的篇章不多，集中阐述阴阳五行学说的概念和运用的篇章主要有《素问》的《生气通天论》《金匮真言论》《阴阳应象大论》《阴阳离合论》《六节藏象论》《脏气法时论》《宣明五气》，《灵枢》的《阴阳系日月》《顺气一日分为四时》《五音五味》《九针论》等。

藏象学说

"藏象"一词，见于《素问·六节藏象论》，是指藏于体内的脏腑表现于外的生理病理现象，正如张介宾注言："象，形象也。藏居于内，形见于外，故曰藏象。"藏象学说是研究人体脏腑经脉形体官窍、精神气血津液的形态结构、生理特性、病理变化、相互关系，以及与外界环境之间联系的学说；是《内经》理论体系的核心，其哲学基础是本质与现象的统一，其基本方法是通过观察、分析表露于外的生理现象、病理症状和体征，来判断其内部的生理、病理变化。所以，"藏"就是藏于内的脏腑经络、精神气血津液及其活动变化；"象"就是"藏"反映于外部的征象或形象，这些"象"是中医辨证分析的依据。

《内经》藏象理论的来源，主要是人们反复的生活体验和医疗实践，由于其认识方法是以"象"测"藏"，所以藏象学说中的脏腑不能与西医学的脏器相提并论。另外，《内经》藏象学说集中体现了中医学的整体观，整体观是《内经》藏象学说的主要特点，具体表现在对人体的整体性和人体与自然环境息息相关这两个方面。《内经》认为人是一个统一的整体，脏与脏、脏与腑、腑与腑，在生理功能上紧密联系，以五脏为核心，互相协调，保持内环境的相对稳定。五脏与形体诸窍各有特定的联系，五脏的生理活动与精神情志密切相关，构成了以五脏为核心，包括与五脏密切联系的其他因素，如六腑、形体诸窍、精神情志等在内的五脏系统。进而认为人生活在自然界中，机体的内在环境和外在环境也是一个统一的整体，构成了更大的天人系统。可以说，《内经》的藏象学说就是对五脏系统和天人系统运动变化规律的认识。藏象学说因其能动态地观察、掌握人体生理、病理的整体变化，而具有其独特的优点。

由于历史条件的限制，《内经》对人体组织形态的观察和了解比较粗略；但在长期的医疗实践中，通过对人体生理与病理的广泛联系，以及临床验证而总结出来的对人体结构和生命活动的认识，又是比较深刻的。《灵枢·本脏》说："视其外应，以知其内脏，则知所病矣。"指出人们虽然有时不能直接细微地观察认识器官组织，但可以通过与这一事物有关的现象，间接地去把握。《内经》就是通过观察体表以测知内脏情况的方法，去把握人体内部组织器官的变化，从而确定了这些组织器官的功能和彼此的联系。《内经》藏象学说以心、肝、脾、肺、肾五脏为中心，以经络为关联通道，以气血精神的活动为基础，把内在脏腑和外在形体官窍联系起来，形成了一个五脏为中心、外应四时阴阳的有机整体，分为五大生理系统。

就人体自身而言，《内经》藏象学说将人体各个层次的组织结构以及有关的各种基本物质与功能活动，分别隶属于五大系统。在整个生命活动中，五大系统之间按阴阳五行的法则相互影响，又以主持精神活动和血脉运行的"心"作为最高主宰，从而实现各系统之间的平衡协调和高度统一。人体脏腑、经络、精气神高度协调统一的功能活动，通过各种不同的生理或病理现象表现于外，又成为人们认识内在脏器组织与功能活动是否协调正常的客观依据。

《内经》藏象学说更立足于"天人相应"的整体观，认为人体的生命活动，包括脏腑、经络、营卫气血的功能在内，都要适应自然界四时阴阳五气的变化，存在着与之相应的各种周期节律。如《素问·六节藏象论》指出："心者生之本……为阳中之太阳，通于夏气；肺者气之本……为阳中之太阴（当作少阴），通于秋气；肾者主蛰、封藏之本……为阴中之少阴（当作太阴），通于冬气；肝者罢极之本……为阳中之少阳（当作阴中之少阳），通于春气；脾者仓廪（lǐn）之本（原作脾胃、大肠、小肠、三焦、膀胱者，仓廪之本）……此至阴之类，通于土气。"说明了人体内脏功能活动与四时阴阳五气的密切联系，表明了利用五行属性概括五脏生理特点的真实含义。

藏象学说在《内经》中占有特别重要的地位，是《内经》理论体系的核心。《内经》专论或主论藏象的篇章有《素问》的《灵兰秘典论》《六节藏象论》《五脏生成论》《五脏别论》《经脉别论》《太阴阳明论》《解精微论》，《灵枢》的《本神》《骨度》《五十营》《营气》《脉度》《营卫生会》《决气》《肠胃》《平人绝谷》《海论》《五癃津液别》《本脏》《天年》《阴阳二十五人》《邪客》《通天》《卫气行》《大惑论》等篇。

经络学说

经络学说是研究人体经络系统的形态结构、循行路径、生理功能、病机变化及其与脏腑相互关系的学说。经络学说贯穿于中医学生理、病理、诊断、治疗多个方面，对临床各科的诊治都具有一定的指导意义，尤其是针灸、推拿以及气功等学科的主要理论依据，是《内经》理论体系的重要组成部分。由于经络"内属于腑脏，外络于支节"（《灵枢·海论》），在生命活动中与脏腑是不可分割的整体，因而可将经络学说视为藏象学说的重要组成部分。但经络是一个庞大的系统，具有运行气血、联络脏腑形体官窍、沟通表里上下内外、感应传导、调节平衡等作用，是一个相对独立的结构，与脏腑器官共同构成人体生命活动的基础。《内经》认为，经络关系到"人之所以生，病之所以成，人之所以治，病之所以起，学之所始，工之所止"（《灵枢·经别》），能"决死生，处百病，调虚实"（《灵枢·经脉》），因此历来受到医家的高度重视，将其单独列为《内经》理论体系的组成部分之一。

经络的实质虽然至今还不太清楚，但经络理论已长期普遍指导着中医各科的临床实践，具有十分重要的意义，正如明代李梴所说："医者不明经络，犹入夜行无烛。"

经络系统包括经脉、络脉、腧穴三部分。经脉又分十二正经、奇经八脉，络脉分别络、浮络、孙络三种。别络较大，共有 15 条，它是本经别走邻经，有加强表里阴阳两经的联系与调节的作用；浮络是浮行于体表的络脉，肉眼可见；孙络则为络脉最细小的分支。腧穴又称气穴，是人体元真之气在经络循行线路上输注出入的孔穴，《内经》认为人有 365 个腧穴，以应周天之数（实际记载仅有 328 穴），经后世不断发展和补充，近代《针灸学》已载穴 670 个。

此外还有十二经别、十二经筋和十二皮部。十二经别是十二经脉别出之正经（与别络相似）；十二经筋则是十二经脉循行部位上连缀筋肉、骨骼的系统，主司关节的运动；十二皮部是经脉在体表皮肤的特定反应区域。上述三种由于与十二经脉循行部位基本一致，故统属于十二经脉，命名亦与十二经脉相同。

《内经》中主要讨论经络的篇章有《素问》的《阴阳离合论》《血气形志》《皮部论》《经络论》《气穴论》《气府论》《骨空论》，《灵枢》的《九针十二原》《本输》《根结》《经脉》《经别》《经水》《经筋》《脉度》《四时气》《逆顺肥瘦》《阴阳清浊》《背腧》《卫气》《动输》等篇。

病因病机学说

病因是引起人体发生疾病的各种原因。病因学说，是研究各种致病因素的类别、性质、产生和存在的条件、致病特点和临床表现的学说。

《内经》的病因学说，摆脱了鬼神致病的迷信思想，是在"人与天地相参"的整体观念指导下，以阴阳五行、藏象、经络等学说作为理论基础的。因此，有两大特点：其一，根据人与自然统一的观点，从人们的生产、生活环境中去探求致病因素，这些因素的太过与不及都可能使人体发病。人体患病的原因是多方面的，有感受外邪、情志失调、饮食失节、起居失常、劳（劳力、劳心、房劳）逸失度、跌扑损伤等。其中，外感病因从体外入侵，属于阳；内伤病因从内生，属于阴。其二，临床确定病因的方法不是"亲眼目睹"，而是根据藏象学说的原理，"审证"而"求因"。认为由于致病因素不同，致病特点有别，其证候表现亦异。因而，在临床上可以通过对患者各种病变表现进行综合分析，以确定其病因，作为治疗的依据之一，这就是后世所谓的"审证求因""审因论治"。

病机是指疾病发生、发展及其传变的机制，即致病因素作用于人体后，机体产生一系列应答反应的机制。所谓"辨证"，就是探索这种机制的过程，所以病机是医生治疗疾病的主要依据。"病机"是变动的（机者，枢机也），但也有相对的稳定性，有稳定才能处方治疗。病机的内容包括发病、病理变化、疾病传变等。这些内容又分为各种疾病的总机制，如发病条件、阴阳失调、虚实变化、脏腑经络病机、疾病传变规律等，以及各个病证、证候的具体机理两大类。《内经》的病因病机学说首先强调机体自身的内在因素是关键，认为在正邪两个方面中，正气是起决定性作用的。正气的强弱，不仅决定着发病与否，而且决定着疾病的轻重、虚实的性质及其变化转归。但同时也不忽视外因的作用，多数疾病的产生和发展都是内外相因的结果。从人体是一个以脏腑为核心的统一整体，以及人体生命活动必须不断与自然环境相协调这两个基本观点出发，《内经》在分析病机时，既强调五脏六腑在病变过程中的重要地位，又重视时令更替、气候变化等自然因素与病变过程的密切关系。

《内经》专论或主论病因病机的篇章有《素问》的《生气通天论》《玉机真脏论》《脏气法时论》《逆调论》《气厥论》《举痛论》《脉解》《调经论》《标本病传论》，《灵枢》的《邪气脏腑病形》《五邪》《五乱》《病传》《顺气一日分为四时》《五变》《本脏》《论勇》《论痛》《贼风》《五味论》《九宫八风》《岁露论》等。

病证学说

《内经》讨论的病证，有三种不同的含义：一是指疾病，是有一定表现形式的病理过程，每一种疾病的发生、发展、变化及其症状表现都具有一定的特有的规律性，如癫痫等。二是指症状，是病人异常的主观感觉和医生检查病人时所发现的异常变化，如咳嗽、头痛、发热、浮肿等。三是指以某一症状为主症的一类疾病，如热病、痿证等。以上这些病证，又根据其病因病机之所属，进行了内伤外感、五脏六腑、经脉等的辨证分类，如热病，有风寒外感之热和情志内伤阴阳偏胜之热；咳证，有五脏咳和六腑咳；厥证，有六经之厥、十二经之厥等，这些都体现了中医辨证论治的基本特点。

《内经》的病证学说内容极为丰富，广泛讨论了多种病证的病机、症状与防治。《内经》记载的病证有180余种，有的是专篇论述，有的散见于各篇之中，对各种病证的病因病机、临床症状、诊断分型、治则治法、预后、预防等都做了系统而扼要的介绍。这些病证反映了当时人们对疾病的认识，尽管其中对某些病证的分析和理解还不够完善，但其中不少内容对提高中医理论和辨证论治的水平，具有启发作用和现实的指导意义。

《内经》关于疾病的理论，许多病名沿用至今。尽管《内经》对某些病证的分析和理解与后世不太一致，但对某些病证的病因、病机、症状、诊断、治则、治法都有较为系统的介绍，堪为后人师法，历来受医家的重视，是后世发展的基础，时至今日，还具有十分重要的指导意义。

诊法学说

"诊法"一词，见于《素问·脉要精微论》，是指诊察疾病的手段和方法，用于诊断疾病、判断传变、测知预后。也就是通过医生的感官（视觉、嗅觉、听觉、触觉）和语音交谈搜集病情资料的手段，包括望、闻、问、切四个方面，通常称之为"四诊"。通过这种方法所取得的资料，运用阴阳、五行、藏象、经络、病因、病机等理论进行分析归纳，从而作为辨证论治的依据。"四诊"搜集的病情资料是否全面和真实，直接关系到辨证的准确度和治疗效果的好坏，所以"四诊"是每个中医临床工作者的基本功。

《内经》所论诊法是通过长期对生理、病理现象的观察，以及大量的临床实践，而总结出来的一套独特的诊断疾病的方法，包括诊察病情和分析病情（即辨证）两方面。其理论依据是"整体观""知常达变"和"司外揣内"。由于人是一个内外高度统一的有机整体，其内部的病变常可通过经络表现于官窍或体表组织，即"有诸内必形诸于外"，所以医生能"察其外而知其内"。"四诊"从四个方面搜集的病变表现，必然各有其片面性，只有相互参合，才能全面系统地了解病情，做出切合实际的判断，此即"四诊合参"。"知常达变"是诊断的具体方法，即欲知病变之异，必先知生理之常，所以学习诊法必须与藏象经络学说紧密联系。

《内经》诊法内容十分丰富，既有专篇论述，又散见于许多有关篇章之中。事实证明，在《内经》成书时期的古代医家，非常重视诊法，累积了不少经验，取得了巨大的成就。由于历史条件的限制，《内经》中的某些诊法现今临床已很少应用，有的诊断手段已有较大改进，但其基本理论和方法仍一直为后世所遵循，并为中医诊断学的发展奠定了基础，故有继承和研究的必要。

《内经》专论或主论诊法的篇章有《素问》的《阴阳别论》《移精变气论》

《玉版论要》《脉要精微论》《平人气象论》《玉机真脏论》《三部九候论》《通评虚实论》《大奇论》《着至教论》《示从容论》《疏五过论》《徵四失论》《阴阳类论》《方盛衰论》，《灵枢》的《邪气脏腑病形》《师传》《五阅五使》《外揣》《禁服》《五色》《论疾诊尺》等。

论治学说

论治学说包括治疗原则、治法理论和各种疗法。《素问·移精变气论》指出："治之要极，无失色脉，用之不惑，治之大则。"说明治疗疾病要以正确的诊断为前提。《内经》的论治学说强调应在整体观念的基础上，以"四时五脏阴阳"理论为指导，既重视导致疾病的原因，又重视疾病变化的机制，根据时令季节、气候变化、地理条件以及个体差异等不同情况，在辨别阴阳、表里、寒热、虚实的前提下，进行辨证论治。

治则是在整体观念和辨证论治思想指导下所确立的治疗疾病的总原则，治法则是在治疗原则的指导下，根据诊断所得结果，拟定的具体治疗方法。《内经》所论治则主要有治病求本、三因制宜、调理阴阳、扶正祛邪、标本先后、因势利导、早期治疗等。在这些治则的指导下，《内经》提出了众多的治法，仅《素问·至真要大论》就列举了正治十七法和反治四法。

对于各种疗法，《内经》记载了很多行之有效的治疗措施，有砭石、针刺、灸焫、药物、熏洗、药熨、敷贴、按摩、导引、手术、饮食和精神疗法等，护理方法也有所论。其中针刺疗法尤为详备，在《内经》中占有特殊的重要位置，仅针刺法即有二十余种，针刺几乎用于所有疾病的治疗，为后世针灸学的发展奠定了坚实的基础。

制方理论在《内经》中虽有较详细记载，如提出了"君、臣、佐、使"的组方法度，确立了缓方、急方、奇方、偶方、大方、小方等组方原则，并详细论述了六气淫胜及五脏苦欲补泻之配方法则，这些理论有力地促进了中医配方学的发展，但《内经》所载的方剂数量很少，全书包括遗篇的小金丹仅 13 方。

《内经》涉及论治学说的篇章有《素问》的《阴阳应象大论》《异法方宜论》《移精变气论》《汤液醪醴论》《玉版论要》《八正神明论》《标本病传论》《至真要大论》《五常政大论》，《灵枢》的《师传》《五乱》《逆顺肥瘦》《五味》《逆顺》等篇。专论或主论刺法的篇章有《素问》的《诊要经终论》《宝命全角论》《八正神明论》《离合真邪论》《刺要论》《刺齐》《刺禁论》《刺志论》《针解》《长刺节论》《水热穴论》《调经论》《缪刺论》《四时刺逆从论》，《灵枢》的《九针十二原》《小针解》《寿夭刚柔》《官针》《终始》《寒热病》《逆顺肥瘦》《血络论》《阴阳清浊》《外揣》《逆顺》《玉版》《五禁》《行针》《邪客》《官能》《刺节真邪》《九针论》等。

运气学说

运气，即五运六气。运气学说，是从宇宙节律探讨自然界天象、气象的运动变化规律，以及其对生物（包括人）影响的学说。《内经》运气学说贯穿着"天地之大纪，人神之通应"（《素问·至真要大论》）的思想，以自然界的大气运动、气候变化以及生物体（包括人体）对这些变化所产生的反应为基础，以五行、六气、三阴三阳为理论核心，以干支和阴阳五行为说理、推演工具，把自然气候现象和生物的生命现象统一起来，把自然界的气候变化和人体发病规律统一起来，从而从宇宙间的节律上来探讨气候变化与人体健康以及疾病的关系。由于气候变化非常复杂，影响气候变化的因素也是多方面的，所以《内经》运气学说的内容，涉及天体的运行、气候的变化以及人体生理、病理等各种节律，就其学科来说除了医学外，还涉及古代天文学、气象学、物候学、历法学、生物学等各方面的知识。

强调时和气的结合，是运气学说的主要特点。《内经》运气学说十分重视时间周期的变化，在常年气候运动中，时令季节与气候变化是同步的。一般说来，什么时节到来，就会有什么样的气候出现，这是正常现象，反映了日、月、地三者的周期运动关系，人体适应自然变化的节律也与之相应。但是，影响气候变化的因素是多方面的，空间因素和地面因素随时随地都可以影响气候变化，这就不可避免地出现异常气候变化。因此，《内经》常常把时间周期作为衡量气候变化是否正常的重要标准，如"至（时至）而至（气至）者和，至（时至）而不至（气至），来气不及也，未至（时）而至（气），来气有余也"（《素问·六微旨大论》）。说明判断气候的常变，既不能离开实际观察，也不能脱离时令季节。

阴阳五行作为自然法则，是运气学说用以概括和说明天体运动和气象变化规律的核心理论。所谓"五运"，即五行之气的运动，"六气"即三阴三阳之气的划分。五运代表来自五方的大气运动，六气代表空间因素，与太阳活动直接相关。气候变化是多种因素相互作用的结果，五运六气就是力图把这些影响气候变化的重要因素联系起来，探索各种气候运动变化规律的理论。

运气学说是运用天干地支进行推演运算的。《内经》运气学说中的天干地支不仅作为纪日、纪月、纪年的符号，也分别代表阴阳五行的气运。阴阳五行之气存在着生克制化的关系，他们之间的亢害承制规律正是自然界维持平衡的基础。亿万年来的气候变迁一直没有超越生物界所能适应的范围，正是阴阳五行之气相生相制、不断交替相互作用的结果。

运气学说有着深刻的天文学背景，能在气象、历法、物候等方面找到一定的客观依据，这是其科学基础。对运气学说的运用要采取正确的态度，不能生搬硬套，因为气候变化有它的一般规律，也有其特殊规律。《内经》指出"时有常位，而气无必也"，只有"知常达变"，才能正确地运用运气学说。所以，对运气学说要避免绝对肯定或绝对否定的观点。

运气学说的内容，系统而完整地载于《素问》的7篇大论，即《天元纪大论》《五运行大论》《六微旨大论》《气交变大论》《五常政大论》《六元正纪大论》《至真要大论》，以及《刺法论》《本病论》两遗篇和《六节藏象论》部分内容之中，这些内容虽被认为是王冰等后人补入，但已成为《内经》不可缺少的组成部分。

以上对《内经》的主要学术内容作了概略介绍，限于本书篇幅不能面面俱到，在之后的几讲中我们择其要而述之。

学习《内经》的方法

　　《内经》比较全面系统地论述了中医理论体系及学术思想，是学习中医必读之书。但《内经》文章多出自秦汉，成书年代久远，文辞古奥、言简意深，甚至辗转传抄过程中错落遗佚；在内容上，除了反映中医学理论体系的学术观点和理论原则之外，还涉及天文、气象、物候、历法、哲学、数学、心理等多学科知识，这给学者带来了一定的困难。因此，掌握学习方法，是学好《内经》的前提，在此提出以下几点供学习时参考。

明确目的，抓住重点

　　明确目的，抓住重点是学习任何一门学问的前提。《内经》作为中医学最基本的基础理论课程，其学习的首要任务和目的是"提高中医理论的水平"，因此重点应该是学习和掌握《内经》的医学理论。而要学好《内经》的医学理论，首先要掌握《内经》理论体系的内涵，才能够从整体上把握《内经》医学原理；只有理解了《内经》的基本学术思想，才能很好地理解《内经》的具体医学理论。各章、各节又各有重点，都应逐一加以解决。例如，《素问·四气调神大论》的主题思想是阐发人体适应自然变化的生命节律，论述四时不同的养生方法。只有深刻理解了《内经》"时藏阴阳"的整体调控观，才能很好地理解掌握该篇的学术思想。

利用工具书，明确音读字义

　　文字是知识传播的载体，只有读懂文章纸面上的意思，才能进一步理解其意义。《内经》文词多出自先秦，字义音读与今时有所不同，而且同音假借的字颇多，如果不辨音读，不明训诂，就不能正确理解经文。例如"能"字，在《素问·阴阳应象大论》"能夏不能冬""能冬不能夏"句则通"耐"字；而在同篇"此阴阳更胜之变，病之形能也"句则通"态"字。又如《素问·阴阳别论》中"三阴三阳病，为偏枯痿易"的"易"当读"施"，义同"弛"，是四肢偏废松弛的意思。其他如繁简并用的"脏"字写作"藏","腑"字写作"府","纳"字写作"内";异体同音的"腧""俞""输"均作"腧"用,"写""泄"均作"泄"用等,在《内经》中屡见不鲜。为此,除了要有一定的古汉语基础外,还必须借助于字典、训诂等工具书才能避免穿凿字形、妄说文义、错解经旨。在训诂校勘《内经》方面,前人已做过许多工作,林亿的《重广补注黄帝内经素问》、胡澍的《素问较义》、俞樾的《读书余录》、陆九芝的《世补庵医书·内经难字音义》等书都是很好的参考书籍。

前后联系,系统理解《内经》理论

由于《内经》基本是论文的汇编,其理论体系的内容分散在各篇章之中,因此,我们在学习各篇时要相互联系和综合分析,才能系统理解《内经》理论。只有在读通原文、理解原文的基础上,注意前后贯通,相互印证,把握经文的内在联系,力求对每个问题都有一个比较全面的了解,这样才能真正掌握《内经》的学术思想,深入理解经文的含义,抓住问题的实质。

例如《素问》的《金匮真言论》《灵兰秘典论》《阴阳应象大论》《六节藏象论》《五脏生成》,以及《灵枢》的《天年》《海论》《本输》《本脏》等篇都对脏腑进行了阐述。各篇的主题思想不同,论述的内容方式各异,只有把这些相关内容联系起来通过分析综合,才能全面理解《内经》"藏象学说"是以肝、心、脾、肺、肾五脏为主体的外应五方、五季,内系五腑、五体、五官、五华等功能系统的多层次结构。再如对《素问·刺禁论》中"肝生于左,肺藏于右,心部于表,肾治于里,脾为之使"的理解,如果不联系《内经》有关四时阴阳升降的理论、五脏与四时阴阳相应的关系,以及脉象在四时气候变化中的反映等,就根本无法理解此段经文的含义,甚至还可能误认为是在讨论实质性脏器的部位,引出错误的结论。

结合注家,深入理解原文

要理解《内经》原文中的学术理论,除了在读通原文的基础上,用中医理论的思想方法进行思考探索外，还必须参阅历代各注家对《内经》的理解和心得体会，进一步进行深入的研究和分析。只有这样，才能深入掌握《内经》理论的精髓。例如《素问·生气通天论》中"因于气为肿"的"气"，今人多从气虚为肿解，然而杨上善则注解说："因邪气客于分肉之间，卫气壅遏不行，遂聚为肿。"高士宗进一步指出："气犹风也。"认识到这里的"气"是指风气，则能更深入理解经文是从外感风、寒、暑、湿、邪为病，以及内伤阳损而致神、筋的病变两方面，阐发了阳气在发病中的重要意义。由于各注家的学术观点不一，因而有时对同一问题的注解不同，通过这些不同注解的参详思考，可以更全面理解原文的学术思想，而且还能培养我们分析问题、解决问题的能力。

联系后世医家，开拓学术思路

《内经》的理论是从实践中概括和总结出来的，两千多年来，一直在临床上发挥着重要的指导作用。后世有不少医家结合自己的医疗实践，把《内经》理论具体运用于临床，取得了丰富的经验，并加以总结，丰富并发展了《内经》的理论。例如张仲景的《伤寒杂病论》，就是根据《内经》有关热病的理论，结合自己临床实践写成的辨证论治专著。皇甫谧的《针灸甲乙经》，是将《内经》经脉刺法的内容分类整理而成的针灸学专著。以刘完素为代表的河间学派，根据《内经》火热病机，创立了火热、攻邪、养阴学说。以张元素为代表的易水学派，根据《内经》脏腑病形，发明了脏腑辨证、药物归经学说。联系后世医家的著述，可以帮助我们扩大视野，开拓思路，加深对经文的理解运用。

结合临床，在实践中加深领悟

理论来自实践，又指导实践。医生学习《内经》的最终目的是提高医术水平。"纸上得来终觉浅，绝知此事要躬行"。学习《内经》不能只停留在理论上，应该紧密结合临床实际，验证其理论，进一步领悟经文，达到熟练运用的程度。例如，《素问·调经论》说："阳虚则外寒，阴虚则内热，阳盛则外热，阴盛则内寒。"为什么"阳虚则外寒"而不言内寒？"阴虚则内热"而不言外热？"阳盛则外热"而不言内热？"阴盛则内寒"而不言外寒？"阳虚则外寒"的见症为什么必言"寒栗"？"阴虚则内热"的证候为什么常见于气虚？"阳盛则外热"为什么会"腠理闭"？"阴盛则内寒"所指当属何病？这些疑问，通过临床实践就会明白：原文所列举的病机与症状，是针对特殊病例而言，并不概括所有证候，比如"阴虚则内热"是针对中气虚衰来讲的；"阳盛则外热"是针对寒邪外束来讲的；"阳虚则外寒，阴虚则内热，阳盛则外热，阴盛则内寒"是从阴阳病理变化规律来讲的，即阴阳在失去相对平衡的病理状态下，阳偏盛则表现为热，阴偏盛则表现为寒，阳虚则阴相对偏盛而出现寒象，阴虚则阳偏盛而出现热象；其所言内外，是根据"阳主卫外，阴主内守"而提出的，是一般的规律，并不否定阳虚则内寒、阴虚则外热、阳盛则内热、阴盛则外寒的可能。这样联系临床，对经文理解就会更加明确和深入。

第二讲

养生学说

学术旨要疏义

养生是《内经》最重要的思想之一。从《内经》的观点来看，"圣人不治已病治未病……夫病已成而后药之……不亦晚乎？"防先于治，防优于治，防病事半功倍，治病事倍功半。而防病最好之法，莫过于养生。故此，王冰《补注黄帝内经素问》将《上古天真论》列于诸篇之首。

《内经》强调："虚邪贼风，避之有时，恬惔虚无，真气从之，精神内守，病安从来。"从天人相应的整体观出发，认为养生防病无非是从"内－外"两方面着手：于外要慎避虚邪贼风，以预防反常气候对人体的损害；于内要保养真气，务求"恬惔虚无，真气从之"。提出"法于阴阳""提挈天地，把握阴阳""陈阴阳"，强调养生的根本大法在于懂得顺应自然，根据天地四时阴阳消长及寒暑之变化而进行调摄，使机体与外环境和谐适应，从而"筋脉和同，骨髓坚固，气血皆从""内外调和，邪不能害，耳目聪明，气立如故""与万物沉浮于生长之门"。取法阴阳而养生的具体办法，概括而言就是要"和于术数，食饮有节，起居有常，不妄作劳"。习以成性地保持有规律的良好生活习惯，从衣食住行各个方面，综合运用多种方法来进行调养。

顺应自然界阴阳的消长是养生的一条重要原则。《内经》反复强调"法于阴阳""和于阴阳，调于四时""法则天地……逆从阴阳"等。因为"人以天地之气生，四时之法成""阴阳四时者，万物之终始也，死生之本也"。人必须具备对自然界阴阳消长灵敏反应以顺应自然的能力。例如，人之阳气在一天之中"平旦人气生，日中而阳气隆，日西而阳气已虚，气门乃闭"。人的生理规律与自然界阴阳消长规律一致，应主动顺应这些规律而进行调摄，"暮而收拒，无扰筋骨，无见雾露"，否则"反此三时，形乃困薄"。这种观点是《内经》养生学重要的理论基础。

《素问·四气调神大论》对如何顺应自然四时阴阳以调养精神意志、锻炼形体作了具体论述。指出"逆之则灾害生，从之则苛疾不起，是谓得道""圣人从之，故身无奇病，万物不失，生气不竭"，如能很好地顺应四时之气以养生，即可"顺之则阳气固，虽有贼邪，弗能害也"，使机体的阳气固密，即便有虚邪贼风侵袭，也未必能够伤害人体而致病。反之，如果生活无规律，起居劳作与四时之气相逆，就可能导致五脏之气不和，变生诸病。当然，也要"八正之虚邪，避之而勿犯也"，《内经》提出"夫天之生风者，非以私百姓也，其行公平正直，犯者得之，避者得无殆，非求人而人自犯之"，人应该主动避免四时不正之气对机体的伤害，指出"谨候虚风而避之，故圣人曰避虚邪之道，如避矢石然，邪弗能害"。

对健康长寿的生命状态，《内经》概之为"形与神俱，尽终其天年"。人之生命无非"形 - 神"，养生无非"养形"和"养神"两方面。由于神为形之主，精神意识主导着人的形体行为，人之行为是否合于道，又进而决定健康或生病。因此，《内经》养生学说更强调"形神共养，养神为先"。"恬憺虚无"自然"真气从之"，"志闲而少欲"自然"心安而不惧，形劳而不倦，气从以顺，各从其欲，皆得所愿"。情志不和会引起各种疾病，"百病生于气也，怒则气上，喜则气缓，悲则气消，恐则气下……惊则气乱，劳则气耗，思则气结"，因此应陶冶性情，提高思想修养，排除各种不良因素的刺激，以免在精神上造成不必要的负担，进而影响心身康泰。"美其食，任其服，乐其俗，高下不相慕"，保持身心健康。

对于形神的摄养，《内经》格外强调"积精全神"。精在人的生命活动中占有相当重要的地位，所谓"精者，身之本也"，先天之精藏于肾，肾也受后天五脏六腑之精而藏之，肾中所藏之精是人体物质的精华部分，是五脏六腑四肢百骸进行生命活动的基础。人有此精，则可化气生神。因此，《内经》特别强调肾精的保养，只有肾精保持充盈，方能维护生命之本。应根据人之生理特点，遵循其损益规律以摄养。"能知七损八益，则二者可调，不知用此，早衰之节"，在生命过程的各个阶段，都应按其生理损益的特点进行调摄以养生，才能使"壮者益治"，在其衰老阶段，更应惜精，使"老者复壮"。要节制房事，避免"以妄为常""以欲竭其精，以耗散其真"。神藏于心，心为五脏六腑之大主，心神统领着魂、魄、志、意、智、虑，主宰人的思维活动、协调脏腑功能关系，故《内经》强调养神重在养心神，指出"主明则下安，以此养生则寿，殁世不殆，以为天下则大昌。主不明则十二官危，使道闭塞而不通，形乃大伤，以此养生则殃"。精是构成形质和维持生命活动的物质基础，神是生命生发之机和生命活动的征象，神又须精气和调，始能化生，因此保精和养神两者密不可分。保持肾精充盈、形体健康，神机自然健旺；神机的健全、少有苦志劳神，对养护精气形体也有重要的作用，故谓之"积精全神"，"故要修养和神也，道贵常存，补神固根，精气不散，神守不分，然即神守而虽不去，亦能全真，人神不守，非达至真"。

饮食是人类赖以生存的基本物质，是化生后天之精、产生生命活动能力的源泉。饮食调摄得宜，脾胃化源不竭，五脏六腑四肢百骸则得其养。"食养"是养生重要的一方面，《内经》中调节饮食以养生的内容很丰富，其核心纲领在于"食饮有节""谨和五味"。"食饮有节"作为最高的食养纲领，强调饮食应该有节度。不可暴饮暴食，"饮食自倍，肠胃乃伤""因而饱食，筋脉横解，肠澼为痔；因而大饮，则气逆"；应寒温适度，"食饮衣服，亦欲适寒温……食饮者，热无灼灼，寒无沧沧，寒温中适，故气将持，乃不致邪僻"；进食要得其法度，例如"欲令脾实，气无滞饱，无久坐，食无太酸，无食一切生物，宜甘宜淡"。"谨和五味"着重强调饮食应五味调和，不可偏食和偏嗜。"阴之所生，本在五味，阴之五宫，伤在五味"，食饮五味是化生血气、滋养五脏的物质来源，然五味各有其所喜、所入、所利、所宜、所合、所走、所伤、所病、所禁，因此，必须因时、因地、因人地辩证搭配，才能"骨正筋柔，气血以流，腠理以密……骨气以精……长有天命"。例如，"味过于酸，肝气以津，脾气乃绝。味过于咸，大骨气劳，短肌，心气抑。味过于甘，心气喘满，色黑，肾气不衡。味过于苦，脾气不濡，胃气乃厚。

味过于辛，筋脉沮弛，精神乃央"。五味入口各归所喜之脏，若长期嗜食某一类食物，必然会导致其相应脏腑的功能偏亢，引起相对的另一些脏腑的功能偏衰，从而变生疾病。因此《内经》强调日常摄入五味不可过偏，提出"五谷为食，五果为助，五畜为益，五菜为充，气味合而服之，以补精益气"的原则。

《内经》养生强调"和于术数"，应综合运用多种方法来进行养生。其中导引按跷是《内经》反复提及的养生方法之一。"导引"之"导"指导气，即调节呼吸、吐故纳新；引，指引体，即肢体的运动或自我按摩；更重要的是要把调息与肢体活动结合起来，故谓之导引。诚如《庄子·刻意》所说："吹呴呼吸，吐故纳新，熊经鸟伸，为寿而已矣，此导引之士，养形之人，彭祖寿考者之所好也。"按跷也归于导引，王冰说："按，谓按摩，跷，谓矫捷之举动手足，是所谓导引也"。导引之术即现在所谓的气功锻炼。

气功导引强调三个环节，即调意、调息、调形。《上古天真论》的"呼吸精气，独立守神，肌肉若一"可谓是《内经》对气功导引理论的高度概括。三者之中，调意为首要，《内经》以"精神内宁""独立守神""抟精神""净神不乱"等论述反复强调清净宁神的重要性。"至真之要，在乎天玄，神守天息，复入本元，命曰归宗"，在宁神的基础上，以意领气，调整呼吸，静中求动，以气帅血，达到调整内脏和全身肢体官窍气血运行的目的。在神气的引导下调整形体姿势，或进行自我按摩，配合调息以促进气血运行，使形体放松，反过来又利于精神专一，意守入静。导引气功具修养正气之效，《内经》指出在五疫流行时，如果医者具有一定的气功修养，即使深入病室，也能行"气出于脑"的"五气护身"之法，以保护机体不受疫邪侵犯。尽管《内经》所举的运用气功防病的科学价值尚有待进一步研究验证，但历代寿星多为修炼之人的事实证明，导引确为养生延年的重要方法。

"自古圣人之作汤液醪醴者，以为备耳。"《内经》认为养生保健重在平时重视调摄、增强体质，不注重养生保健的人经常服食药物来补养身体。因为凡草药、金石皆有较大偏性，所谓"是药三分毒"，只宜祛病，不长于保养正气，诚如张从正所言："凡药有毒也，非止大毒小毒谓之毒，虽甘草、人参不可不谓之毒，久服必有偏盛。"但《内经》也正视制药备急、预防为主的思想。"五疫"之类，不可不防其伤生，《内经》提出了"导引、药物、针刺"三种防治方法。就养生方面，针药两者相较，就《内经》所论而言，针灸有"全神养真之旨，亦法有修真之道，非治疾也"的作用，所以传统上针灸于养生之运用是较多的。

以上对《内经》养生学术主要内容串联梳理了一下，后面我们重点选读其中部分内容。

代表经文注析

养生的意义与法则

【原文】

余闻上古[1]之人，春秋[2]皆度百岁而动作不衰；今时之人，年半百而动作皆衰者，时世异耶？人将失之耶[3]？岐伯对曰：上古之人，其知道者[4]，法于阴阳[5]，和于术数[6]，食饮有节，起居有常，不妄作劳[7]，故能形与神俱[8]，而尽终其天年[9]，度百岁乃去。今时之人不然也，以酒为浆[10]，以妄为常[11]，醉以入房[12]，以欲竭其精，以耗[13]散其真，不知持满[14]，不时御神[15]，务快其心，逆于生乐[16]，起居无节，故半百而衰也。

夫上古圣人[17]之教下也，皆谓之，虚邪贼风[18]，避之有时，恬惔虚无[19]，真气从之[20]，精神内守[21]，病安从来？是以志闲而少欲[22]，心安而不惧[23]，形劳而不倦，气从以顺[24]，各从其欲，皆得所愿。故美其食，任其服[25]，乐其俗[26]，高下不相慕[27]，其民故曰朴[28]。是以嗜欲不能劳其目[29]，淫邪不能惑其心，愚智贤不肖[30]，不惧于物[31]，故合于道。所以能年皆度百岁而动作不衰者，以其德全不危[32]也。（《素问·上古天真论》）

【注释】

[1] 上古：泛指遥远的古代，即人类生活的早期时代。

[2] 春秋：指年龄。

[3] 人将失之耶：将，选择连词，有"抑或""还是"之意；失，过失。人将失之耶，抑或是人的过失呢？

[4] 知道者：道，即规律，此指养生的规律。知道者，懂得养生规律的人。

[5] 法于阴阳：法，效法、取法。法于阴阳，效法自然界寒暑往来的阴阳变化规律。

[6] 和于术数：和，指调和，引申为恰当运用；术数，指养生的方法，如导引、按跷、吐纳等。和于术数，指正确运用各种养生方法。

[7] 不妄作劳：妄，同乱，违背常规的意思；作劳，即劳作，包括劳力、劳心、房劳等方面。不妄作劳，即不违背常规地劳作。

[8] 形与神俱：形，形体；神，精神；俱，范围副词，有全、一之意，引申为健全、和谐。形与神俱，即形神健全和谐之意。

[9] 天年：天赋年寿，即自然寿命。

[10] 以酒为浆：浆，泛指汤水流质。把酒当作一般饮料饮用，形容嗜酒无度。

[11] 以妄为常：将不正常的生活方式习以为常。

[12] 醉以入房：醉，沉迷。即沉溺于房事。

[13] 耗：嗜好。

[14] 不知持满：持，保持；满，充足、饱满。不知持满，谓不知道保持真元精气的充满。

[15] 不时御神：时，四时；御，调摄。不时御神，谓不能根据四时气候变化来调摄精神。

[16] 务快其心，逆于生乐：指贪图一时的欢快而违背了养生长寿之乐。

[17] 圣人：对精通世事、智慧超常者的敬称。在此指对养生之道有高度修养的人。

[18] 虚邪贼风：泛指四时反常气候和外来致病因素。

[19] 恬 (tián) 憺 (dàn) 虚无：恬憺，安静之意；虚无，心无杂念。恬憺虚无，即思想安闲清净，没有杂念。

[20] 真气从之：真气，人身本元之气，又称"元气"；从之，顺从、调和之意。

[21] 精神内守：精神守持于内而不外耗。

[22] 志闲而少欲：闲，木栏之类遮拦物，引申为限制、控制的意思。志闲而少欲，即控制嗜欲，从而思想清静而少欲。

[23] 惧：焦虑恐惧之意。

[24] 气从以顺：气，真气；以，而。气从以顺，即真气调达而和顺。

[25] 任其服：任，随便；服，服装。衣着服饰随便之意。

[26] 乐其俗：在任何风俗环境下生活，都感到快乐。

[27] 高下不相慕：无论社会地位尊贵或卑贱，都能安于本位，并互相不羡慕。

[28] 朴：淳朴、敦厚之意。

[29] 嗜欲不能劳其目：各种嗜好、欲望都不能引起他的注目。

[30] 愚智贤不肖：愚，蒙昧；智，深明事理；贤，品德高尚者；不肖，品德恶劣者。泛指各种不同的人。

[31] 不惧于物：不为外界事物所惊扰。

[32] 德全不危：德全，即坚持身体力行，全面实施养生之道；不危，即不会受到内外邪气的危害。

【解析】

经文通过对比古今之人寿命的不同，阐发了养生的重要意义，提出了五大养生法则，阐述了指导养生活动的两大纲领性原则。

（1）养生的意义

经文对比指出，上古之人，懂得养生的法则，并且知行并重、身体力行，能度百岁乃去；今世之人，不懂得养生之道，日常各方面的行为都违背养生的法则，五十岁左右就衰老了。通过对比阐发了养生的重要意义，即"知道而行则寿，不知其道、背道而行则夭"。同时亦提示养生保健应从青少年抓起，应贯穿人体生命活动的始终，切忌待衰退或疾病缠身时才加以重视，诚如《素问·阴阳应象大论》强调指出："知之则强，不知则老，故同出而名异耳。"

（2）养生的法则

①"法于阴阳"。《内经》把人与自然看作是不可分割的统一和谐整体，人的生命现象是自然现象的一部分，人与自然界息息相通，生命的形成和生存，根源于一年四时的阴阳消长变化。"自古通天者，生之本，本于阴阳"（《素问·生气通天论》）。所以人要想健康长寿，就必须掌握自然界的阴阳变化规律，自觉地适应自然界的气候变化，顺应四时阴阳的变化规律，使人体阴阳与自然环境始终保持协调平衡，从而提高机体对自然环境的适应能力，"与万物浮沉于生长之门"。本篇最后列举了"真人""至人""圣人""贤人"四种集养生之大成者，其方法虽然各异，但他们都把顺应自然规律作为养生的首要前提和基本法则，即所谓"真人者，提挈天地，把握阴阳""至人者……和于阴阳，调于四时""圣人者，处天地之和，从八风之理""贤人者，法则天地，象似日月，辨列星辰，逆从阴阳，分别四时"，旨在强调养生要与天地四时、昼夜阴阳的变化相适应。《素问·四气调神大论》进一步指出："阴阳四时者，万物之终始也，死生之本也……从之则苛疾不起，是谓得道。"人体从而却病延年，健康长寿；反之"逆之则灾害生"，违背四时、昼夜阴阳变化规律，轻则不适为病，甚则夭折短命。所以，《内经》认为"法于阴阳"，顺应阴阳变化的自然规律是最根本的养生大法。

另外，自然界阴阳二气的消长变化，还可以在同一时期，随着地理空间的转移而发生变化。因此，法于阴阳，还有顺从地理环境来进行养生的意思。早在两千多年前，《内经》就已经认识到养生要因地制宜，不同的地域，其阴阳二气的状态有所不同，对生命的影响也有所不同，养生和治疗的方法也应有所不同。例如《素问·五常政大论》就指出："东南方，阳也，阳者其精降于下……西北方，阴也，阴者其精奉于上……阴精所奉其人寿，阳精所降其人夭……崇高则阴气治之，污下则阳气治之……高者其气寿，下者其气夭……小者小异，大者大异"；《素问·异法方宜论》亦指出砭石源于东方，灸焫源于北方，导引按跷出于中原。现代社会交通发达，人们实现了在短时间内进行大跨度的空间移动，使地域变化对人体阴阳的影响更加明显，典型者如"时差反应"。因此，顺从地理环境进行养生的观点在现代应充分引起重视。

②"和于术数"。就是运用多种养生方法，锻炼形体。《内经》既有主动练形的"导引"，又有被动按摩的"按跷"运动。后世养生家在这些方法的基础上，创造了多种活动肢体、强筋健骨的方法，如五禽戏、易筋经、八段锦、太极拳、武术等。《内经》虽然没有"气功"二字，但却精辟地论述了气功的原理和练功要点。本篇所谓"呼吸精气，独立守神，肌肉若一"，就提示了调节呼吸、宁心安神、放松肌肉等气功修炼方法，即后世所谓调心、调息、调身的"三调"，正是气功中的练功三要领，这为后世气功的发展奠定了基础。《内经》还非常强调肢体运动，如《素问·移精变气论》所谓"动作以避寒"，意识到动而生阳，能促进气血运行，使肢体温暖，抵御寒气。可见，《内经》时代已盛行多种运动锻炼方法。这些方法，或锻炼腰腿，以收固肾保精之功；或锻炼耳目，以调养肝肾；或专注意念，凝神以使气足精生。通过形体的锻炼，意念的调摄，以保其精，壮其气，通其脉，旺其神，使精气神三者得养，内而五脏调和，外则肌肤润泽，筋骨劲强，容颜光彩，耳聪目明，虽老犹壮，"所以能百岁而动作不衰"。

③"饮食有节"。即饮食要有节制，这包括膳食选择、进食节律、进食方法等方面。饮食是人体赖以生存的基本条件之一。《素问·平人气象论》云："人以水谷为本，故人绝水谷则死。"因此，饮食调摄得当与否直接影响着人的健康与寿命。"饮食有节"实际上是指饮食的时间、质量、数量各方面应符合生理要求。

首先是定时饮食。饮食之所以需要定时，与饮食物在胃中停留和传递的时间有关，只有定时进食，才能使脾胃协调配合，有张有弛，食物才能有条不紊地被消化、吸收，故饮食定时是保护消化功能的重要方法。

其次是定量饮食。《素问·痹论》指出："饮食自倍，肠胃乃伤。"饮食过量则加重肠胃负担，食物易停滞于肠胃，不能及时消化吸收。但若过度节食，则易造成营养缺乏，气血亏损，其结果还是无益于健康。任何饮食都不能太过，《素问·五常政大论》就指出："谷肉果菜，食养尽之，无使过之，伤其正也。"《内经》中反复论述指出五味偏嗜有损身体健康，如《素问·五脏生成》"多食咸，则脉凝泣而变色"，现代研究也证明，摄盐过量能影响血液成分比例和血液循环，是形成高血压病的危险因素之一。

再者，应保证饮食的质量，具体包括合理搭配饮食、避免饮食偏嗜等内容。例如，《素问·脏气法时论》指出："五谷为养，五果为助，五畜为益，五菜为充，气味合而服之，以补精益气。"从现代研究资料来看，谷类食品含有糖类和一定数量的蛋白质；肉类食品中含有蛋白质和脂肪；蔬菜、水果中含有丰富的维生素和矿物质。只有做到荤素结合，使各种食物合理搭配，才能全面满足人体的营养需要。

最后，还应注意进餐的方法，如进食不语、细嚼慢咽之类。

④"起居有常"。即起居作息要有规律，要根据生命正常的生物节律来安排起居作息。人的生命节律是在长期与自然界相互作用、相互适应的过程中形成的。《内经》对生命的年节律、季节律、月节律、日节律等，都有相当深刻的认识。例如，《素问·生气通天论》说："阳气者，一日而主外，平旦人气生，日中而阳气隆，日西而阳气已虚，气门乃闭。是故暮而收拒，无扰筋骨，无见雾露，反此三时，形乃困薄。"指出应遵循昼夜节律安排每天的起居才能保持健康，否则，人体就会受邪气的困扰而衰。白天人体阳气旺盛，组织器官的功能活动比较活跃，故是安排工作、学习的最佳时间；夜晚则人体阳气相对较虚，组织器官生理功能低下，宜休息。再如《素问·四气调神大论》说春三月要"夜卧早起，广步于庭"，夏三月要"夜卧早起，无厌于日"，秋三月要"早卧早起，与鸡俱兴"，冬三月要"早卧晚起，必待日光"。生活作息的规律，应随着季节的变化相应调整。另外，起居有常还应注意劳逸结合，故本篇强调指出"形劳而不倦，气从以顺"。《素问·宣明五气》有"久视伤血，久卧伤气，久坐伤血，久立伤骨，久行伤筋"，以及《素问·生气通天论》"起居如惊，神气乃浮"的告诫。所以，劳逸适度，

生活作息有规律，才能保持生命力长久不衰。

⑤ "不妄作劳"。即强调不宜过度劳累。首先应注意体力劳动和脑力劳动不能过度。生命在于运动，适度的体力劳动和体育锻炼，可使经脉流通，生机旺盛，是保持健康长寿的重要条件。一旦体力劳动过度，则会引起"劳则气耗"（《素问·举痛论》），损伤筋骨等。所以，《素问·生气通天论》有"因而强力，肾气乃伤，高骨乃坏"的论述。善用脑者，神情专注，长寿者不乏其人。如果用脑过度，就会耗伤心神，产生情志病变。本节还指出"不时御神，务快其心"就会导致"半百而衰"的不良后果。另外，不妄作劳还应包括不应过度房劳。本篇尤其强调要节制性生活，以"积精全神"，颐养天年，严词批评了不知节制情欲，不知保精而耗散真元之气，结果导致"半百而衰"的现象。所以，本篇在此对"醉以入房，以欲竭其精，以耗散其真，不知持满"者提出告诫。这是本篇养生理论的一大特色和重要贡献。

（3）"内调精神，外御邪气"的养生活动纲领

本节对养生提出两方面纲领性要求：一是要预防外来病邪的侵袭，即所谓"虚邪贼风，避之有时"。不同的时令有不同的当令邪气，侵犯人体后，就会耗伤正气，导致不同的疾病发生，所以要注意随时回避四时不正之气的侵袭。《灵枢·九宫八风》说："谨候虚风而避之，故圣人日避虚邪之道，如避矢石然，邪弗能害，此之谓也。"特别是对于具有强烈传染性的疫毒疠气，更要远离其传染源。如《素问遗篇·刺法论》说："五疫之至，皆相染易……如何可得不相染易者……避其毒气。"并在此基础上，创造了"小金丹"一方，以预防疫毒疠气传染。可见，《内经》养生既重视内因正气，又强调应随时做好避免外界致病因素侵袭的预防工作。二是防止精神的不良刺激，即所谓"恬惔虚无，真气从之"。由于忧虑、沮丧、恐惧、急躁、紧张、激动、怯弱、厌恶等负面情绪可以使人体气机滞塞、气血紊乱、脏腑失调，导致疾病产生、正气受伤，所以调摄情志是摄生的一个重要方法。以"恬愉为务"便是其核心思想。恬惔虚无、情绪稳定说的是精神上的静，愉悦自得、情志活泼指的是精神上的动。即：通过自觉地进行思想意识的修养、思想意识的变化来转

变恶劣的精神情绪；通过主动地"调息""调神"，达到清心寡欲的境界；通过正确的思考，使情绪稳定、脏腑活动协调；善于从习俗中寻取喜悦、满足，使自己心情愉快，情志舒展，精神振作，从而有效地抵抗消极情绪，这样一静一动，使精神达到动静统一。因此，调畅情志，保持精神健康，是养生防病的重要一环。

（4）关于"天真"与"真气"

"天真"一词在整部《内经》中仅见于此篇名。对于天真的含义，历来认识不一。一些注家将"天真"释为"天年"之义，如马莳云："内言上古之人，在上者自然知道，在下者从教以合于道，皆能度百岁乃去。唯真人寿同天地，正以其全天真故也。"一些注家将"天真"释为"质朴"，如高士宗就认为："天真者，天性自然之真，毫无人欲之杂也。"也有一些注家认为"天真"是人禀受的天地之气，如姚止庵《素问经注节解》说："人生于地，气禀于天，唯人受之，是谓天真。"还有的注家则将"天真"解释为先天真气，张志聪说："天真，天乙始生之真元也。"

篇名是对文章内容最精炼的概括，本篇着重讨论的是"肾气""精气"在人体生长衰老和生殖功能盛衰过程中的重要作用，以及通过保养来预防疾病、延年益寿的道理。结合本篇的具体内容来看，"天真"应该是一名词，指的就是"先天真气"。注家的四种见解，相互之间并没有什么矛盾，只是站在不同的角度阐发而已，综合诸家之论可以这样理解："天真"即"先天真气"，就来源来看，其根本来源于天地之气，直接禀受于父母生殖之精；就其性质而言，它就是"天然质朴"的；就其重要性而言，如马莳所说，唯有保全天真，方能尽享天年。所以说，人的寿夭从根本上决定于"天真"的厚薄，养生都是围绕着"怎样保全天真"来进行。由于"天真"的厚薄从根本上决定人的寿夭，其源于天地之气，禀受于父母生殖之精，所以养生应该从出生前就开始了，这就是养生学寿夭观中的禀赋学说的理论依据。由于天真的性质是"天然质朴"，而人处天地之间，无时无刻不受到体内外各种因素的干扰和影响，所以养生应贯穿于生命的全过程，时刻注意保养天真，尽量减少不良因素对天真的扰动和耗散，这是一切养生方法的根本原则。

"真气"一词在《内经》中则多次出现，《灵枢·刺节真邪》对真气做出了定义，即"真气者，所受于天，与谷气并而充身者也"，是由先天元气与后天宗气结合而成的气。真气是人体各种气的总称，其分布于不同的部位而有相应的名称，如行于脏腑者曰"藏真"（《素问·平人气象论》），入于经脉者曰"经气"（《素问·离合真邪论》）。真气是生命活动的动力源泉，其来源有先天与后天两条途径。其先天成分即天真，天真的厚薄决定于禀赋，依赖后天之气而得以充养，是生命的根本，因此真气归根结底来源于先天，这正是后世医家提出"先天养后天""后天养先天"的养生学说的理论依据。

肾与人体生长规律、生殖及五脏六腑的关系

【原文】

帝曰：人年老而无子[1]者，材力[2]尽耶？将天数[3]然也？岐伯曰：女子七[4]岁，肾气盛，齿更[5]发长；二七而天癸[6]至，任脉通，太冲脉盛，月事以时下，故有子；三七，肾气平均[7]，故真牙[8]生而长极[9]；四七，筋骨坚，发长极，身体盛壮；五七，阳明脉衰，面始焦[10]，发始堕；六七，三阳脉[11]衰于上，面皆焦，发始白；七七，任脉虚，太冲脉衰少，天癸竭，地道不通[12]，故形坏[13]而无子也。丈夫[14]八[4]岁，肾气实[15]，发长齿更；二八，肾气盛，天癸至，精气溢写[16]，阴阳和[17]，故能有子；三八，肾气平均，筋骨劲强，故真牙生而长极；四八，筋骨隆盛，肌肉满壮；五八，肾气衰，发堕齿槁；六八，阳气衰竭于上，面焦，发鬓颁白；七八，肝气衰，筋不能动；八八，天癸竭，精少，肾藏衰，形体皆极，则齿发去。肾者主水，受五藏六府之精而藏[18]之，故五藏盛，乃能写[19]。今五藏皆衰，筋骨解堕[20]，天癸尽矣，故发鬓白，身体重，行步不正，而无子耳。

帝曰：有其年已老而有子者，何也？岐伯曰：此其天寿过度[21]，气脉常通[22]，而肾气有余也。此虽有子，男不过尽八八，女不过尽七七，而天地之精气皆竭矣。帝曰：夫道者[23]，年皆百数，能有子乎？岐伯曰：夫道者，能

却老[24]而全角，身年虽寿，能生子也。（《素问·上古天真论》）

【注释】

[1] 无子：不能生育子女，即无生殖能力。

[2] 材力：精力，即生殖功能。

[3] 天数：自然定数。这里指人体生长衰老的自然规律。

[4] 七、八：是古人根据男女性发育过程差异所总结出来的约数。

[5] 齿更：即更换牙齿。人到七八岁时，乳牙脱落，以恒牙代替，谓之齿更。

[6] 天癸：天，天乙；癸，十天干之一。癸属水，肾亦属水，天癸即天乙所生癸水之意，实际是指肾精所化生的促进发育和生殖功能的物质。

[7] 平均：充满而均衡的意思。

[8] 真牙：即智齿。

[9] 长（zhǎng）极：发育完全、成熟。

[10] 阳明脉衰，面始焦（qiáo）：焦与"憔"通，即憔悴之意。足阳明脉行于面颊，阳明脉衰不能营养头面，故面部开始憔悴。

[11] 三阳脉：指太阳、阳明、少阳三阳经脉。

[12] 地道不通：指女子绝经。

[13] 形坏：形体衰老之意。

[14] 丈夫：指男子。

[15] 实：充实。

[16] 精气溢写（xiè）：溢，满而外溢；写，同"泻"，即泄。精气溢写，指肾气充满而外泄。

[17] 阴阳和：此处阴阳为男女的代称，和即和合、交媾。

[18] 受五藏六府之精而藏：受，承受。指肾承受五脏六腑的精气（后天之精）而贮藏。

[19] 五藏盛，乃能写：五藏盛，指五脏精气旺盛。肾藏精，先天之精必须依靠后天之精的不断滋养才能使肾气充满，而有生殖之精的排泄。

[20] 解（xiè）堕：同"懈堕"，疲乏无力之意。

[21]天寿过度：天寿，指先天的禀赋。天寿过度，指先天禀赋超过一般的常度。

[22]气脉常通：气，血气；脉，经脉；常，通尚。言气血经脉尚通利。

[23]道者：指掌握了养生之道的人。

[24]却老：却，推却，使……止、去之意。却老，使衰老推迟到来，即延缓衰老之意。

【解析】

经文通过论述人生长壮老的规律和老年人的生殖能力，阐发了肾气的重要作用，以及肾与五脏六腑精气盛衰的相互关系。

（1）肾气在男女生长发育过程中的重要作用

根据本篇的主题思想来看，旨在说明保养肾中精气对于延年益寿的重要意义。肾为先天之本，肾脏所贮藏的精气，是促进人体生长发育和生殖的物质基础，也是生命的根本。肾藏之精通过肾阳的作用所化生的肾气，在人体整个生长发育过程中起着决定性的作用。人体随着肾气的逐渐充盛，出现由少而壮盛；随着肾气的逐渐衰退，出现由衰而老而死。只有善于养生的人，才能保持精气的充满，推迟衰老的到来。本篇有"积精全神"之说，强调养生当以节欲保精为第一要义。只有肾精充足，肾气才能旺盛，生命力才会增强，抗病能力与适应能力才能相应获得提高。

（2）肾气与生殖的关系"

二七而天癸至，任脉通，太冲脉盛"，说明肾气和任、冲二脉都与月经有着密切的关系。任脉主一身之精、血、津液，又与胞宫相连属（起于胞宫），故任脉之气通，能促成月经和胎孕，因此，任脉有妊养之义。冲脉起于胞中，为十二经脉汇聚之所，是全身气血运行的要冲，所以有"血海"之称，也是月经之本。陈自明在《妇人大全良方》中说："然冲为血海，任主胞胎，二脉流通，则精血渐盈，应时而下。"徐灵胎也说："妇人之疾，除经带之外与男子同治，而经带之疾，全属冲任。"故历代医家都把调"冲""任"视为治疗月经带下疾患的大法。张锡纯《医学衷中参西录》中的理冲汤、安冲汤、固冲汤、温冲汤等都是以此理论为依据制定的。

月事与冲、任有关，而冲、任又为肾所主，女子在发育期，肾气旺盛，天癸发育成熟，因此，任脉之气通，冲脉之血盛，下达胞宫，所以月事按时而至，并具有一定的生殖能力。这说明女性在生殖、生育、月经等生理方面不仅与冲、任有关，而且与肾也有密切关系。所以补肾气是妇科治疗的一个重要原则。特别是在青春期，肾气未充，更为重要。

（3）肾与脏腑精气盛衰的关系

"肾者主水，受五脏六腑之精而藏之，故五脏盛乃能泻。"肾与五脏六腑的关系，实质上是先、后天的关系。肾为先天之本，水火之宅。水，代表肾精，是形成生命的原始物质；火，代表肾阳，是人体生命活动的原动力。肾阳作用于肾精而产生肾气，关系到整个人体的生长发育与生殖。所以，《内经》所说的肾气，实质上包括肾阴、肾阳两个方面。徐灵胎在描述肾气的作用时说："无火而令百体皆温，无水而令五脏皆润。"说明肾气具有肾阴、肾阳两者兼而有之的作用。《难经·八难》也说肾间动气"为五脏六腑之本，十二经脉之根，呼吸之门，三焦之源，一名守邪之神。故气者，人之根本也，根绝则茎叶枯矣"。这清楚说明，肾气是人体生命活动的根本，既是维持生命活动的物质基础，也是生命活动的原动力，同时还具有抗御外邪的作用。但是，后天脾胃（包括其他脏腑）与肾的关系也非常重要。肾精（水谷之精）来自五脏六腑，五脏六腑之精来源于脾胃，故脾胃为后天之本。张介宾在论证脾肾的辩证关系时说："人之始生，本乎精血之源；人之既生，由于水谷之养。非精血无以立形体之基，非水谷无以成形体之壮。精血之司在命门，水谷之司在脾胃，故命门得先天之气，脾胃得后天之气也。是水谷之海，本赖先天为主，而精血之海，又必赖后天为之资。"这是关于先天与后天关系的精辟论述。

四种养生家的养生之道及其效果

【原文】

黄帝曰：余闻上古有真人[1]者，提挈[2]天地，把握[2]阴阳，呼吸精气[3]，独立守神[4]，肌肉若一[5]，故能寿敝天地，无有终时[6]，此其道生。

中古之时，有至人[7]者，淳德全道，和于阴阳，调于四时，去世离俗，积精全神，游行天地之间[8]，视听八达[9]之外，此盖益其寿命而强者也，亦归于真人。

其次有圣人者，处天地之和，从八风[10]之理，适嗜欲于世俗之间。无恚嗔之心，行不欲离于世，被服章[11]，举不欲观[12]于俗，外不劳形于事，内无思想之患，以恬愉为务，以自得为功，形体不敝，精神不散，亦可以百数。

其次有贤人[13]者，法则天地，象似日月，辨列星辰，逆从阴阳，分别四时，将从上古，合同于道，亦可使益寿而有极时。（《素问·上古天真论》）

【注释】

[1]真人：指在上古时期，通过修炼能掌握天地阴阳变化的规律，使身心完全适应自然的变化，能达到养生最高标准的人。

[2]提挈，把握：两者为互词，即掌握的意思。

[3]呼吸精气：吸入在特殊环境才具有的最精纯的清气、最清新的空气。属于气功调息范围。

[4]独立守神：通过自我调控精神来脱离外界的干扰。属于气功调神范围。

[5]肌肉若一：通过锻炼使全身筋骨肌肉达到高度的协调统一。属于气功调身范围。

[6]寿敝天地，无有终时：长生不老之义。

[7]至人：指在中古时期，修炼高深而与上古真人类似的人。

[8]游行天地之间：指通过自我调控精神，使心神豁达开阔之义。

[9]八达：通达于四面八方。

[10]八风：指东、西、南、北、东南、西南、东北、西北八方之风。

[11]被服章：《新校正》云："详'被服章'三字疑衍，此三字上下文不属。"可从。

[12]观：炫耀。

[13]贤人：德才兼备的人。

【解析】

本段通过列举4种养生家的养生之道及其效果，说明养生方法和程度不同所取得的养生效果也有差异。经文以真人、至人、圣人、贤人为养生典范，分别列述了他们各自的养生之道和不同的养生效果，展示养生之道举措方案的最佳选择和身体力行的重要性。

首先，真人养生境界最高，效果最好。真人"提挈天地，把握阴阳"，强调掌握天地造化之机、宇宙阴阳运动变化之理，是养生的根本大法。真人还能施行古代精妙的"呼吸精气，独立守神"等导引、吐纳养生法术。此法呼吸吐纳、调整鼻息以练气；宁静思想、排除杂念以练意。因此，既可采集天地之精气以为用，又可使体内精气生化臻于淳和。并能按摩内脏，促进血液循环，增强器官功能，兴奋中枢神经，使机体进入"精神内守""真气从之"的"内稳定状态"。这对增强体质、祛病延年是十分有利的，也是养生家所追求的最高境界。

其次，至人养生"和于阴阳，调于四时"，强调人与自然界是一个不可分割的整体，即"人与天地相参""生气通天"。人要祛病延年，保障和维持机体的正常生命活动，就必须自觉地、能动地顺应自然界四时阴阳升降浮沉的节律和气候变化，如是则"内外调和，邪不能害，耳目聪明，气立如故"。另外，至人养生"去世离俗"，强调身在世俗之中，避免世俗的纷扰，日臻心安神静，"积精全神"，形体强健，游行天下，耳聪目明，"盖益其寿命而强者"。其养生水平接近真人，达到了相当高的养生境界。

再次，圣人养生顺从自然界阴阳消长和时令季节气候的变化，"处天地之和，从八风之理"，预防外来病邪的侵袭，防止疾病的发生；"适嗜欲于世俗之间，无恚嗔之心"，言圣人处于纷繁复杂的世俗当中，尚能保持心神的恬愉虚无，精神守藏于内，以及"形体不敝"，劳而不倦，则"形与神俱"，寿逾百岁。

最后，贤人养生"法则天地，像似日月，辨列星辰，逆从阴阳，分别四时"，强调贤人依据自然环境的阴阳变化法则，推部天象，仿效日月星辰运行，顺应四时节序来进行养生保健，尚可取得相当好的养生效果，使寿限达到极时。

本节提及的真人、至人、圣人、贤人4种养生家，实际上是《内经》作者理想中的养生典型，他们各自的养生理念和实际应用体会其实并无实质差异，诚如成玄英所说："至言其体，神言其用，圣言其名。故就体语至，就用语神，就名语圣，其实一也。"此外，道家亦有圣人、真人、至人、贤人之说，本篇多处提及的"道""德"就源于道家鼻祖《老子》。本节真人"提挈天地，把握阴阳"、至人"和于阴阳，调于四时"、圣人"处天地之和，从八风之理"、贤人"法则天地，象似日月，辨列星辰，逆从阴阳，分别四时"等养生观点，与老子、庄子"人法地，地法天，天法道，道法自然""顺之以天理，行之以五德，应上以自然，然后调理四时，太和万物，四时迭起，万物循生""动而以天行"文辞相近，义理相通，均将顺应天地四时阴阳和季节气候变化作为养生的重要法则。篇中"恬惔虚无""志闲少欲""美其食，任其服，乐其俗"等养生学说，与《老子》"至虚极，守静笃""见素抱朴，少思寡欲""甘其食，美其服，安其居，乐其俗"等文辞亦相当接近，均体现出道家虚静无为的养生思想。本节经文"守神""积精全神"等均为道家习用术语，本篇所涉及的顺四时、法阴阳、恬惔虚无、去世离俗以及导引吐纳等养生方法，皆来自道家。因此，不难理解，《内经》养生学说的形成是深受道家影响的，与老子、庄子养生之道有着深厚的血肉联系。

四时气象变化和顺时养生的方法

【原文】

春三月[1]，此谓发陈[2]。天地俱生，万物以荣[3]，夜卧早起，广步于庭[4]，被发缓形[5]，以使志生[6]，生而勿杀，予而勿夺，赏而勿罚[7]，此春气之应，养生之道[8]也。逆之则伤肝，夏为寒变[9]，奉长者少[10]。

夏三月[11]，此谓蕃秀[12]。天地气交[13]，万物华实[14]，夜卧早起，无厌于日[15]，使志无怒，使华英成秀[16]，使气得泄，若所爱在外[17]，此夏气之应，养长之道也。逆之则伤心，秋为痎疟[18]，奉收者少，冬至重病。

秋三月[19]，此谓容平[20]。天气以急[21]，地气以明[22]，早卧早起，与鸡俱兴[23]，使志安宁，以缓秋刑[24]，收敛神气，使秋气平，无外其志，使肺气清[25]，此秋气之应，养收之道也。逆之则伤肺，冬为飧泄[26]，奉藏者少。

冬三月[27]，此谓闭藏[28]。水冰地坼[29]，无扰乎阳[30]，早卧晚起，必待日光，使志若伏若匿，若有私意，若已有得[31]，去寒就温，无泄皮肤，使气亟夺[32]，此冬气之应，养藏之道也。逆之则伤肾，春为痿厥[33]，奉生者少。（《素问·四气调神大论》）

【注释】

[1]春三月：正二三月，包括立春、雨水、惊蛰、春分、清明、谷雨6个节气。

[2]发陈：发，发生；陈，敷陈。发陈，推陈出新之意，春天阳气上升，万物发育，故曰发陈。

[3]天地俱生，万物以荣：天地，泛指自然界；生，生发。自然界的生发之气都已发动，万物因之而欣欣向荣。

[4]广步于庭：广步，缓慢散步。即缓慢散步于庭院。

[5]被（pī）发缓形：被，通"披"；被发，即不梳发，使它披着。缓，舒缓；缓形，即不整顿衣冠，使形神舒发，没有拘束。

[6]以使志生：使志意随着春天的生发之气而活动。

[7]生而勿杀，予而勿夺，赏而勿罚：生、予、赏，指精神志意活动顺应春阳生发之气；杀、夺、罚，指使精神志意活动违逆春阳生发之气。

[8]养生之道：保养春生之气的方法。下文"养长之道""养收之道""养藏之道"皆仿此。

[9]逆之则伤肝，夏为寒变：肝属木，旺于春，故违逆春之生发之气就会伤肝。木伤则不能生火，所以在夏月火令之时，反而变生寒病。

[10]奉长者少：奉，供奉的意思。春生是夏长的基础，如果春天养生不好，提供给夏天养长的基础就差。下文"奉收""奉藏""奉生"之义均仿此。

[11]夏三月：包括立夏、小满、芒种、夏至、小暑、大暑6个节气。

[12]蕃（fán）秀：蕃，茂盛；秀，华美，植物吐穗开花曰秀。蕃秀，形容万物生长繁荣的状态。

[13]天地气交：夏至阴气微上，阳气微下，故曰天地气交。

[14] 华实：华，同花；实，果实。华实为名词作动词，即开花结果。

[15] 无厌于日：不要厌恶夏天昼长天热。

[16] 使华英成秀：秀，秀丽，此处为旺盛之意。此句意为应使人的神气旺盛饱满。

[17] 使气得泄，若所爱在外：使体内阳气宣发于外，好像是"所爱在外"，以与夏季阳盛的环境相适应。

[18] 痎（jiē）疟：疟疾的总称。

[19] 秋三月：包括立秋、处暑、白露、秋分、寒露、霜降 6 个节气。

[20] 容平：容，指生物的形态；平，平定之意。自然界一般的植物到了秋季大都已结果，形态已经平定，故谓之容平。

[21] 天气以急：秋风疾劲之貌。

[22] 地气以明：地气清肃之象。

[23] 与鸡俱兴：指人的起居时间与鸡的起居时间保持一致。

[24] 以缓秋刑：秋天肃杀之气，草木凋零，如刑之相加，故称"秋刑"。以缓秋刑即缓和秋天肃杀之气的意思。

[25] 收敛神气，使秋气平，无外其志，使肺气清："收敛神气"与"无外其志"意近，"秋气平"与"肺气清"意近。全句的意思是收敛神气而勿外露，从而使肺气清肃。

[26] 逆之则伤肺，冬为飧（sūn）泄：飧泄，水谷不分的泄泻；肺属金，旺于秋，故秋天失养就会伤肺，金生水，肺受伤则肾水失其所生，因此当冬令时发生肾虚洞泄。

[27] 冬三月：包括立冬、小雪、大雪、冬至、小寒、大寒 6 个节气。

[28] 闭藏：冬天阳气已伏，万物潜藏，因此称闭藏。

[29] 水冰地坼（chè）：坼，裂开。形容天寒地冻，水结坚冰，冻土开裂。

[30] 无扰乎阳：指气象而言，谓万物生机未受到干扰而顺利闭藏起来。

[31] 使志若伏若匿，若有私意，若已有得：使神志内藏，安静自若，好像有隐私而不外泄，得到心爱之物而窃喜。

[32] 无泄皮肤，使气亟（qì）夺：亟，频数、屡次；夺，损失、耗伤。意思是说不要使皮肤过度出汗，导致阳气频频耗伤。

[33] 痿厥：手足软弱无力而逆冷。

【解析】

经文主要讨论了四时生长收藏的规律，提出了顺应四时变化以调养形体和精神的方法。

一年分为四季，四时阴阳变化，导致气候有冬寒、春温、夏暑、秋燥的不同。人的五脏通于四时，亦有生长化收藏的规律，表现为整体上的阳气升浮降沉的不同趋势。《内经》在此总结了这一规律，并提出了相应的养生措施。如春夏在起居上宜夜卧早起，在情志上宜舒缓明快，励精奋志，使肝气升发，心气宣泄，以顺应春夏阳气的生长趋势；秋日宜早卧早起，宁志敛神，使肺气肃降，以顺应秋日阳气收敛下降的趋势；冬日早卧晚起，潜伏志意，固密阳气，使阳气闭藏，以顺冬日阳气沉潜的趋势。此外，四时阴阳盛衰必然导致寒热变化，人应该根据寒温酌情加减衣被，注意冬勿令过温而消灼阴液、耗散阳气；夏勿令太凉，恐郁遏阳气，影响阳气外泄之机。如果违背四时养生、养长、养收、养藏"四气调神"的规律，就会内伤五脏之气，减弱人体适应自然环境变化的能力，影响下一季节的身体健康，从而变生诸疾。所以指出只有在本季做好了调神养生之道，才能为下一季节防病打下基础，阐明了《内经》养生"治未病"的预防思想，说明了中医学的预防思想与养生方法的密切联系，也反映了养生理论"天人相应"的学术观点。

从四时养生的角度强调"治未病"的预防保健思想

【原文】

逆春气，则少阳[1]不生，肝气内变[2]。逆夏气，则太阳[1]不长，心气内洞[3]。逆秋气，则太阴[1]不收，肺气焦满[4]。逆冬气，则少阴[1]不藏，肾气独沉[5]。

夫四时阴阳者，万物之根本也[6]，所以圣人春夏养阳，秋冬养阴[7]，以从其根[8]，故与万物沉浮于生长之门[9]。逆其根，则伐其本，坏其真[10]矣。

故阴阳四时者，万物之终始也，死生之本也，逆之则灾害生，从之则苛疾[11]不起，是谓得道[12]。道者，圣人行之，愚者佩[13]之。

从阴阳则生，逆之则死，从之则治，逆之则乱[14]。反顺为逆，是谓内格[15]。是故圣人不治已病治未病，不治已乱治未乱，此之谓也。夫病已成而后药[16]之，乱已成而后治之，譬犹渴而穿井[17]，斗而铸锥[18]，不亦晚乎？（《素问·四气调神大论》）

【注释】

[1] 少阳、太阳、太阴、少阴：古人认为春夏属阳，秋冬属阴。一年四季阴阳消长随时令而变异。并用少阳代表春令的阳气，太阳代表夏令的阳气，太阴代表秋令的阴气，少阴代表冬令的阴气，用以说明四时阴阳消长的变化。

[2] 逆春气，则少阳不生，肝气内变：变，病变。春令属木，内应肝胆，逆春气则少阳之气不能生发，肝气内郁而发生病变。

[3] 逆夏气，则太阳不长，心气内洞：洞，空虚的意思。逆夏长之气，则太阳之令不能盛长而心气内虚为病。

[4] 逆秋气，则太阳不收，肺气焦满：焦满，即肺叶焦，肺气满。逆秋收之气，则太阴之令不能收敛而肺气不利为病。

[5] 逆冬气，则少阳不藏，肾气独沉：逆冬藏之气，则少阴之令不能闭藏，肾气失藏而下泄为病。

[6] 四时阴阳者，万物之根本也：世间万物全赖四时阴阳以化育，故为万物之根本。

[7] 春夏养阳，秋冬养阴：春夏养阳，即养生、养长；秋冬养阴，即养收、养藏。

[8] 从其根：顺从四时阴阳变化这个根本。

[9] 与万物沉浮于生长之门：沉浮，犹言升降，意为运动；门，门径、道路。此句是说圣人能同自然界其他生物一样，在生命的道路上运动不息。

[10] 逆其根，则伐其本，坏其真：逆四时阴阳这个根本，就会伤伐生命的本元，败坏人体的真气。

[11] 苛疾：苛，通"疴"，疾病之意。苛疾，同义复词，即疾病。

[12] 得道：得，在这里作"合"解。即符合养生之道。

[13] 佩：古时系在衣带上的装饰品。此处用作动词，作装饰讲。

[14] 从之则治，逆之则乱：治，正常，身体健康之意；乱，生病之意。

[15] 内格：即人体内的脏腑气血活动与自然界阴阳变化不相协调。

[16] 药：此处作"治疗"解。

[17] 穿井：即凿井。

[18] 锥：泛指兵器。

【解析】

经文以"四时阴阳者，万物之根本"为理论依据，列举违逆四时阴阳变化所发生的病变，从而提出"春夏养阳，秋冬养阴"的养生原则，强调"不治已病治未病"的预防保健思想。

①本节论述四时阴阳是万物生长的根本，提出"春夏养阳，秋冬养阴"的养生基本法则，目的在于使人体阴阳保持互为生长的连续性，以适应四时阴阳变化，与外环境保持平衡协调。一年四季，由于阴阳的消长，产生寒暑的变化，春夏属阳，秋冬为阴。人体在春夏容易得到自然界阳气的资助，此时阳气易生易长，故宜春夏养阳。同理，人体在秋冬得到自然界中阴气的资助，阴气易收易藏，故秋冬宜养阴。春夏养阳之法，主要是使阳气不过分耗散。对于素体阳虚的人以及慢性阳虚的病人，宜选用食物或药物进行调补，以助阳气的生长，使阳气储备，到了秋冬才能抵御寒邪的侵袭。秋冬养阴之法，是使阴精藏而不泄。素体阴虚之人或者慢性阴虚精亏的病人，应抓住此时填补阴精，使阴精积蓄，才能抵御春夏亢阳对阴精的耗损。这种养生治病的方法，是中医学的一个特色方法，也是一个行之有效的方法。

②经文所强调的"不治已病治未病"的预防保健思想，具体包括未病先防、既病防变、病后防复几个方面。这一思想以"四时阴阳者，万物之根本"为理论依据。"四时阴阳者，万物之根本"，是《内经》"天人相应"整体观的理论基础，也是中医养生学的重要理论支柱，值得继承、发掘和探讨。

参考经文撷萃

"故智者之养生也，必顺四时而适寒暑，和喜怒而安居处，节阴阳而调刚柔，如是则僻邪不至，长生久视。"（《灵枢·本神》）

"一曰治神，二曰知养身，三曰知毒药为真，四曰制砭石小大，五曰知府藏血气之诊。五法俱立，各有所先。"（《素问·宝命全形论》）

"凡此十二官者，不得相失也，故主明则下安，以此养生则寿，殁（mò）世不殆，以为天下则大昌；主不明则十二官危，使道闭塞而不通，形乃大伤，以此养生则殃，以为天下者，其宗大危。"（《素问·灵兰秘典论》）

"夫道者，上知天文，下知地理，中知人事，可以长久。"（《素问·气交变大论》）

"夫自古通天者，生之本，本于阴阳。天地之间，六合之内，其气九州岛、九窍、五藏、十二节，皆通乎天气。其生五，其气三，数犯此者，则邪气伤人，此寿命之本也。"（《素问·生气通天论》）

"人与天地相参也，与日月相应也。"（《灵枢·岁露论》）

"谨候虚风而避之，故圣人曰避虚邪之道，如避矢石然，邪弗能害，此之谓也。"（《灵枢·九宫八风》）

"凡阴阳之要，阳密乃固，两者不和，若春无秋，若冬无夏，因而和之，是谓圣度。"（《素问·生气通天论》）

"夫年长则求之于府，年少则求之于经，年壮则求之于藏。"（《素问·示从容论》）

"夫精者，身之本也，故藏于精者春不病温。"（《素问·金匮真言论》）

"血气者，人之神，不可不谨养。"（《素问·八正神明论》）

"中央者，其地平以湿，天地所以生万物也众，其民食杂而不劳，故其病多痿厥寒热，其治宜导引按跷。"（《素问·异法方宜论》）

"是以圣人为无为之事，乐恬憺之能，从欲快志于虚无之守，故寿命无穷，与天地终，此圣人之治身也。"（《素问·阴阳应象大论》）

"余知百病生于气也。怒则气上，喜则气缓，悲则气消，恐则气下，寒则气收，炅则气泄，惊则气乱，劳则气耗，思则气结。"（《素问·举痛论》）

"静则神藏，躁则消亡。"（《素问·痹论》）

"故阳气者，一日而主外，平旦人气生，日中而阳气隆，日西而阳气已虚，气门乃闭。是故暮而收拒，无扰筋骨，无见雾露，反此三时，形乃困薄。"（《素问·生气通天论》）

"故冬不按跷，春不鼽衄，春不病颈项，仲夏不病胸胁，长夏不病洞泄寒中，秋不病风疟，冬不病痹厥，飧泄而汗出也。"（《素问·金匮真言论》）

"形与气相任则寿，不相任则夭。皮与肉相果则寿，不相果则夭。血气经络胜形则寿，不胜形则夭。"（《灵枢·寿夭刚柔》）

"饮食衣服，亦欲适寒温，寒无凄怆，暑无出汗。食饮者，热无灼灼，寒无沧沧。寒温中适，故气将持，乃不致邪僻也。"（《灵枢·师传》）

"阴之所生，本在五味，阴之五宫，伤在五味。是故味过于酸，肝气以津，脾气乃绝。味过于咸，大骨气劳，短肌，心气抑。味过于甘，心气喘满，色黑，肾气不衡。味过于苦，脾气不濡，胃气乃厚。味过于辛，筋脉沮弛，精神乃央。是故谨和五味，骨正筋柔，气血以流，腠理以密，如是，则骨气以精，谨道如法，长有天命。"（《素问·生气通天论》）

"是故多食咸则脉凝泣而变色；多食苦则皮槁而毛拔；多食辛则筋急而爪枯；多食酸，则肉胝䐃而唇揭；多食甘则骨痛而发落，此五味之所伤也。故心欲苦，肺欲辛，肝欲酸，脾欲甘，肾欲咸，此五味之所合也。"（《素问·五脏生成论》）

"五谷为养，五果为助，五畜为益，五菜为充，气味合而服之，以补精益气。"（《素问·脏气法时论》）

"五味所禁：辛走气，气病无多食辛；咸走血，血病无多食咸；苦走骨，骨病无多食苦；甘走肉，肉病无多食甘；酸走筋，筋病无多食酸；是谓五禁，无令多食。"（《素问·宣明五气》）

"饮食自倍，肠胃乃伤。"（《素问·痹论》）

"肥者令人内热，甘者令人中满。"（《素问·奇病论》）

"五味入胃，各归所喜，故酸先入肝，苦先入心，甘先入脾，辛先入肺，咸先入肾，久而增气，物化之常也。气增而久，夭之由也。"（《素问·至真要大论》）

"酸走筋，多食之，令人癃。咸走血，多食之，令人渴。辛走气，多食之，令人洞心。苦走骨，多食之，令人变呕。甘走肉，多食之，令人悗心。"（《灵枢·五味论》）

"高粱之变，足生大丁，受如持虚。"（《素问·生气通天论》）

"谷肉果菜，食养尽之，无使过之，伤其正也。"（《素问·五常政大论》）

"五劳所伤：久视伤血，久卧伤气，久坐伤肉，久立伤骨，久行伤筋，是谓五劳所伤。"（《素问·宣明五气》）

"故犯贼风虚邪者，阳受之；食饮不节，起居不时者，阴受之。"（《素问·太阴阳明论》）

"起居不节，用力过度，则络脉伤。"（《灵枢·百病始生》）

"能知七损八益，则二者可调，不知用此，则早衰之节也。"（《素问·阴阳应象大论》）

"因而强力，肾气乃伤，高骨乃坏。"（《素问·生气通天论》）

"若醉入房中，气竭肝伤，故月事衰少不来也。"（《素问·腹中论》）

"入房太甚，宗筋弛纵，发为筋痿。"（《素问·痿论》）

"有所击仆，若醉入房，汗出当风，则伤脾。有所用力举重，若入房过度，汗出浴水，则伤肾。"（《灵枢·邪气脏腑病形》）

第三讲

阴阳五行学说

学术旨要疏义

《内经》认为阴阳是自然界运动变化的客观规律，是从众多事物中抽象出来的属性概括，其"有名而无形，故数之可十，离之可百，散之可千，推之可万"。阴阳主要代表事物的功能之象，相反相成的两种功能属性存在于一切事物之中，因此，用阴阳来说明具体事物可十可百可千可万，乃至不可胜数。

《内经》把人体看作阴阳的统一体，认为人体生命活动也是按阴阳权衡统一的法则进行的。阴阳双方的互根互用、制约权衡、消长转化，是宇宙间的基本规律，也是分析人体生理、诊治疾病的根本，所谓"阴阳者，天地之道也，万物之纲纪，变化之父母，生杀之本始，神明之府也，治病必求于本"（《素问·阴阳应象大论》）。《素问·生气通天论》中"阴平阳秘，精神乃治"的动态平衡状态，是人体最佳的生理状态；各种病变都可以看作是阴阳失调的结果，是在病因作用下，阴阳平衡遭到破坏，阴阳出现偏盛偏衰而引起寒、热、虚、实的病变，即《素问·阴阳应象大论》所谓"阴胜则阳病，阳胜则阴病，阳胜则热，阴胜则寒，重寒则热，重热则寒"；在诊法上，阴阳是辨证的纲领，所谓"察色按脉，先别阴阳"；治疗上，调整阴阳是最高准则，通过在新的基础上恢复阴阳的相对平衡，从而达到治愈疾病的目的，即《素问·至真要大论》所说"谨察阴阳所在而调之，以平为期"。由此，《内经》将阴阳学说引入医学理论之中，架设了医学理论与阴阳学说之间的桥梁，用以说明人体的组织结构、生理功能及病理变化，指导疾病的诊断、治疗及养生防病，阐释运气的变化，使之贯穿于整个《内经》理论体系。

《内经》为了表示出阴阳双方量的变化，引进了太少阴阳和三阴三阳的模式。太少阴阳多次用于说明五脏，如《灵枢·阴阳系日月》说："心为阳中之太阳，肺为阳（原本作"阴"，误）中之少阴，肝为阴中之少阳，脾为阴中之至阴，肾为阴中之太阴。"少为初生，太为盛极，显示了量的差异。三阴三阳模式多用于说明六气六经的关系，并直接为经脉命名：一阴为厥阴，二阴为少阴，三阴为太阴；一阳为少阳，二阳为阳明，三阳为太阳。此三阴三阳，也表示量的差异，更突出了阴阳双方在消长运动中的渐变过程。

《内经》对五行概念的表述，《素问·脏气法时论》说："五行者，金木水火土也。更贵更贱，以知死生，以决成败，而定五脏之气，间甚之时，死生之期也。"说明五行的构成即金、木、水、火、土；五者相互关系是"更贵更贱"的；以五行为工具可以确定五脏功能，测知疾病发生及其预后。《素问·六节藏象论》进一步阐明五行相互关系并指出"则薄所不胜，而乘所胜也"。薄与乘皆为侵犯之意，侵犯所不胜即反侮，侵犯所胜即相乘。《内经》的五行不是金、木、水、火、土五种具体物质形态，而是五种具体物质形态属性的抽象，同时也是对事物变化五种基本动态的概括。《内经》认识到五行具有普遍性，是世界万物的普遍规律，《灵枢·阴阳二十五人》指出："天地之间，六合之内，不离于五，人亦应之。"世界万物包含五行，五行存在于世界万物之中。天地、日月、季节、人体、动植物等世界万物，无一例外地包含着木、火、土、金、水五种功能属性的成分或因素，五个方面又按照生克乘侮的规律相互联系，成为一个整体功能结构。

应该注意的是，五行在《内经》中主要指风、火、湿、燥、寒五气常年的运动。一年中，春风、夏火、长夏湿、秋燥、冬寒的依次递变，反映了常年气候变化的特点和规律，在这种正常气候变化的促进下，生物界呈现出生、长、化、收、藏的现象。所以五行之间的相生顺序，就是按常年五季的气候变迁而立的，所谓"五气更立，各有所先""五运相袭，而皆治之"。五行相克，即风、火、湿、燥、寒五气之间的相互承制、约束的关系，对气候变化起着一种自然调节作用，即《素问·六节藏象论》所说："春胜长夏、长夏胜冬、冬胜夏、夏胜秋、秋胜春。"为了说明气候变化与大地物质在属性上的对应关系，古人把风与木、热与火、湿与土、燥与金、寒与水联系起来，即《素问·天元纪大论》所说的"在天为风，在地为木""在天为热，在地为火""在天为湿，在地为土""在天为燥，在地为金""在天为寒，在地为水"。

四时气候变化与人体存在着密切的联系和影响，于是《内经》又运用五行归类方法将人体脏腑组织及与人体生命活动有关的事物，按其属性进行归类，进而运用五行的规律来阐明五脏的功能和五脏之间在功能上的联系规律。五脏与自然界四时五气的联系，和五脏与四时阴阳的联系具有同一性。因此，在四时阴阳的消长变化过程中，肝与春季的少阳之气相应，心与夏季的太阳之气相应，肺与秋季的少阴之气相应，肾与冬季的太阴之气相应，脾与长夏（或四季）的至阴之气相应。《内经》把通于春气的肝称为风木之脏，通于夏气的心称为火脏，通于长夏之气的脾称为湿土之脏，通于秋气的肺称为燥金之脏，通于冬气的肾称为寒水之脏。木的特性是升发、柔和，故肝喜条达而有疏泄的功能；火的特性是阳热、炎上，故心阳有温煦的作用；土的特性是生化，故脾主运化为生化之源；金的特性是清肃、坚劲，故肺主肃降、收敛；水的特性是寒润、下行，故肾有主水、藏精的功能。《素问·六微旨大论》所说的"亢则害，承乃制"是自然界五行的客观规律，同样适用于五脏。五脏在生理上必须是相互滋生又相互抑制，方能维持正常的生命活动，如果是有生而无制，就要亢而为害，发生病变，即《素问·六微旨大论》接着所说："制则生化，外列盛衰，害则败乱，生化大病。"五脏之间的制化规律在病变上就会出现"气有余，则制己所胜而侮所不胜，其不及，则己所不胜侮而乘之，己所胜轻而侮之"（《素问·五运行大论》）的疾病传变规律。《内经》还将五色、五音分别归属于五脏，从而为望诊、闻诊奠定了理论基础。

《内经》对五行理论的运用主要体现在两个方面：一是按五行属性类分天地人中众多的事物，从而将人体脏腑器官、四肢百骸及其功能活动按其相关类属与自然界紧密联系起来；二是运用五行的生克乘侮及胜复理论说明五脏相互关系，解释病机，预测传变，判断预后，确立治则。

　　《内经》更多的是将阴阳学说和五行学说结合在一起说明问题，如《灵枢·官能》说："言阴与阳，合于五行，五脏六腑，亦有所藏，四时八风，尽有阴阳。"总之，《内经》充分运用了阴阳五行学说，并在运用中加以发展。阴阳五行理论与医学理论在《内经》中紧密地结合在一起，成为难以分割的浑然一体。

　　《内经》阴阳五行学说，其内容相当丰富，贯穿于整个理论体系的各个方面，其绝大部分篇章都运用了阴阳学说和五行学说来探讨分析，在此只能大要梳理，后面所选篇章主要是阐明阴阳五行的概念、基本内容，以及在生理、病理、诊断、治法中运用的部分原则，要做到深刻理解和掌握阴阳五行学说，还需结合其他篇章参照学习。

代表经文注析

阴阳的基本概念

【原文】

　　黄帝曰：阴阳者，天地之道[1]也，万物之纲纪[2]，变化之父母[3]，生杀之本始[4]，神明之府[5]也。治病必求于本[6]。故积阳为天，积阴为地[7]。阴静阳躁，阳生阴长，阳杀阴藏[8]。阳化气，阴成形[9]。寒极生热，热极生寒[10]；寒气生浊，热气生清[11]；清气在下，则生飧泄[12]，浊气在上，则生䐜胀[13]。此阴阳反作[14]，病之逆从[15]也。（《素问·阴阳应象大论》）

【注释】

　　[1] 天地之道：自然界的法则和规律。天地，泛指自然界。道，法则、规律。

　　[2] 万物之纲纪：纲纪，总持为纲，分系为纪，此作纲领解。万物之纲纪，指一切事物生长、变化、消亡的纲领。

　　[3] 变化之父母：事物变化的根源。物之渐变（量变）为化，物之突变（质

变）为变。父母，根本、本原。

[4] 生杀之本始：生，新生、产生；杀，消灭、死亡。指万事万物的产生和消亡，都是源于阴阳的变化。

[5] 神明之府：神，言变化莫测；明，谓形象昭著。此分别指事物内部的变化及外在表象。府，所在之处，引申为关键所在。事物内部运动变化和外部表现，关键都是阴阳两方面相互作用的结果，所以称阴阳为"神明之府"。

[6] 治病必求于本：本，此指阴阳。一切疾病的形成，都是由于阴阳失调所致，所以治疗疾病必须寻求阴阳失调这一根本所在而调之。

[7] 积阳为天，积阴为地：积，积聚。阳，轻清上升的物质。阴，重浊下沉的物质。即言宇宙间轻清的物质向上升腾，积聚而成天；重浊的物质向下沉降，凝聚而成地。

[8] 阳生阴长，阳杀阴藏：生与长同义，发生、成长、壮大。杀与藏同义，衰弱、减少、灭亡。意为阴阳两方面是统一协调、互相依存的，阳生阴亦生，阳杀阴亦杀。

[9] 阳化气，阴成形：阳，阳气。化，推动、助长。气，功能活动。阴，阴精。成，构成、生长。阳气温煦，推动人体的功能活动；阴精柔静，生成和滋养人体的形质。

[10] 寒极生热，热极生寒：阴阳之理，极则必变。以寒极互变的现象，说明阴阳在一定的条件下可相互转化的道理。

[11] 寒气生浊，热气生清：寒气阴冷凝聚，故可生成浊阴；热气温煦升腾，故可产生清阳。浊，指痰饮水湿之类的病理产物。清，指水谷精微。

[12] 飧（sūn）泄：大便泻下不消化的食物，又叫完谷不化。

[13] 膜（chēn）胀：膜，胀起。指胸膈胀满。

[14] 反作：逆行。阳应升在上而反降在下；阴应降在下而反升在上，故谓阴阳反作。

[15] 逆从：偏义复词，即逆的意思，指前述的飧泄、胀，都是因阴阳的运行颠倒所致。

【解析】

本节简明扼要地阐明了阴阳的基本概念，指出阴阳是一切事物产生、变化、发展、消亡的根源，是自然界的根本法则和规律；简要概括了阴阳的不同性质及作用；强调指出"治病必求于本"。

（1）"阴阳者……神明之府也"论述了阴阳是自然界的一般规律，是万物发生发展、运动变化的根本

作为阴阳理论核心的阴阳概念不但作为自然科学概念，还作为哲学概念而存在。这两种概念在古代文献中都有明确而具体的表达，它体现了自然科学与哲学的必然联系，也反映了古代自然哲学的特点。从最早的文献记载来看，阴阳作为自然概念的表述是屡见不鲜的，如《周易·系辞》说："阴阳之义配日月。""易"字从日从月。《说文解字》说："日月为易，象阴阳也。"《礼记·祭义》也说："日出于冬，月生于西，阴阳长短，始终相巡，以致天下和。"《礼记·正义》注云："阴谓夜也，阳谓昼也，夏则阳长而阴短，冬则阳短而阴长，是阴阳长短。"《礼记·月令》又说："是月也（指仲夏月），日长至，阴阳争，死生分。"正义注云："日长至者，谓此月之时，日长之至极……夏至昼阳六十五刻，夜漏三十五刻，是日长至也。死生分者，分半也。阴气既起，故物半生半死。"可见阴阳概念的产生，是人们在生产实践中对自然变化长期观察与认识的结果。为了进一步探索阴阳的运动规律，我国古代天文学通过观象授时、圭表测影（即用圭表测定太阳投影的长度数值）、漏水计时等方法来考察太阳周期运动及天象变化，借以制定历法，指导农事活动。如张介宾说："天地之道，一阴一阳而尽之，升降有期而气候行，阴阳有数而次第立。次第既立，则先后因之而定；气候既行，则节序由之而成。节序之所以分者，由寒暑之再更；寒暑之所以更者，由日行之度异。每岁之气，阳生于子而极于午，阴生于午而极于子，阳之进者阴之退，阳之退者阴之生，一往一来，以成一岁。"张介宾明确指出太阳在周天运动过程中，由于所在位置的不同，阴阳消长也随之发生变化，因此表现出时令季节和寒暑的周期变化。这说明阴阳作为自然法则绝不是凭空想象出来的，而是在古代自然科

学的基础上，对自然规律的总结。

哲学概念是从自然科学和社会科学中抽象概括出来的，阴阳作为哲学概念也不例外。由于事物总是处于矛盾运动之中的，因此在用阴阳概念对事物属性进行分类的同时，阴阳的矛盾性便随之显示出来。例如在用阴阳归属天地、上下、左右、前后、进退、升降、动静、明暗、寒热、温凉等的同时，也揭示了它们之间的对立统一关系。尤其是日月星辰的运行、四时寒暑的变化、白昼黑夜的交替，以及春生、夏长、秋收、冬藏的物候现象，进而推衍于事物，无不可以用阴阳加以归属，无不可以用阴阳对立统一的相互关系加以说明。故老子说"万物负阴而抱阳"，《周易·系辞》说"一阴一阳之谓道"，程颢也说"万物莫不有对"。这些都清楚地说明宇宙间的事物和现象存在着相互对立统一的两个方面，任何事物内部也包含着阴和阳两个方面。正是阴阳的相互依存、相互联系、相互制约、相互作用，才导致了事物的运动、发展、变化。阴阳双方对立统一的辩证思想，是阴阳学说的核心，它的基本内容就是一分为二的，即对立统一的关系，所以张介宾说："道者，阴阳之理也；阴阳者，一分为二也。"这说明阴阳在作为客观世界的基本法则时，它又是抽象的哲学概念。

（2）"治病必求于本"强调治病必须探求阴阳的变化阴阳是自然变化的客观规律，基于人与外在环境的统一性，《内经》认为，"人生有形，不离阴阳"（《素问·宝命全角论》），又说"生之本，本于阴阳"（《素问·生气通天论》）。说明人体一切组织结构和整个生命活动都建立在阴阳对立统一的基础上。生命的本质，就是机体内部阴阳的对立运动和自然界阴阳变化保持统一协调作为基本法则而进行的活动，如果这种有序的、高度的对立统一协调关系被破坏，就会使阴阳失去相对平衡而发生各种各样的病变。或因阳偏盛而出现热证，或因阴偏盛而出现寒证，或因阳虚不能制阴而出现虚寒证，或因阴虚不能制阳而出现虚热证。尽管导致疾病的原因不同，疾病的病理变化也很复杂，但其主要的病理机制，仍然是人体内部的阴阳失调，因此在诊断上如能抓住这一基本病理过程进行辨证，就能把握住疾病的本质。所以《素问·阴阳应象大论》说"察色按脉，先别阴阳"，把辨别阴阳作为诊察疾病的纲领，就可起到执简驭繁的作用。同时，在治疗上应采取"寒者热之，热者寒之""虚者补之，实者泻之"等方法，纠正阴阳的偏盛偏衰，恢复阴阳的相对平衡，即可达到治愈疾病的目的，所以《内经》把调整阴阳作为治疗疾病的基本原则，正如《素问·至真要大论》所说："谨察阴阳所在而调之，以平为期。"反映了中医辨证施治的主要特点。可见《内经》强调治病必须探求阴阳变化的观点，不仅符合中医学最基本的理论原则，而且有着广泛的实践基础。由于阴阳失调是疾病发生发展的内在根据，因此，临床上分析病机必须着眼于阴阳两个方面消长盛衰的变化。故考察疾病的阴阳变化，是中医辨证论治的关键所在，正如张介宾所说："凡诊病施治，必须先审阴阳，乃为医道之纲领，阴阳无误，治焉有差。"

（3）"积阳为天……热极生寒"，阐发了阴阳的不同性质和作用

①积阳为天，积阴为地。《内经》继承先秦时期天体形成学说的唯物主义观念，认为世界万物都是"气"这个原始物质所构成的。气的性质可分为阴气、阳气两大类，质地轻清的上浮为天，质地重浊的下凝为地。正如《吕氏春秋·大乐》所说："太乙出两仪，两仪出阴阳，阴阳变化，合而成章。"太乙即混沌未分的气，两仪阴阳，即由太极化分的阴阳二气。最后不断积聚而成为天地，天地之气交合变化，于是产生万物。这就充分肯定了世界的物质性，对"天命论""神创论"进行了有力批判。

②阴静阳躁。静是安静，躁是躁动。静与动是相对而言。躁动是指兴奋与亢进，安静是指抑制与衰退。躁动属阳，多见于热证、实证；安静属阴，多见于寒证、虚证。如少阴虚寒证的"但欲寐"，就是表现为静；少阳证热化证的"心中烦不得卧"，就是表现为躁。临床上，不仅从病人的动态上可以区分阴证和阳证，而且可以考察疾病的机制，帮助判断疾病的预后，如《伤寒论》第289条："少阴病，恶寒而蜷，时自烦，欲去衣被者可治。""恶寒蜷卧"是阳虚阴盛；"时自烦，欲去衣被"是阳气来复，故属可治。但也有阳证反见安静、阴证反见烦躁的反常现象，应加以区别。

③阳生阴长，阳杀阴藏。历代注家解释不完全一致。根据《素问·天元纪大论》"天以阳生阴长，地以阳杀阴藏"之义，主要指上下半年气候对植物的生长变化而言。天气主上半年，体现阳生阴长的功能；地气主下半年，体现阳杀阴藏的作用。从精神实质来理解，即阳可主生主杀，阴可主长主藏。这正是说明阴阳的辩证关系。

④阳化气，阴成形。阳，指气化功能。阴，指有形物质。就人体来说，阳的化气过程，即是把体内有形物质，化为无形之气（肉眼难辨的微小物质），甚至转化为能量，如"精化为气""水化为气"等，都是要靠阳气的作用；阴的成形过程，即是把外界的物质，合成自身的形质，如精血的生成、形体的发育等，都要靠阴的成形作用。总的来说，人的生命过程，就是不断进行化气与成形的过程，也是阴阳相互为用的过程。

（4）"寒气生浊……病之逆从也"，论述了清阳浊阴升降失常引起的病变，借以说明阴阳升降反常的病变规律。清阳之气下陷而不升发生完谷不化的腹泻主要责之于脾；浊阴之气上逆而不下降发生胸脘胀满主要责之于胃。因为脾胃位居中焦，分主升降，为全身气机升降的枢纽。如果脾气不升，则清阳之气下陷，发为泄泻。故治疗因脾虚所致慢性腹泻，不仅需要健脾益气、温运脾阳，更应升阳举陷，才能收到较好的效果，《内经》所谓"清气在下，则生飧泄"，正是指此而言。如果胃气不降，则浊阴之气上逆，发为胸脘胀满。此证寒、热、虚、实均可引起，当分别予以治疗，其中寒热错杂，虚实相兼者，亦不少见。后世医家对脾胃的升降功能颇为重视，治疗脾胃病也各有千秋。李东垣作《脾胃论》多用升阳一法，叶天士倡养胃阴之说，重以通降为用，故说"脾宜升则健，胃宜降则和""太阴湿土，得阳始运；阳明燥土，得阴自安"。《临证指南医案》明确指出："总之脾胃之病，虚实寒热，宜燥宜润，固当详辨，其于'升降'二字，尤为紧要。盖脾气下陷固病，即使不病，但不健运，已病矣；胃气上逆固病，即不上逆，但不通降，亦病矣。"

法阴阳说明人体生理病理变化

【原文】

故清阳为天，浊阴为地。地气上为云，天气下为雨；雨出地气，云出天气[1]。故清阳出上窍，浊阴出下窍[2]；清阳发腠理，浊阴走五藏[3]；清阳实四支，浊阴归六府[4]。

水为阴，火为阳。阳为气，阴为味[5]。味归形，形归气[6]，气归精，精归化[7]；精食气，形食味[8]，化生精，气生形[9]。味伤形，气伤精[10]，精化为气，气伤于味[11]。

阴味出下窍，阳气出上窍[12]。味厚者为阴，薄为阴之阳；气厚者为阳，薄为阳之阴[13]。味厚则泄，薄则通；气薄则发泄，厚则发热[14]。壮火之气衰，少火之气壮[15]，壮火食气，气食少火，壮火散气，少火生气[16]。气味辛甘发散为阳，酸苦涌泄为阴[17]。

阴胜则阳病，阳胜则阴病。阳胜则热，阴胜则寒。重寒则热，重热则寒[18]。

寒伤形，热伤气[19]；气伤痛，形伤肿[20]。故先痛而后肿者，气伤形也；先肿而后痛者，形伤气也。

风胜则动[21]，热胜则肿[22]，燥胜则干[23]，寒胜则浮[24]，湿胜则濡写[25]。

天有四时五行，以生长收藏[26]，以生寒暑燥湿风。人有五藏化五气，以生喜怒悲忧恐。故喜怒伤气，寒暑伤形[27]。暴怒伤阴[28]，暴喜伤阳[29]。厥气上行，满脉去形[30]。喜怒不节，寒暑过度，生乃不固。故重阴必阳，重阳必阴。故曰：冬伤于寒，春必温病；春伤于风，夏生飧泄；夏伤于暑，秋必痎疟；秋伤于湿，冬生咳嗽。（《素问·阴阳应象大论》）

【注释】

[1] 地气上为云，天气下为雨；雨出地气，云出天气：此主要说明自然界的阴阳升降运动。地气受阳热的蒸腾，上升为云；天气受阴寒的凝聚，下降为雨。也就是说，地气升而复降是为雨，天气降而复升是为云。

[2] 清阳出上窍，浊阴出下窍：清阳，此指营养上窍的各种精微物质。浊阴，此指食物的糟粕和废浊的水液，实指大、小便等下窍排泄物。

[3]清阳发腠理，浊阴走五藏：清阳，此指卫气。发和走都有运行、充养之义。腠理，引指皮肤、肌肉、脏腑之间通行元气的间隙。浊阴，此指精血津液。

[4]清阳实四支，浊阴归六府：清阳，此指饮食物化生的水谷精微。实，充实、营养。四支，四肢。浊阴，此指水谷及其剩余部分。

[5]阳为气，阴为味：气，指药物、饮食之气，因其无形而升散，故属阳。味，指药物、饮食之味，因其有质而沉降，故为阴。

[6]味归形，形归气：归，由此到彼的过程，此引申为滋养、依赖。形，形体，包括脏腑精血等有形物质。气，此指元气。此言药物、饮食之味滋养人的形体，形体还依赖元气的充养。

[7]气归精，精归化：气，药物、饮食之气。归，此指气化、化生。第二句中的归，当依赖解。化，气化。此言药物、饮食之气能化生阴精，而阴精还依赖气化而产生。

[8]精食气，形食味：与上文"精归化""味归形"同义。食，仰饲，即依赖……的饲养（供养）。

[9]化生精，气生形：是上文"精归化""形归气"的另一种说法。

[10]味伤形，气伤精：饮食药物之味太过或不当会损伤形体；饮食药物之气太过或不当会耗伤阴精。味、气，均指太过或不正当的饮食药物之味、气。

[11]精化为气，气伤于味：化，充养。气，此指元气。阴精充养人体的元气，人体的元气又会被太过的药物饮食之味耗伤。

[12]阴味出下窍，阳气出上窍：凡药物饮食之味属阴，多沉降而走下窍；凡药物饮食之气属阳，多升散而达上窍。

[13]味厚者为阴，薄为阴之阳；气厚者为阳，薄为阳之阴：味属阴，味厚者为阴中之阴（纯阴），薄为阴中之阳；气为阳，气厚者为阳中之阳（纯阳），气薄者为阳中之阴。

[14]味厚则泄，薄则通；气薄则发泄，厚则发热：泄，泻下；通，利尿；发泄，发散表邪；发热，助阳生热。意为药味厚重的，有泻下作用，如大黄之类；药味轻薄的，有通利小便的作用，如木通之类。药物之气薄的，有发

散表邪的作用，如麻黄之类；药物之气厚的，有助阳生热的作用，如附子之类。

[15]壮火之气衰，少火之气壮：之，使、令。少火，温和的阳气；壮，强壮、充沛。意为亢烈的邪火，能使人体的元气衰减；温和的阳气，能使人体的元气强壮。壮火，亢烈的邪火，即病理之火。

[16]壮火食气，气食少火；壮火散气，少火生气：亢烈的邪火能消蚀耗散人体的元气，而元气依赖少火（阳气）的温养；亢烈的邪火能耗散元气，温和的少火能生长元气。前"食"字当消蚀、耗伤解，后"食"字当养饲、依赖解。

[17]气味辛甘发散为阳，酸苦涌泄为阴：涌，催吐。泄，泻下。药物饮食之味有五——辛、甘、酸、苦、咸，皆属阴，但阴中又有阴、阳之分，辛走气分而性散，甘走脾胃而灌溉四旁，所以辛甘发散者为阳；苦能通泄，酸主收敛，故酸苦涌泄者属阴。

[18]重寒则热，重热则寒：重，极也。意为寒到极点可出现假热现象或转化为热证；热到极点可出现假寒现象或转化为寒证。

[19]寒伤形，热伤气：形，形体。气，气分。寒邪伤害人的形体，热邪侵犯人的气分。

[20]气伤痛，形伤肿：气伤则气机阻滞不通，故痛；寒伤形，寒邪郁而化热，壅遏营血，故出现肿胀。

[21]动：指眩晕、震颤、抽搐等动摇不定的症状。

[22]肿：痈疡红肿。

[23]干：指口干、鼻干、咽干、皮肤干燥等干燥症状。

[24]浮：浮肿。

[25]濡写：写通"泻"；濡泻，指大便稀溏。

[26]生长收藏：指生物体的产生、成长、收获、潜藏四个生化过程。

[27]喜怒伤气，寒暑伤形：喜怒，指七情。寒暑，指六淫。意为七情失调，损伤五脏气机；六淫伤人，首先侵犯形体肌表。

[28]暴怒伤阴：暴怒，勃然大怒。阴，此指肝阴。

[29] 阳：心阳。

[30] 厥气上行，满脉去形：厥气，逆乱之气。满脉，逆行之气充满脉体。去形，神气离形。指逆乱之气上行，充满脉体，使神气耗散，去离形体。

【解析】

本段通过天地、水火、清浊、气味以及人体生理病理等方面的论述，进一步阐述阴阳属性和互根、升降、转化等阴阳学说的基本内容。

（1）"清阳出上窍……浊阴归六府"论述了人体清阳浊阴的升降出入。清阳与浊阴都是相对的概念，用在不同的地方，有着不同的含义。这里的清阳浊阴，主要指饮食物进入胃肠经过消化、吸收过程以后的物质及能量转化，根据这些物质的变化，可分为清浊两部分，清者为阳，或上出于七窍，以维持耳、目、口、鼻感官的正常功能；或外发于腠理，以发挥卫外抗邪的作用；或充实于四肢，使肢体强健，动作有力。浊者为阴，或下出于二阴，则二便通利；或内注于五脏，则阴精气血有所贮藏；或归于六腑，则水谷传化不失其度。总之有升有降，有出有入，才能维持正常的新陈代谢活动，使人体阴阳不断在新的基础上趋于平衡。这种清阳之气向上、向外升发，浊阴之气向下、向内沉降的生理观，为后世治疗学中多种治疗方法提供了理论依据。例如，治疗表证的宣肺发散法，治疗肠胃积滞的攻下法，治疗水肿的利水逐水法，治疗脾虚耳鸣的益气升清法，都是对这一理论的具体发挥。

（2）"阴味出下窍……厚则发热"运用阴阳属性分析药物的气味及其主要功能。药物的气味性能多具有阴和阳的偏性，利用其偏性来治疗疾病，调整人体阴阳，是其主要的作用机制。《内经》提出了药物气味阴阳升降的一般规律，后世药物学在此基础上又有新的发展，如李东垣在《珍珠囊补遗药性赋》中说："服药有寒、热、温、凉之性，酸、苦、辛、咸、甘、淡之味，升、降、浮、沉之能，厚、薄、轻、重之用。或气一而味殊，或味同而气异。合而言之，不可混用；分而言之，各有所能。"说明从药物的气味阴阳推演到药物的四气五味、升降浮沉，以及对药物气味的具体分析与运用，都是在《内经》这一理论的启发下发展起来的。

（3）"阳为气……气伤于味"论述了"阳化气，阴成形"的过程。本文字论述了食物进入人体之后，味、形、精、气等物质转化的全部过程，并据此说明阴阳之间的相互依存、相互为用、相互转化的关系。后世精气互根的理论即导源于此。正常状态下精气可以相互化生，即精是化生气的物质基础，气是化生精的功能作用。精和气无论来自先天或后天，两者不断地相互资生、促进和转化。例如，肾精得肾阳之助可以化生肾气，肾气又可激发脏腑功能而化生阴精。如张介宾所说："故先天之气，气化为精，后天之气，精化为气，精之与气，本自互生。"因此在临床上运用"从阴以引阳""从阳以引阴""阴中求阳"，"阳中求阴"等法则，创左归丸、右归丸等方剂以化精生气、化气生精，并说："阴根于阳，阳根于阴，凡病有不可正治者，当从阳以引阴，从阴以引阳，各求其属而衰之，如求汗于血，生气于精，从阳引阴也。又如引火归原，纳气归肾，从阴引阳也。此即水中取火，火中取水之义。"可见精气互生的理论在临床上具有重要的指导意义。

（4）"壮火之气衰……少火生气"说明了火与元气的消长关系。这里的火，后世引申为人体的阳气。如张介宾所说："火者，阳气也。天非此火不能生育万物，人非此火不能生养命根，是以物生必本于阳。"说明此火是指人体阳气，亦即生命的动力。但火有壮火、少火的区分。壮火为过亢之火，即病理之火，能食气、散气；少火为和平之火，即生理之火，能养气、生气。故张介宾又说："但阳和之火则生物，亢烈之火则害物。故火太过则气反衰，火和平则气乃壮。壮火散气，故云食气；少火生气，故云食火。"

少火为什么能化生元气？因为和平之火即体内平和、正常的阳气，能促使脏腑功能化生精微物质，并能把阴精转化为元气，即《内经》所谓"气归精""精化为气"的道理。因此，临床上治疗阳虚之病，不仅用辛温之药以温阳，更需要配伍甘温之品以益气，才能增强疗效，如理中汤、附子汤等温阳方剂，皆有补益元气的人参相配伍，因为阳虚者必有气虚。

壮火为什么能耗伤元气？因为亢盛之火即体内过亢的阳气，能促进脏腑功能亢进，大量耗伤阴精，精伤无以化生元气，故《内经》有"精伤则无气"的说法。由于临床上常有火盛伤精耗气的病态出现，所以东垣称"火为元气之贼"，即针对壮火而言。因此，临床上治疗阳盛之病，一旦有气虚现象出现，必须在清热处方中配伍益气之品，否则就会带来严重后果。如阳明热盛，在症见高热汗出、烦躁口渴的同时，若脉来无力，急宜清泄阳明、益气生津，主以白虎加人参汤。阳明燥热内盛，灼伤津液，若脉来洪大有力，则当予白虎汤清泄阳明之热；若脉来无力，必须加入人参以益气生津，这是治疗成败的关键，甚至有时关系着生命的存亡，绝不可忽视。

关于本段经文"壮火、少火"的理解，过去注家有不同见解，如马莳认为壮火、少火是指药物的气味厚薄，"盖以气味太厚者，火之壮也。用壮火之品，则吾人不能当之而反衰矣！如用乌、附之类，而吾人之气不能胜之，故发热。气味之温者，火之少也。用少火之品，则吾人之气渐尔生旺而益壮矣。如用参、芪之类，而气渐旺者是也"。恽铁樵认为壮火、少火是指四时气候变化规律，"少火为春生之气，壮火为夏长之气。少火由生而长，故气壮而生气，壮火盛极将衰之候，故气衰而食气"。以上二说虽有一定道理，但就对临床的指导而言，不若前说为胜，故后世医家多从人体阳气的角度去理解壮火、少火。

（5）"阴胜则阳病……阴胜则寒"论述了阴阳失调所引起的主要病理变化。人体阴阳的相对平衡，是维持正常生理活动的必要条件，如果内在或外部致病因素破坏了这一平衡，就会出现阴阳的偏盛偏衰而引起各种病变。

①"胜"，偏盛的意思。"阴胜则阳病，阳胜则阴病"是阴阳偏胜偏衰的基本病理。阴和阳如果一方偏胜，常可导致另一方削弱，与下文"阳胜则热，阴胜则寒"的病理有所不同。阳胜则阴病，是指热胜伤阴之证。阳胜为热属实，阴液耗伤属虚，实者当泻，虚者当补，故治宜清热养阴。阴胜则阳病，是指寒胜伤阳之证。阴胜为寒属实，阳气衰微属虚，寒实宜祛，阳虚宜益，故治当祛寒扶阳。以上均属虚实相兼的证型，与单纯的寒证、热证有所不同，所以治法也不一样。总的说来，都是以调整和恢复阴阳的相对平衡为主要

目的。

②"阳胜则热，阴胜则寒"，是指阴阳偏胜的基本病理现象。就阴阳的偏胜来讲，阳偏胜的疾病多表现为热象，所谓"阳胜则热"。其本质为全身或局部功能及代谢活动亢进，常有面色红赤、发热、潮热、烦躁、口渴、咽喉干痛、目赤唇焦或神昏谵语、大便秘结、小便短赤，舌质红、苔黄燥、脉数有力等热证出现。宜采取"热者寒之"的治法，清热泻火，以抑制亢盛之阳。阴偏胜的疾病多表现为寒象，所谓"阴胜则寒"。其本质为全身或局部功能及代谢活动衰退，常有面色苍白、身寒、肢冷、神倦喜卧、大便溏薄、小便清长、口不渴或喜热饮、舌质淡、苔白滑、脉迟无力等寒证出现。宜采用"寒者热之"的治法，祛寒温阳，以抑制偏盛之阴。

总的说来，纠正阴阳的偏胜，是恢复机体正常生理状态的必要措施，正如《伤寒寻源》说："所谓病者，悉由乎阴阳之偏也。仲景治病诸法，第就其阴阳之偏胜者，剂（调节）其偏而病自已。"

（6）"重寒则热，重热则寒"指出阴阳偏盛偏衰在一定条件下向各自相反方向转化的两类不同证候。所谓"寒极生热，热极生寒""重阴必阳，重阳必阴"（《素问·阴阳应象大论》），也都是从物极必反来论述的。在疾病过程中，寒证转为热证或热证转为寒证，这是疾病性质的根本改变，与真热假寒证或真寒假热证不同。真寒假热，是体内阴寒过盛，阳气格拒于外，而形成的内真寒而外假热之证，如《伤寒论》所说的"少阴病，下利清谷，里寒外热……身反不恶寒，其人面色赤……或咽痛……通脉四逆汤主之"之类的证候即是。真热假寒，是体内阳热过盛，阳气郁遏而不能外达，而形成的内真热而外假寒之证，两者虽然表现的现象不同，但疾病的本质均未发生改变。所以与上述情况应有所区别。

（7）"风胜则动……湿胜则濡泻"对五气致病的特点进行了高度概括。《内经》关于五气致病的论述对临床辨证、探求病因有重要指导意义。但五气致病有内伤、外感之分，外感为六淫之邪所生，内伤由脏气失调而致。尽管两者的临床表现很相似，但病理特点和治疗方法却截然不同。如外风与内风俱可产生动摇不定的症状，外风的病变直接由风邪引起，内风则是由阴虚血少或阳气变动所产生。如张介宾所说："风之为病最多，误治者，在不明其表里耳。盖外风者，八方之所中也，内风者，五脏之本病也。八风自外而入，必先有恶寒发热、头痛身热等证，显然可察也。五风由内而病，则绝无外证，而忽病如风，其由内伤可知也。然既非外感，而经曰诸暴强直，皆属于风，诸风掉眩，皆属于肝，何也？盖肝主风而藏血，血病则无以养筋，筋病掉眩强直，诸变百出，此皆肝木之化，故云皆属于风。"张氏指出对风病的误治在于不明表里，或将内风误作外风、外风误作内风，这确在临床上经常发生，特别是对外风引动内风的中风病，更是易为人们所忽视而造成误诊。同理，对寒、湿、燥、热，也应严格区分内外，不能把两者混同起来，造成辨证施治上的错误。

（8）"冬伤于寒，春必温病……秋伤于湿，冬生咳嗽"阐明伏邪发病的观点。所谓"伏邪发病"，是指邪气外袭，潜藏体内，伏而后发，开始即出现里证，或表证里证同时并见，与先见表证的一般外感疾病不同。也可以从《素问·四气调神大论》"四时养生"的角度来理解，即冬伤于寒而不能藏精，至春季阳气上升，易患温热病；春伤于风而阳气不生，至夏季阳气不能旺而生洞泄寒中之病。

附：

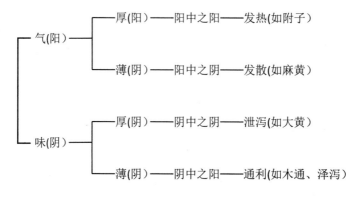

气味厚薄阴阳分类表

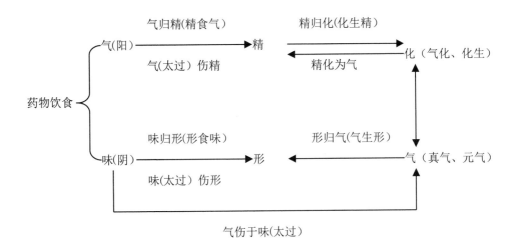

饮食药物的形、精、气、化的相互转化和影响

以五行归类论五脏阴阳整体系统

【原文】

帝曰：余闻上古圣人，论理人形[1]，列别藏府[2]，端络经脉[3]，会通六合[4]，各从其经[5]；气穴[6]所发，各有处名；溪谷属骨[7]，皆有所起；分部逆从[8]，各有条理；四时阴阳，尽有经纪[9]；外内之应，皆有表里，其信然乎？

岐伯对曰：东方生风[10]，风生木[11]，木生酸[12]，酸生肝，肝生筋，筋生心，肝主目。其在天为玄，在人为道，在地为化，化生五味，道生智，玄生神[13]。神在天为风，在地为木，在体为筋，在藏为肝，在色为苍，在音为角[14]，在声为呼[15]，在变动为握[16]，在窍为目，在味为酸，在志为怒。怒伤肝，悲胜怒；风伤筋，燥胜风[17]；酸伤筋，辛胜酸[18]。

南方生热[10]，热生火[11]，火生苦[12]，苦生心，心生血，血生脾，心主舌。其在天为热，在地为火，在体为脉，在藏为心，在色为赤，在音为徵[14]，在声为笑[15]，在变动为忧[16]，在窍为舌，在味为苦，在志为喜，喜伤心，恐胜喜；热伤气，寒胜热[17]，苦伤气，咸胜苦[18]。

中央生湿[10]，湿生土[11]，土生甘[12]，甘生脾，脾生肉，肉生肺，脾主口。

其在天为湿，在地为土，在体为肉，在藏为脾，在色为黄，在音为宫[14]，在声为歌[15]，在变动为哕[16]，在窍为口，在味为甘，在志为思。思伤脾，怒胜思；湿伤肉，风胜湿[17]；甘伤肉，酸胜甘[18]。

西方生燥[10]，燥生金[11]，金生辛[12]，辛生肺，肺生皮毛，皮毛生肾，肺主鼻。其在天为燥，在地为金，在体为皮毛，在藏为肺，在色为白，在音为商[14]，在声为哭[15]，在变动为欬[16]，在窍为鼻，在味为辛，在志为忧。忧伤肺，喜胜忧；热伤皮毛，寒胜热[17]；辛伤皮毛，苦胜辛[18]。

北方生寒[10]，寒生水[11]，水生咸[12]，咸生肾，肾生骨髓，髓生肝，肾主耳。其在天为寒，在地为水，在体为骨，在藏为肾，在色为黑，在音为羽[14]，在声为呻[15]，在变动为栗[16]，在窍为耳，在味为咸，在志为恐。恐伤肾，思胜恐；寒伤血，燥胜寒[17]；咸伤血，甘胜咸[18]。

故曰：天地者，万物之上下也；阴阳者，血气之男女[19]也；左右者，阴阳之道路[20]也；水火者，阴阳之征兆[21]也；阴阳者，万物之能始[22]也。故曰：阴在内，阳之守也；阳在外，阴之使也[23]。（《素问·阴阳应象大论》）

【注释】

[1] 论理人形：讨论人体的形态器官。

[2] 列别藏府：辨别各脏各腑的形态位置。

[3] 端络经脉：探求经脉的分布走向。

[4] 会通六合：融会贯通十二经脉中表里两经的六对组合。

[5] 各从其经：各依循经脉及其所属脏腑的关系。从，依循。

[6] 气穴：经气所输注的孔穴，又称经穴。

[7] 溪谷属骨：溪谷，人身的肌肉间隙。属，连属。溪谷属骨，大小肌肉与骨节相连属。

[8] 分部逆从：分部，皮之分部。皮部中的浮络，分为三阴三阳，有顺行和逆行之别。

[9] 四时阴阳，尽有经纪：四时阴阳都有各自的变化规律。

[10] 东方生风、南方生热、中央生湿、西方生燥、北方生寒：东、南、

中、西、北，称为五方，也有五时的含义。风、热、湿、燥、寒，为五时的主气。古人通过长期的观察发现：东方和春季气候温和，南方和夏季气候炎热，中央地域和长夏之季气候潮湿，西方和秋季气候干燥，北方和冬季气候寒冷。

[11] 风生木、热生火、湿生土、燥生金、寒生水：风、热、湿、燥、寒，为在天的五气。木、火、土、金、水，是在地的五行。在天的五气，化生在地的五行。即风动则木荣，热极则生火，湿润则土气旺而长养万物，燥气刚劲而生金，寒气阴凝而化为水。

[12] 木生酸、火生苦、土生甘、金生辛、水生咸：酸、苦、甘、辛、咸，称为五味。五行之气化生五味，是根据实物的滋味总结出来的。

[13] 其在天为玄，在人为道，在地为化，化生五味，道生智，玄生神：此23字，与上下文义不符，且与木气无关，疑为衍文。

[14] 角、徵、宫、商、羽：称为古代"五音"。五音声波振荡的特点是角音顺应木气而展放，徵音顺应火气而高亢，宫音顺应土气而平稳，商音顺应金气而内收，羽音顺应水气而下降。它们对人体的影响，则分别作用于肝、心、脾、肺、肾。可参阅前《素问·生气通天论》中的"讨论"。

[15] 呼、笑、歌、哭、呻：称为"五声"，是五脏所主的情志活动表现出来的情感特征。

[16] 握、忧、哕、咳、栗：称为"五变"，是五脏病变所表现出来的临床特征。握，搐搦握拳，筋病的表现。忧（yōu，音优）气逆也，心病的表现。哕（yuě），呃逆也，胃气上逆的表现。咳，肺气上逆的表现。栗，寒战发抖，肾阳不足、失于温煦所致。

[17] 风伤筋、燥胜风；热伤气，寒胜热；湿伤肉，风胜湿；热伤皮毛，寒胜热；寒伤血，燥胜寒：按上下文和五行生克关系，"热伤皮毛"当为"燥伤皮毛"，最后一个"寒胜热"当为"热胜燥"。其中的"燥胜寒"当为"湿胜寒"。此指五气太过自伤以及五气相互制胜的关系。

[18] 酸伤筋，辛胜酸；苦伤气，咸胜苦；甘伤肉，酸胜甘；辛伤皮毛，苦

胜辛；咸伤血，甘胜咸：此指五味太过自伤及五味相胜的关系。

[19]阴阳者，血气之男女：之，和也。在人类，男为阳，女为阴；在人体，气为阳，血为阴。

[20]左右者，阴阳之道路：天为阳，左行；地为阴，右行。故左右是阴阳运行的道路。

[21]征兆：验证，见端。

[22]阴阳者，万物之能始：能始，元始，本元。意为阴阳是万物的最终本元。

[23]阴在内，阳之守也；阳在外，阴之使也：守，守持于内；使，役使于外。阴气居于内，是阳气的主持；阳气居于外，为阴气的役使。

【解析】

经文运用阴阳五行学说的理论，把自然界有关事物和人体脏腑组织等，进行有机联系，概述了《内经》"四时五脏阴阳"的系统结构，进一步揭示人体与自然界的整体联系。

（1）"余闻上古圣人……甘胜咸"论述了五行学说的基本概念、丰富内容和广泛运用。《内经》认为，五行也是宇宙的普遍规律，自然界的事物都按五行法则运动变化、相互联系着。五行相生相胜的关系，维持了整个宇宙各事物间的有序运动和相对平衡状态。五行与阴阳虽有不同，但两者皆以"气"为基础，互相补充，互相渗透，不可分割，诚如张介宾在《类经图翼》中所说："五行即阴阳之质，阴阳即五行之气，气非质不立，质非气不行。"阴阳为五行之"气"，五行属有形之"质"。《内经》将人体的组织器官、情志、声、色等与自然界的五方、五时、五气、五味等联系起来，形成以五脏为中心的五个功能系统，并论述了各系统之间的生克乘侮关系。五行在医学上不仅用于研究人体内部的系统结构关系，还用于研究人与自然环境之间的相互作用和影响，体现出中医学的整体调控观。

（2）"天地者……阴之使也"举例说明阴阳的对立统一关系。"天地""上下""男女""左右""水火"都是既对立又统一的事物和现象，都可以用阴阳来代表和说明。"水火者，阴阳之征兆也"，说明阴阳是抽象的概念，而"水火"最能代表和说明阴阳相互对立统一的性质与作用。例如，水性寒，质重润下，是阴的象征；火性热，质轻炎上，是阳的象征。两者相互对立，即所谓"水火不相容"，但又必须相辅相成，才能起到有利无弊的作用，《易经》称阴阳协调为"水火既济"，医学上亦常以水火立论，借以说明人体阴阳互根互用的关系，如张介宾所说："火为水之主，水即火之源，水火原不相离也。"总之，从《内经》直至后世医家，都常以水火喻人身阴阳，而认为水火是立命之本，"水火宜平不宜偏，宜交不宜分"，这是以水火说明阴阳相互依存、制约的重要意义。临床虚劳内伤疾病，多见阴阳水火升降失常、心肾不交，甚至导致阴竭阳脱，危及生命。治疗上应根据心、肾阴阳偏盛偏衰的不同情况，进行辨证论治。

（3）"阴在内，阳之守也；阳在外，阴之使也"，进一步强调阴阳的相互关系，说明人体内外阴阳必须相互依赖、相互为用，才能共同维持人体的正常生命活动。从总体上看，人体外为阳，内为阴。阴要为阳守持于内，阳要为阴运使于外。这里的阴指阴精或营血，阳指阳气或卫气。高士宗说："阴者，藏精而起亟，即阴在内而为阳之守也；阳者，卫外而为固，即阳在外而为阴之使也。"阴精藏于内，不断输送精气以供应阳气的需要，这就是阴在内为阳之守；阳气行于外要护卫肌表以固密阴精，这就是阳在外而为阴之使。马莳则认为："阴指营，阳指卫"。营血藏于内，是外在卫气的物质基础；卫气行于外，对内在阴精起着护卫作用。两者的说法虽有所不同，但基本精神是一致的。

附：

《内经》的五行功能系统

神（阴阳莫测的变化）				
阳（天、上、气、火）		阴（地、下、血、水）		
木	火	土	金	水
方位 东	南	中	西	北
气候 风	热	湿	燥	寒

续表

	神（阴阳莫测的变化）				
	阳（天、上、气、火）		阴（地、下、血、水）		
	木	火	土	金	水
品类	木	火	土	金	水
五味	酸	苦	甘	辛	咸
五色	青	赤	黄	白	黑
五音	角	徵	宫	商	羽
五脏	肝	心	脾	肺	肾
七窍	目	舌	口	鼻	耳
五体	筋	脉	肉	皮毛	骨
五声	呼	笑	歌	哭	呻
五志	怒	喜	思	忧	恐
五变	握	忧	哕	咳	栗

取法阴阳阐明病理变化及调治之法

【原文】

帝曰：法阴阳奈何？岐伯曰：阳胜则身热，腠理闭，喘粗为之俛仰[1]，汗不出而热，齿干以烦冤[2]，腹满死，能[3]冬不能夏。阴胜则身寒，汗出，身常清[4]，数栗[5]而寒，寒则厥[6]，厥则腹满死，能夏不能冬。此阴阳更胜之变，病之形能[7]也。

帝曰：调此二者奈何？岐伯曰：能知七损八益[8]，则二者可调，不知用此，则早衰之节[9]也。年四十而阴气自半[10]也，起居衰矣；年五十，体重，耳目不聪明矣；年六十，阴痿[11]，气大衰，九窍不利，下虚上实，涕泣俱出[12]矣。故曰：知之则强，不知则老[13]，故同出而名异[14]耳。智者察同，愚者察异[15]。愚者不足，智者有余；有余则耳目聪明，身体轻强，老者复壮，壮者益治。是以圣人为无为[16]之事，乐恬憺之能，从欲快志于虚无之守[17]，故寿命无穷，与天地终，此圣人之治身也。

天不足西北，故西北方阴也，而人右耳目不如左明也；地不满东南，故东南方阳也，而人左手足不如右强也[18]。帝曰：何以然？岐伯曰：东方阳也，阳者其精并于上，并于上，则上明[19]而下虚，故使耳目聪明，而手足不便也；西方阴也，阴者其精并于下，并于下，则下盛而上虚，故其耳目不聪明，而手足便也。故俱感于邪，其在上则右甚，在下则左甚，此天地阴阳所不能全[20]也，故邪居之。

故天有精[21]，地有形；天有八纪[22]，地有五里[23]，故能为万物之父母。清阳上天，浊阴归地，是故天地之动静，神明为之纲纪，故能以生长收藏，终而复始。唯贤人上配天以养头，下象地以养足[24]，中傍人事[25]以养五藏。天气[26]通于肺，地气通于嗌[27]，风气通于肝，雷气通于心，谷气通于脾，雨气通于肾[28]。六经为川，肠胃为海，九窍为水注之气[29]。以天地为之阴阳，阳之汗，以天地之雨名之；阳之气，以天地之疾[30]风名之。暴气象雷，逆气象阳[31]。故治[32]不法天之纪，不用地之理，则灾害至矣。（《素问·阴阳应象大论》）

【注释】

[1] 喘粗为之俛（fǔ）仰：俛，同俯。喘急气粗而前俯后仰。

[2] 烦冤：冤，同"悗"（mèn）。指心胸烦闷。

[3] 能：音、义均同"耐"，耐受。

[4] 清：寒冷。

[5] 数栗：经常寒冷发抖。

[6] 厥：四肢寒冷特甚。

[7] 形能：能，通"态"。形能，即形态，此作表现、症状解。

[8] 七损八益：指古代房中养生术中7种有害于人体精气的做法和8种有益于人体精气的做法。

[9] 早衰之节：节，训"信"。早衰之节，早衰的征信。

[10] 阴气自半：阴气，肾中精气。意为肾脏的精气自然衰减一半。

[11] 阴痿：阴器痿废，即阳痿。

[12] 气大衰，九窍不利，下虚上实，涕泣俱出：肾脏精气虚衰于下，九窍不利、涕泣俱出表现于上。

[13] 知之则强，不知则老：懂得七损八益这一养生之道的，就身体强壮；不懂得七损八益这一养生之道的，就会过早衰老。

[14] 同出而名异：人体虽同由精气充养，但因养生的当与不当，而有强壮和早衰的差异。

[15] 智者察同，愚者察异：善于养生的人注重培养精气，不善养生的人只注重年老后身体强壮与衰弱的差异。

[16] 无为：道家语，强调顺物之自然，此作"思想安闲清静，没有一丝杂念"解。

[17] 从欲快志于虚无之守：守，当作"宇"字，居也。指在安闲清静、没有杂念的精神状态中，保持少欲从心、乐观达志的情绪。

[18] 天不足西北，故西北方阴也……而人左手足不如右强也：阳东升而西落，升时阳渐盛而阴渐衰，故日升的东南方属阳；落时阳渐衰而阴渐盛，故日落的西北方属阴。人与之相应，人若面南而立，右侧对应阳气不足的西北方，清阳上升不足，上窍失养，则右耳目不聪明；左侧对应阴气不足的东南方，阴精下降不足，手足失养，则运动不便。

[19] 明：当是"盛"字之误。

[20] 天地阴阳所不能全：指自然界的阴阳不可能是绝对平衡的。

[21] 精：精气、精微。

[22] 八纪：指立春、立夏、立秋、立冬、春分、秋分、夏至、冬至 8 个节气。

[23] 五里：里，当为"理"，道理。五里，东、南、中、西、北五方五行的道理。

[24] 上配天以养头，下象地以养足：上，身半以上，下，身半以下。身半以上像天的清轻，犹天气宣降；身半以下像地的静藏，犹地气上升。清静有常，升降有序，则头目清明，腰腿轻便。

[25] 中傍人事：中，躯干部位的脏腑组织。傍，依附。人事，指人体生理、心理、伦理、社会学等意义上的综合情况，以及人体与天地阴阳相应变化的有关规律。

[26] 天气：清气，即肺吸入的气。

[27] 地气通于嗌：地气，浊气，即饮食之气。嗌，咽。此句意为饮食之气通过咽的吞咽作用进入胃中。

[28] 风气通于肝……雨气通于肾：风、雷、谷、雨分别指木、火、土、水，与肝、心、脾、肾相通应。

[29] 九窍为水注之气：九窍是排泄水液代谢产物的器官，如泪、涕、唾、涎、二便等是从九窍排出的。

[30] 疾：此为衍字。

[31] 暴气象雷，逆气象阳：性情暴躁易怒，好像自然界雷霆发作，其上逆之气，好像自然界的亢阳。

[32] 治：指养生和治病。

【解析】

本段本于"人与天地相参应"的学术观点，取法阴阳，从阴阳的盛衰阐发了人体生长发育过程、左右耳目手足的功能差异、脏腑的生理病理；提出了"阳盛病耐冬不耐夏，阴盛病耐夏不耐冬"，不知调阴阳则"早衰之节""天地阴阳所不能全""治不法天之纪，不用地之理，则灾害至"等观点。

（1）经文指出阴阳偏胜的病变表现。"阳胜则身热……能冬不能夏"，指出患者阳热偏胜，症见身热、喘促气粗、呼吸困难，以致身体前俯后仰，汗不出而热甚，胃津伤而齿干，阳热内郁而心中烦闷。如果热结于里，腑气不通，出现腹部胀满，则有死亡的危险。此证阳热极盛，阴液耗伤，所以能耐受冬天的寒冷，不能耐受夏天的炎热。但文中既见喘促气粗的肺热证，又见腹满的腑实证，如此内热蒸腾，反而腠理闭，汗不出。究其原因，多因表寒不解，或温热感寒，寒邪外束，卫阳之气不得泄越，渐致内热壅盛，或于此时过用寒凉，以致表邪遏郁于内，化热内结，所以阳胜反见"腠理闭，汗不出"。此证之所以成为死候，是因外闭内结、表里不通、热邪无从泄越的缘故。《素问·玉机真脏论》说："身汗得后利，则实者活。"邪气盛实之证，得身汗则表邪解，得后利（大便通利）则里邪除，内外通和，邪有出路，则实者可活。而上述见证却相反，所以"腹满死"。此证表里闭结，热邪充斥三焦，邪无去路，治宜表里两解，如用三黄石膏汤（麻黄、淡豆豉、栀子、石膏、黄连、黄芩、黄柏）加入大黄、芒硝之类，热伤气阴者加麦冬、玄参之类，尚可图治。

"阴胜则身寒……能夏不能冬"，指出患者阴寒偏胜，阳气受损，症见身寒。阳不外固则汗出，肌表失于温煦，故身常清冷，恶寒战栗。肾阳衰微，阳气不能达于四末，故四肢逆冷。如果肢冷的同时又出现腹满，说明脾肾阳气衰败，先后天不得相互温养，则有死亡的危险。此证阴寒极盛，阳气大伤，所以能耐受夏天的炎热，不能耐受冬天的寒冷。面临此证，后世医家治以温补脾肾，用桂附理中汤获效。

（2）"调此二者奈何……此圣人之治身也"强调了调摄阴阳的重要意义。《素问·生气通天论》指出"生之本，本于阴阳"，可见调摄阴阳对整个生命活动有至关重要的意义。怎样调摄阴阳？《内经》在此指出："能知七损八益，则二者可调。"何谓"七损八益"？过去注家解释不一（见后面讨论），长沙马王堆汉墓出土的文物中，古医籍竹简《养生方·天下至道谈》，指的是古代养生法中的"房中术"。从经文中也可以看出，这确实是指一种具体的养生法，只是不好体会和运用罢了。

本段经文所说的早衰现象，还可以联系《素问·上古天真论》中肾气决定人体生长发育衰老过程来理解，这在临床上也是有指导意义的。经文"年四十而阴气自半也，起居衰矣"，与《上古天真论》"五八（四十岁）肾气衰，发堕齿槁"是符合的。"五八（四十岁）"，是由盛到衰的转折点，因为"四八筋骨隆盛，肌肉满壮"，五八就出现衰老现象了。所以这里的阴气可理解为肾气。肾气在整个生命活动中是起主导作用的，人体的生长盛衰与肾气的盛衰是同步的。肾气包含的阴精阳气，既是维持生命的物质基础，也是生命活动的原动力，同样是人体生命活动的根本。所以，要推迟衰老的到来，首先要着眼于肾的阴精与阳气，要善于调摄肾中阴阳。另外，经文还强调养生尚须重视调摄精神情志，要"乐恬憺之能，从欲快志于虚无之守"，以期"尽终其天年，度百岁乃去"！

关于"七损八益"，历代注家有5种解释：①《黄帝内经太素》承上文阴阳更胜之变，认为八益指阳盛的8个症状（身热、腠理闭、喘粗、俯仰、汗不出而热、齿干、烦悗、腹满），七损指阴盛的7个症状（身寒、汗出、身常清、数栗、而寒、寒厥、腹满）。阳盛为实，故称益；阴盛为虚，故称损。②王冰以"男精女血"立说，认为七损者，女子经血贵于二七时下，八益者，男子精气贵于二八时充满。"阴七可损，则海满而血自下；阳八宜益，交会而泄精。由此则七损八益，理可知矣"。③张介宾以"阳不宜消，阴不宜长"作注曰："七为少阳之数，八为少阴之数，七损者言阳消之渐，八益者言阴长之由也。夫阴阳者，生杀之本始也，生从乎阳，阳不宜消也；死从乎阴，阴不宜长也。使能知七损八益之道，而得其消长之机，则阴阳之柄，把握在我，故二者可调，否则未央而衰矣。"④张志聪《黄帝内经集注》云："言阳常有余而阴常不足"，故"阳宜损，阴宜益"。⑤丹波元简《素问识》以"男女生长衰老之阶段"立论，注曰："天真论云，女子五七，阳明脉衰；六七，三阳脉衰于上；七七，任脉衰。此女子有三损矣。丈夫五八，肾气衰；六八，阳气衰于上；七八，肝气衰；八八，肾气衰齿落。此丈夫有四损也。三、四合为七损矣。女子七岁肾气盛，二七天癸至，三七肾气平均，四七筋骨坚，此女子有四益也。丈夫八岁肾气实，二八肾气盛，三八肾气平均，四八筋骨隆盛，此丈夫有四益也。四、四合为八益矣。"

以上五说，除《太素》注似与下文文义不相贯外，其余诸说，于义皆通，尤以丹波之注义长。但据文意来看，"七损八益"显然是一种养生的方法。湖南长沙马王堆出土竹简《养生方·天下至道谈》记载："气有八益，有七孙（损），不能用八益去七孙，则四十而阴气自半也，五十而起居衰，六十耳目不葱（聪）明，七十下枯上涚（脱），阴气不用，溹（灌）泣留（流）出。令之复壮有道，是故老者复壮，壮不衰……八益：一曰治气，二曰致沫，三曰智时，四曰畜气，五曰和沫，六曰窍气（积气），七曰寺赢，八曰定顷。七孙：一曰闭，二曰泄，三曰涊，四曰勿（又作带），五曰烦，六曰绝，七曰费。"现用教材据此注释为古代的房中术,可信。

(3)"天不足西北……故邪居之",阐明人体左右手足、耳目功能之所以有差异的原因。"天不足西北,地不满东南"一句,具有古代天文、地理的背景。以天文来说,西北正当立秋至大寒的十二节气,时值秋冬凉寒二季;东南正当立春至大暑的十二节气,时值春夏温热二季。以地理而论,西北高而多山,高者多寒,寒气下行;东南低而多水,低者多热,热气上行。因此,"天不足西北,地不满东南"具有阴阳消长和寒热更迭的基本含义。以天地阴阳不平衡的现象解释人体左右不平衡的生理差异,则是基于人体与自然界统一的观点考虑的。另外,经文还指出,人体精气比较充足的部位生理活动较强,抗御外邪的能力也较强,所以邪气不易停留;精气比较薄弱的部位生理活动较弱,抗御外邪的能力也较差,所以邪气就会乘虚而停留在那里。

(4)"故天有精……则灾害至矣"论述了治法天地阴阳的意义。经文在天地阴阳为万物之父母这一观点的基础上,应用自然界的事物取象比类,论证人体脏腑组织的生理功能和病理现象,提出了"治不法天之纪,不用地之理,则灾害至矣"的治身理论。这不仅为探索人体生命活动规律必须与自然界的影响结合起来考虑提供了启示,而且也为临床辨证论治必须与天地阴阳结合起来分析奠定了基础。

诊治之道取法阴阳

【原文】

故邪风[1]之至,疾如风雨,故善治者治皮毛,其次治肌肤,其次治筋脉,其次治六府,其次治五藏。治五藏者,半死半生也。故天之邪气,感则害人五藏;水谷之寒热[2],感则害于六府;地之湿气,感则害皮肉筋脉。

故善用针者,从阴引阳,从阳引阴[3],以右治左,以左治右[4],以我知彼[5],以表知里,以观过与不及之理,见微得过[6],用之不殆[7]。善诊[8]者,察色按脉[9],先别阴阳;审清浊而知部分[10];视喘息,听音声而知所苦[11];

观权衡规矩^[12]而知病所主；按尺寸^[13]，观浮沉滑涩而知病所生；以治无过^[14]，以诊则不失矣。（《素问·阴阳应象大论》）

【注释】

[1] 邪风：泛指六淫邪气。

[2] 寒热：指饮食物性质的寒热温凉。

[3] 从阴引阳，从阳引阴：引，引经络之气来调节虚实。由于人身的阴阳气血内外上下是相互贯通的，所以针刺阳分或阴分，能够调节相对应的另一方经脉的虚实盛衰。

[4] 以右治左，以左治右：由于三阴三阳经脉是左右交叉、互相贯通的，所以针刺法可以左病刺右、右病刺左。

[5] 以我知彼：我，医生，代表正常人。彼，病人。此句意为以正常人的生理情况去衡量病人的病情，即以常测变。

[6] 见微得过：微，病之初起。过，病的发展变化。观察疾病的初期表现，能测知其发展经过。

[7] 用之不殆：殆，危。运用上述的治法，就没有延误病情的危险。

[8] 诊：诊察病情，包括四诊。

[9] 察色按脉，先别阴阳：观察面色，切按脉搏，首先应区别它们的阴阳属性。

[10] 审清浊而知部分：面部色诊时，既要审察五色的清浊明暗，又要观察五色所显的部位。

[11] 视喘息，听声音而知所苦：观看喘息时的轻重表现，聆听病人诉说病情时声音的大小强弱和病变发出的声响，可测知痛苦所在。

[12] 权衡规矩：权，秤锤；衡，秤杆；规，作圆之器；矩，作方之器。此指四时正常脉象，即脉象春应中规而圆滑；夏应中矩而洪大滑数、秋应中衡而轻浮、冬应中权而沉伏。

[13] 尺寸：尺，尺肤，指前臂内侧自肘关节至腕关节的皮肤。寸，寸口，指两手桡骨头内侧桡动脉的诊脉部位。按尺肤而观滑涩，按寸口而观浮沉。

[14] 过：差错。

【解析】

经文论述了诊治之道取法阴阳的重要性，并举例说明其具体运用。

（1）"邪风之至……半死半生也"告诫人们，凡病要争取早期治疗，因为疾病早期病邪侵袭人体的部位尚浅，病变单纯轻微，正气尚强，治疗容易获效。而当病邪由表入里、由浅入深，伤及五脏时，病邪隐伏体内，正气大伤，抗邪无力，不但难收治疗之功，甚则危及生命。不仅外感病是这样，内伤杂病也是这样，《金匮要略》指出"见肝之病，知肝传脾，当先实脾"，临床治疗肝病，常常根据不同的情况，采取肝脾同治或肝胃同治的方法。所以，高明的医生不是见病治病，而是在掌握病情变化规律的前提下，争取治疗上能及早控制病变的发展。这种早期治疗的思想，《内经》曾多篇论及，成为后世医家遵循的治疗大法则。

（2）"善用针者……以左治右"论述了"从阴引阳，从阳引阴"的针刺治疗原则。从阴引阳，即病在阳，从阴来引导；从阳引阴，即病在阴，从阳来引导。如可取背部的腧穴以治五脏之病；也可以取阳经的穴位治疗阴经的病；也可以取上部的穴位治疗下部的疾病；以取右侧穴位治疗左侧病变，取左侧穴位治疗右侧病变。这是因为，人身的阴阳气血是外内上下左右相贯通的，正如张志聪注："此言用针者，当取法乎阴阳也。夫阴阳气血、外内左右，交相贯通。"上述治则虽然主要用来指导针法，但对临床用药也有广泛而实际的指导意义。治疗的要旨，在于协调阴阳，恢复阴阳平衡。所以病在阳分，可以从阴来引导之；病在阴分，可以从阳来引导之。如针灸头部的百会穴治疗脱肛，针刺足部的内庭穴治疗牙痛，针刺左侧的颊车穴、地仓穴治疗右侧面瘫等，均属此类治法的具体运用。

（3）"以我知彼……用之不殆"论述了早期诊断及治疗的重要性。疾病初起的症状和体征往往不太显著，医者必须善于应用以常达变、以表知里的方法，即以正常生理状态（我）为标准，来衡量比较患者（彼），然后以表现于外的征象推测病人内部的病变，了解疾病的邪正虚实，早期诊断，早期治疗，才能防微杜渐，使疾病早愈。

（4）"善诊者……以诊则不失矣"论述了诊断疾病的关键在于辨别证候与病证的阴阳属性。本文通过"察色""按脉""审清浊""视喘息""听声音""观权衡规矩""按尺寸"等诊断方法搜集疾病的症状与体征，并将诊察所得相互参合，进行分析综合，辨别证候与病证的阴阳属性，如此就可执简驭繁，抓住了疾病的本质，诊断就正确，治疗则不会出错。

辨别证候的阴阳属性，是诊察疾病的重要纲领和关键所在。因为人体一切病理变化，都表现为阴阳的偏盛偏衰，通过四诊了解和分析病情的阴阳变化，这是治疗疾病的必要前提。正如张介宾所说："凡诊病施治，必须先审阴阳，乃为医道之纲领，阴阳无谬，治焉有差。"

四时八风之邪的一般致病规律

【原文】

黄帝问曰：天有八风[1]，经有五风[2]，何谓？岐伯对曰：八风发邪[3]，以为经风，触五藏，邪气发病。所谓得四时之胜[4]者，春胜长夏[5]，长夏胜冬，冬胜夏，夏胜秋，秋胜春，所谓四时之胜也。

东风生于春[6]，病在肝[7]，俞在颈项[8]；南风生于夏，病在心，俞在胸胁；西风生于秋，病在肺，俞在肩背；北风生于冬，病在肾，俞在腰股；中央为土，病在脾，俞在脊。故春气[9]者，病在头；夏气者，病在藏[10]；秋气者，病在肩背；冬气者，病在四支[11]。故春善[12]病鼽衄[13]，仲夏善病胸胁，长夏善病洞泄寒中[14]，秋善病风疟，冬善病痹厥[15]。故冬不按[16]跷，春不鼽衄，春不病颈项，仲夏不病胸胁，长夏不病洞泄寒中，秋不病风疟，冬不病痹厥，飧泄而汗出也[17]。夫精[18]者，身之本也，故藏于精者，春不病温[19]；夏暑汗不出者，秋成风疟。此平人脉法也[20]。（《素问·金匮真言论》）

【注释】

[1] 八风：指东、东南、南、西南、西、西北、北、东北的八方之风。为正常气候时，主万物生长，叫做实风；若不依时令而至，就成为邪风，能使

人致病，叫做虚风。即下文所说的"八风发邪"。

[2]五风：五脏之风，即心风、肝风、脾风、肺风、肾风。

[3]八风发邪：八方发生的不正常邪风。

[4]胜：克制。

[5]长夏：夏秋之间的52天。

[6]东风生于春：马莳认为"春主甲乙木，其位东，故东风生于春"。以下南风、西风、北风，可以此类推。

[7]病在肝：马莳认为"在天为风，在脏为肝。故人之受病，当在于肝"。以下各脏病，亦可仿此类推。

[8]俞在颈项：俞，俞穴，是经气输注之处，也是邪气易入之地。颈项，疑是头之误，因下文说："春气者，病在头。"且颈项无肝胆经的俞穴。

[9]气：外界的异常气候。

[10]藏：此指心脏。因心通夏气，所以夏季气候异常，多致心病。

[11]支：同"肢"。

[12]善：此作容易解。

[13]鼽（qiú）衄：鼽，病证名，指经常鼻塞、流涕、打喷嚏的一种疾病。衄，鼻中出血。

[14]寒中：寒气在中焦，亦可作里寒证解。

[15]痹厥：偏义复词，此指痹证，主要表现是关节疼痛、手足麻木。

[16]按：按，按摩。又名导引，指矫捷举动手足，即按摩、气功、保健操等养生方法。但此指扰动筋骨、过分运动。

[17]飧泄而汗出也：此六字为衍文。

[18]精：阴精。包括两个方面：一是生殖之精，二是饮食物化生的精华。

[19]温：温病。

[20]夏暑汗不出者，秋成风疟。此平人脉法也：疑有脱文，故不译。

【解析】

本段论述了四时八风之邪的致病特点和发病规律。

（1）"八风发邪……所谓四时之胜也"论述四时八风之邪的致病特点。自然界的异常气候，能侵犯经脉，进而损害脏腑，引起病变。同时还指出四时气候之间存在着互相制约的关系。正是由于这种关系，才使得春温、夏热、秋冷、冬寒维持在相对正常的范围内。在此环境中，一切生物便能生、长、壮、老、已，一切植物才会生、长、化、收、藏。如果这种制约关系遭到破坏，四时气候就会太过或不及。四时的气候反常，便是致病因素。如近年出现的暖冬，就是由于冬季的寒冷不能制约长夏的湿热气候所致。这时的外感疾病，就多温热性质。

（2）"东风生于春……冬善病痹厥"论述了人与外环境相应，五脏应五季，同气相求，因此病位各不相同。春季的风邪常侵害肝脏，夏季的暑邪常侵害心脏，长夏的湿邪常侵害脾脏，秋季的燥邪常侵害肺脏，冬季的寒邪常侵害肾脏。这一发病规律，很有临床意义。如慢性支气管炎多是冬季发作，这与冬季寒邪伤害肾脏有关；又如有些心脏病证夏季发作，这与夏季暑邪伤害心脏有关……总之，季节性发作的病证，与该季节的时邪和与它相关的脏腑有关。明确这一点，就能采用相应的治法和方药。

（3）关于"冬不按跷"。"按跷"，王冰注为按摩、导引的养生方法，但于原文不通。故教材引张介宾注："三冬元气伏藏在阴，当伏藏之时而扰动筋骨，则精气泄越，以致春夏秋冬各生其病。故冬宜养藏，则春时阳气虽升，阴精自固，何有鼽衄及如下文之患。"引申"按跷"为过度劳作。因肾为作强之官，过劳则耗伤肾中精气。如果冬季顺乎天时养生，使肾精伏藏，则春不病鼽衄等头部疾患，仲夏不病胸胁胀满，长夏不病洞泄寒中，秋不病风疟，冬不病痹厥，意在强调肾精对四时发病的重要意义。但是"冬不藏精"仅是发病之内因，疾病之成，与外因也有关系，如"风疟"除肾精亏耗之外，还与"夏暑汗不出"有关，实为内外相因发病。

（4）"夫精者……春不病温"论述了肾藏精则不易生温病的机制。精是人体生命的根本，它不仅是构成生命的基本物质，也是维持生命活动所必需的营养物质，故精足则生命力强，精亏则生命力弱。在疾病的发生发展过程中，精足则正气胜于邪气，就能控制疾病的发生和发展。特别是温热病邪最易耗损阴精，如果阴精不足，又易招致温邪的侵袭，所谓"阴虚者，阳必凑之"。所以说，"藏于精者，春不病温"。善养生者，既注重保养阳气，又重视顾护阴精，阴阳平和，方可万全。

人体组织结构的阴阳属性

【原文】

故曰：阴中有阴，阳中有阳。平旦至日中[1]，天之阳，阳中之阳也；日中至黄昏[2]，天之阳，阳中之阴也；合夜至鸡鸣[3]，天之阴，阴中之阴也；鸡鸣至平旦[4]，天之阴，阴中之阳也，故人亦应之。

夫言人之阴阳，则外为阳，内为阴；言人身之阴阳，则背为阳，腹为阴；言人身之藏府[5]中阴阳，则藏者为阴，府者为阳，肝、心、脾、肺、肾五藏皆为阴，胆、胃、大肠、小肠、膀胱、三焦[6]六府皆为阳。所以欲知阴中之阴，阳中之阳者何也？为冬病在阴[7]，夏病在阳[8]，春病在阴[9]，秋病在阳[10]，皆视其所在，为施针石[11]也。故背为阳，阳中之阳心也[12]；背为阳，阳中之阴肺也[13]；腹为阴，阴中之阴肾也[14]；腹为阴，阴中之阳肝也[15]；腹为阴，阴中之至阴脾也[16]。此皆阴阳表里内外雌雄相输应也[17]，故以应天之阴阳也。（《素问·金匮真言论》）

【注释】

[1] 平旦至日中：指卯时至午时，即 6～12 时。

[2] 日中至黄昏：指午时至酉时，即 12～18 时。黄昏，日落之时。

[3] 合夜至鸡鸣：合夜，黄昏。合夜到鸡鸣，指酉时到子时，即 18～24 时。

[4] 鸡鸣至平旦：指子时至卯时，即 0～6 时。

[5] 藏府：同脏腑。

[6] 三焦：六腑之一，是脏腑外围最大的腑。有主持诸气、总司全身的气机和气化、运行水液的作用。按其部位划分，又分为上、中、下三焦。上焦，

横膈以上的部位；中焦，膈下脐上的部位；下焦，脐以下的部位。

[7] 冬病在阴：冬病多在肾，肾居下焦，属阴中之阴，故冬病在阴。

[8] 夏病在阳：夏病多在心，心处上焦，属阳中之阳，故夏病在阳。

[9] 春病在阴：春病多在肝，肝居下焦，属阴中之阳，故春病在阴。

[10] 秋病在阳：秋病多在肺，肺处上焦，属阳中之阴，故秋病在阳。

[11] 针石：针刺、砭石疗法。

[12] 阳中之阳心也：心系于背，居上焦阳位；外应于夏，夏季炎热属阳，故心为阳中之阳。

[13] 阳中之阴肺也：肺系于背，居上焦阳位；外应于秋，秋季凉爽属阴，故肺为阳中之阴。

[14] 阴中之阴肾也：肾系于腹，居下焦阴位；外应于冬，冬季寒凉属阴，故肾为阴中之阴。

[15] 阴中之阳肝也：肝系于腹，居膈下阴位；外应于春，春季温热属阳，故肝为阴中之阳。

[16] 阴中之至阴脾也：脾系于腹，居腹中阴位；外应长夏，长夏是春夏与秋冬之交，由阳入阴，故脾为阴中之至阴。

[17] 此皆阴阳表里内外相输应也：雌雄，雄性属阳，雌性属阴，此指脏腑而言，脏属阴为雌，腑属阳为雄。此句是对前半段人体阴阳属性划分的概括，即言人体表与里、内与外、脏与腑（雌与雄）皆有相对应的阴阳划分。

【解析】

本段是阴阳学说运用于人体最基本的内容之一，以人之阴阳应天之阴阳的"天人相应"观，具体阐发了人体组织结构的阴阳属性，说明了人体阴阳的可分性和相对性，所论内容对人体的生理、病理和辨证都有着重要的意义，应牢固掌握。

"平旦至日中……故人亦应之"论述昼夜阴阳的消长，并指出人体阴阳之气具有与之相应的节律变化。昼夜阴阳消长与人体的关系，无论在生理活动或病理变化方面，都有比较明显的反映。不仅《内经》有许多具体论述，而且两千多年的医学实践，又大大丰富了它的内容，并显示出它在生命科学的研究中，具有重要的现实意义。继《内经》之后，张仲景早已把这一理论运用于临床，提出了六经病欲解的具体时间，这对于把握病理机转，大有裨益。

"夫言人之阴阳……故以应天之阴阳也"论述了人体阴阳的可分性。由于事物之间与事物内部的相互对立、相互统一现象是普遍存在的，不论是阴的一面或阳的一面，都包含着阴阳对立统一的两方面，所以阴阳可以再分出阴阳。由于人体表里、内外，五脏、六腑等各个部分，都具有阴阳对立统一的关系，并通过经脉的联系、气血的贯注，与自然界四时昼夜阴阳变化相通相应，因此人体阴阳与外界阴阳变化才能保持有序的、高度的动态平衡，所以经文最后认为，以阴阳归属人体内外表里的意义是"以应天之阴阳也"。

附

天时阴阳变化

四季	春	夏	秋	冬
昼夜	鸡鸣→平旦	平旦→日中	日中→黄昏	合夜（黄昏）→鸡鸣
时辰	子→卯	卯→午	午→酉	酉→子
阴阳变化	阴中之阳，阳气始生	阳中之阳，阳气正隆	阳中之阴，阳气始衰	阴中之阴，阳气在内

人体组织结构的阴阳属性

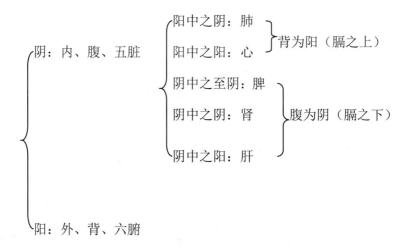

五脏应四时，各有收受

【原文】

帝曰：五藏应四时，各有收受[1]乎？岐伯曰：有。东[2]方青色，入通于肝，开窍[3]于目，藏精于肝[4]，其病发惊骇[5]，其味酸，其类草木[6]，其畜鸡[7]，其谷麦[8]，其应四时，上为岁星[9]，是以春气在头也，其音角[10]，其数八[11]，是以知病之在筋也[12]，其臭臊[13]。

南[14]方赤色，入通于心，开窍于耳[15]，藏精于心，故病在五藏[16]，其味苦，其类火，其畜羊，其谷黍，其应四时，上为荧惑星[17]，是以知病之在脉也，其音徵，其数七，其臭焦。

中央[18]黄色，入通于脾，开窍于口，藏精于脾，故病在舌本[19]，其味甘，其类土，其畜牛，其谷稷，其应四时，上为镇星[20]，是以知病之在肉也，其音宫，其数五，其臭香。

西[21]方白色，入通于肺，开窍于鼻，藏精于肺，故病在背，其味辛，其类金，其畜马，其谷稻，其应四时，上为太白星[22]，是以知病之在皮毛也，其音商，其数九，其臭腥。

北[23]方黑色，入通于肾，开窍于二阴[24]，藏精于肾，故病在谿[25]，其味咸，其类水，其畜彘[26]，其谷豆，其应四时，上为辰星[27]，是以知病之在骨也，其音羽，其数六，其臭腐。

故善为脉[28]者，谨察五藏六府，一逆一从，阴阳表里，雌雄之纪，藏之心意[29]，合心于精，非其人勿教，非其真勿授，是谓得道。（《素问·金匮真言论》）

【注释】

[1] 收受：相通、相应。

[2] 东：在五行中为木，在脏与肝相应。

[3] 开窍：与窍相互连通。

[4] 藏精于肝：指精气藏于肝。

[5] 其病发惊骇：据下文各方文例，当是"故病在头"四字。

[6] 其类草木：肝性柔和，能曲能直，所以其类如草木。

[7] 其畜鸡：畜，五畜，即鸡和下文中的羊、牛、马、彘（猪）。《易经》中认为：八卦中的巽为鸡，鸡是东方木畜。

[8] 其谷麦：谷，五谷，即麦和下文中的黍、稷（小米）、稻、豆。因麦为五谷之长，故东方应之。

[9] 岁星：即木星，为五星之一。与下文中的荧惑星、镇星、太白星、辰星，合称五星。

[10] 其音角：角，五音（宫、商、角、徵、羽）之一，为东方春木之音。

[11] 其数八：数，成数，下文中的"其数七""其数五""其数九""其数六"均是。

[12] 知病之在筋也：因肝主筋，故肝之病常在筋。又，丹波元简认为此句当在"上为岁星"之后。

[13] 臊：一种难闻的气味，如尿臊味、狐臭等。臊为五臭（臊、焦、香、腥、腐）之一。气因木变，则为臊。

[14] 南：在五行中为火，在脏与心相应。

[15] 耳：应作"舌"。

[16] 病在五藏：心为五脏之主，故外邪伤心，则五脏皆病。

[17] 荧惑星：即火星，为五星之一。

[18] 中央：在五行中为土，在脏与脾相应。

[19] 舌本：舌根。脾之经脉与舌根相连，故脾病可反映在舌根。

[20] 镇星：即土星，为五星之一。

[21] 西：在五行中为金，在脏与肺相应。

[22] 太白星：即金星，为五星之一。

[23] 北：在五行中为水，在脏与肾相应。

[24] 二阴：指前阴外生殖器和后阴肛门。

[25] 谿（xī）：指肉之小会。

[26] 彘：猪，又称"豕"。

[27] 辰星：即水星，为五星之一。

[28] 为脉：切脉。此处引申为诊察病情。

[29] 心意：犹意"胸臆"。

【解析】

　　本篇是重点阐发"四时五脏阴阳"理论的重要篇章。自然界五时、五方、五味与人体五脏密切相关，五脏功能活动时刻都受到外环境变化的影响而反映于相应的体窍部位。经文将五畜、五谷等也分别归属于五时五行，这是五行学说在生物生态学中的具体运用。

　　经文提出"心开窍于耳"，这与《素问·阴阳应象大论》的"心在窍为舌""肾在窍为耳"不符，一般多遵从《素问·阴阳应象大论》之说。事实上，五脏开窍的理论应该辩证地看待：一方面，这一理论指出了某一官窍与某一脏腑的关系最为密切。临床实践证明，某一脏腑受病的症状体征往往首先反映于相应的形体官窍，临证时审察形体官窍的症状体征是辨脏腑病位病性的重要依据。另一方面，这一理论不是绝对化的，《灵枢·脉度篇》指出"五脏常内阅于上七窍""五脏不和则七窍不同"，可见七窍与五脏均有密切关系，例如：《素问·五脏别论》有"心肺有病，而鼻为之不利"之说，《素问·气厥论》则谓"胆移热于脑则辛頞鼻渊"，《灵枢·口问》则指出"胃中空则宗脉虚，虚则下溜，脉有所竭者，故耳鸣"。因此，临证时应综合分析所有症状体征以辨明所涉及的脏腑及其主次关系。

　　经文提到的"其数八""其数七""其数五""其数九""其数六"等，出自"河图"。"河图"是我国古代"象数"理论的代表，是《黄帝内经》理论形成的基础之一。"河图"中一、三、五、七、九5个奇数为天数，属阳；二、四、六、八、十5个偶数为天数，属阴。阴阳交感，生成分布于东、西、南、北；中而定五方之位。其具体情况是：天一生水，地六成之于北；地二生火，天七成之于南；天三生木，地八成之于东；地四生金，天九成之于西；天五生土，地十成之于中。其中，一、二、三、四、五为阴阳之生数，六、七、八、九、十为阴阳之成数，天生则地成，地生则天成，如此以象数推演，于是阴阳演绎，五行布化，万千气象由此而生。

阴阳的可分性与统一性

【原文】

黄帝问曰：余闻天为阳，地为阴，日为阳，月为阴，大小月三百六十日成一岁，人亦应之。今三阴三阳，不应阴阳，其故何也？岐伯对曰：阴阳者，数之可十，推之可百，数之可千，推之可万，万之大，不可胜数，然其要一也。

天覆地载，万物方生[1]，未出地者，命曰阴处[2]，名曰阴中之阴；则出地者，命曰阴中之阳。阳予之正，阴为之主[3]。故生因春，长因夏，收因秋，藏因冬，失常则天地四塞[4]。阴阳之变，其在人者，亦数之可数。（《素问·阴阳离合论》）

【注释】

[1] 天覆地载，万物方生：指在天地之间，有了四时阴阳的变化才有万物的生、长、收、藏。

[2] 阴处：地表以下，尚未露出地面。

[3] 阳予之正，阴为之主：万物的生长成形要靠阴阳之气的作用，其中阳气主发生，阴气主成形。

[4] 四塞：指生、长、收、藏的变化停止了。

【解析】

本段主要讨论了两个问题：一是阐发了阴阳的可分性与统一性，指出自然界阴阳虽然千变万化，但其要任在于一阴一阳，从而充实了《素问·阴阳应象大论》的内容；二是阐明阴阳应之于人，有其一定的物质基础，并提出"阳予之正，阴为之主"，指出了阴阳二气对万物生长成形的作用。

阴阳作为一种方法论，认为自然界一切事物之间以及事物的内部都可以在一定的条件下划分为两方面，并且任何一方都可以照此无限地划分下去，故谓之"数之可十，推之可百，数之可千，推之可万，万之大，不可胜数"；阴阳分离虽然是无限的，但其划分的标准（或称为基本方法）却只有一个，即"相反相成、权衡统一"，故谓"然其要一也"。阴阳作为一种分析认识事物的基本方法具有普遍性，适用于一切事物和现象，故谓"不可胜数"；当其运用于某一具体事物的时候，因其具有一定的物质基础，故又是"数之可数"的。

"阳予之正，阴为之主"意谓万物的生长衰亡，皆为阴阳两方互化而成，缺一不可；但是阴与阳在其中所起的作用是不同的，阳主动散升发，阴主凝敛收藏，阳赋予气质，阴为之成形。例如，一年四季中生物的生、长、收、藏变化，就是因为气候有春温、夏热、秋凉、冬寒的变化，而四季的气候变化是阴阳二气相互作用的结果，如果阴阳变化紊乱，就会导致万物生、长、化、收、藏的停止。

参考经文撷萃

"水火者，阴阳之征兆也；金木者，生成之终始也。"（《素问·天元纪大论》）

"阴阳之往复，函数彰其兆。"（《素问·气交变大论》）

"阳之动，始于温，盛于暑；阴之动，始于清，盛于寒。春夏秋冬，各差其分。"（《素问·至真要大论》）

"五行以东方甲乙木王春，春者，苍色，主肝，肝者，足厥阴也。今乃以甲为左手之少阳，不合于数，何也？岐伯曰：此天地之阴阳也，非四时五行之以次行也。且夫阴阳者，有名而无形，故数之可十，推之可百，数之可千，推之可万，此之谓也。"（《灵枢·阴阳系日月》）

"夫阴阳者，数之可十，推之可百，数之可千，推之可万。天地阴阳者，不以数推，以象之谓也。"（《素问·五运行大论》）

"阳气者若天与日，失其所，则折寿而不彰，故天运当以日光明。"（《素问·生气通天论》）

"天为阳，地为阴，日为阳，月为阴。"（《素问·六节藏象论》）

"阳者主上，阴者主下。"（《灵枢·口问》）

"所谓阴阳者，去者为阴，至者为阳；静者为阴，动者为阳；迟者为阴，数者为阳。"（《素问·阴阳别论》）

"阴者主脏，阳者主府，阳受气于四末，阴受气于五脏。"（《灵枢·终始》）

"阳中有阴，阴中有阳。"（《素问·天元纪大论》）

"阴者，藏精而起亟也，阳者，卫外而为固也。"（《素问·生气通天论》）

"至阴虚，天气绝；至阳盛，地气不足。"（《素问·方盛衰论》）

"凡阴阳之要，阳密乃固，两者不和，若春无秋，若冬无夏，因而和之，是谓圣度。故阳强不能密，阴气乃绝，阴平阳秘，精神乃治，阴阳离决，精气乃绝。"（《素问·生气通天论》）

"阴不胜其阳，则脉流薄疾，并乃狂。阳不胜其阴，则五脏气争，九窍不通。是以圣人陈阴阳，筋脉和同，骨髓坚固，气血皆从。如是则内外调和，邪不能害，耳目聪明，气立如故。"（《素问·生气通天论》）

"是故冬至四十五日，阳气微上，阴气微下；夏至四十五日，阴气微上，阳气微下。"（《素问·脉要精微论》）

"日中而阳陇为重阳，夜半而阴陇为重阴。故太阴主内，太阳主外，各行二十五度，分为昼夜。夜半为阴陇，夜半后而为阴衰，平旦阴尽而阳受气矣。日中而阳陇，日西而阳衰，日入阳尽而阴受气矣。夜半而大会，万民皆卧，命曰合阴，平旦阴尽而阳受气，如是无已，与天地同纪。"（《灵枢·营卫生会》）

"四时之变，寒暑之胜，重阴必阳，重阳必阴，故阴主寒，阳主热。故寒甚则热，热甚则寒。故曰：寒生热，热生寒，此阴阳之变也。"（《素问·论疾诊尺》）

"升已而降，降者谓天；降已而升，升者谓地。天气下降，气流于地；地气上升，气腾于天。故高下相召，升降相因，而变作矣。"（《素问·六微旨大论》）

"故阳气者，一日而主外，平旦人气生，日中而阳气隆，日西而阳气已虚，气门乃闭。是故暮而收拒，无扰筋骨，无见雾露，反此三时，形乃困薄。"
（《素问·生气通天论》）

"阴之所生，和本曰和。是故刚与刚，阳气破散，阴气乃消亡。淖则刚
柔不和，经气乃绝。"（《素问·阴阳别论》）

"用阴和阳，用阳和阴。"（《灵枢·五色》）

"阴阳已张，因息乃行，行有经纪，周有道理，与天合同，不得休止。"
（《灵枢·痈疽》）

"黄帝问曰：合人形以法四时五行而治，何如而从，何如而逆，得失之意，
愿闻其事。岐伯对曰：五行者，金木水火土也，更贵更贱，以知死生，以决
成败，而定五藏之气，间甚之时，死生之期也。"（《素问·脏气法时论》）

"木曰敷和，火曰升明，土曰备化，金曰审平，水曰静顺。帝曰：其不
及奈何？岐伯曰：木曰委和，火曰伏明，土曰卑监，金曰从革，水曰涸流。
帝曰：太过何谓？岐伯曰：木曰发生，火曰赫曦，土曰敦阜，金曰坚成，水
曰流衍。"（《素问·五常政大论》）

"先立五形金木水火土，别其五色，异其五形之人，而二十五人具矣。"
（《灵枢·阴阳二十五人》）

"肝为牡藏，其色青，其时春，其音角，其味酸，其日甲乙。心为牡藏，
其色赤，其时夏，其日丙丁，其音徵，其味苦。脾为牝藏，其色黄，其时长夏，
其日戊己，其音宫，其味甘。肺为牝藏，其色白，其音商，其时秋，其日庚辛，
其味辛。肾为牝藏，其色黑，其时冬，其日壬癸，其音羽，其味咸，是为五
变。"（《灵枢·顺气一日分为四时》）

"上徵与右徵同，谷麦，畜羊，果杏。手少阴藏心，色赤，味苦，时夏。
上羽与太羽同，谷大豆，畜彘，果栗。足少阴藏肾，色黑，味咸，时冬。上
宫与太宫同，谷稷，畜牛，果枣。足太阴藏脾，色黄，味甘，时季夏。上商
与右商同，谷黍，畜鸡，果桃。手太阴藏肺，色白味辛，时秋。上角与太角同。
谷麻，畜犬，果李。足厥阴藏肝，色青，味酸，时春。"（《灵枢·五音五味》）

"色味当五藏：白当肺，辛，赤当心，苦，青当肝，酸，黄当脾，甘，

黑当肾，咸，故白当皮，赤当脉，青当筋，黄当肉，黑当骨。"（《素问·五脏生成》）

"人生有形，不离阴阳，天地合气，别为九野，分为四时，月有小大，日有短长，万物并至，不可胜量，虚实呿吟，敢问其方。岐伯曰：木得金而伐，火得水而灭，土得木而达，金得火而缺，水得土而绝，万物尽然，不可胜竭。"（《素问·宝命全形论》）

"气有余，则制己所胜而侮所不胜；其不及，则己所不胜侮而乘之，己所胜轻而侮之。"（《素问·五运行大论》）

"春胜长夏，长夏胜冬，冬胜夏，夏胜秋，秋胜春，所谓得五行时之胜……未至而至，此谓太过，则薄所不胜，而乘所胜也，命曰气淫。不分邪僻内生，工不能禁。至而不至，此谓不及，则所胜妄行，而所生受病，所不胜薄之也，命曰气迫。"（《素问·六节藏象论》）

"亢则害，承乃制，制则生化，外列盛衰，害则败乱，生化大病。"（《素问·六微旨大论》）

"相火之下，水气承之；水位之下，土气承之；土位之下，风气承之；风位之下，金气承之；金位之下，火气承之；君火之下，阴精承之。"（《素问·六微旨大论》）

"五行有序，四时有分，相顺则治，相逆则乱。"（《灵枢·五乱》）

第四讲

藏象学说

学术旨要疏义

藏象学说的概要，参见第一讲"《黄帝内经》理论体系的主要内容"中的相关介绍。

《内经》藏象学说的核心，概括起来主要有五方面：①脏腑生理活动以气、精、血、津、液为基础和动力，以神进行调控，脏腑经络四肢百骸为生命基础物质升降出入之场所。通过研究在神的调控下气血津液等在脏腑组织中的活动现象而掌握其基本规律。②在天人一体观的指导下，研究脏腑组织的生命活动与外界环境的联系规律。③以阴阳五行理论为工具来阐明五脏系统规律。④在大体解剖的基础上，通过"司外揣内""取类比象"等方法，观察、认识、把握脏腑组织生命活动规律。⑤人体以五脏为中心，通过经络联系六腑、肢节、筋骨、皮肉、官窍等，形成肝、心、脾、肺、肾五大生理系统。强调心神的主宰作用，提出"主明则下安""主不明则十二官危"。另外，《内经》有"十一脏取决于胆"的论点，对此后世李东垣的解释较为妥切，指出："胆者，少阳春生之气，春气生则万化安，故胆气春生，余脏从之。"

《灵枢·本脏》指出血气精神是奉养与维持生命活动的物质和动力。《灵枢·决气》指出，构成人体与维持生命活动的基本物质是精、气、津、液、血、脉，此六者名为六气，都是由生命本原物质——气所化生，故有一气"辨为六名"之说。六气的运动变化都有其各自所主与所藏部位，即"六气者，各有部主"。六气都有各自的性质和功能，气、精、津、液、血、脉的关系是一个既相互化生又有机结合的整体。神是六气所化生，又是气的功能活动的征象，同时又对六气起着调摄作用。

《内经》认为人体气的来源有二：其一是禀受于先天之真气，即《灵枢·刺节真邪》所谓"真气者,所受于天"。其二来源于后天。后天之气来源又分为二:一是"五气入鼻,藏于心肺"所指的自然界之清气;二是"人之所以受气者,谷也"所指的水谷精微之气。所谓:"天食人以五气,地食人以五味。"天之五气属阳,地之五味属阴,人体得五气五味阴阳之气的充养,在生命活动中产生功能。这种生命活动的功能,在脏腑为脏腑之气,在经络为经络之气,从而分化出不同的多种气的命名,如"真气""经气""宗气""营气""卫气"等。人体内的各种气一刻不停地运动着,如水之流,如日月之行,各有其功能特性和规律。

精是构成和维持生命活动的根本物质。《内经》中的"精"也是有多重分化和所指。"精者,身之本也"的精是指"常先身生"之精和肾中所封藏的生殖之精,通常称为"先天之精";"呼吸精气""食气入胃,散精于行""淫精于脉""饮入于胃,游溢精气""营卫者,精气也"的精或精气,是概指精微物质,常为"后天之精";"肾者主水,受五脏六腑之精而藏之"的精、是指脏腑之精气;"两精相搏谓之神"的两精,是指不同属性的阴阳精气;"汗者,精气也",是指汗乃水谷精微之所化,"阴阳离决,精气乃绝"的精气,则统指人体的精、血、津、液和气。概括而言,广义之精包括精、血、津、液,是人体生命活动的基本物质和动力;狭义之精为肾精。先天之精或肾精乃是后天之精或其他脏腑之精的基础和原动力。精的主要功能有三:①主生殖与生长发育,即《灵枢·经脉》所谓"人始生,先成精",《素问·上古天真论》所论女七、男八的生长壮老规律。②生脑髓,为思想意识的物质基础,即"夫心者,五脏之专精也""五脏者,所以藏精神血气魂魄者也""五脏六腑之精气……上属于脑"。③化生元气,即《素问·阴阳应象大论》在肯定气能生精生形后,又肯定"精化为气"。

血,即脉道中流动的血液,是组成形体和维持生命活动的重要物质。血在胚胎发育过程中由精气所化生,即《灵枢·天年》所说的血气和而后成人。出生后主要由中焦脾胃运化的水谷精微而化生,所谓"中焦受气取汁,变化而赤,是谓血"。水谷精微所化生的营气、津液渗入血脉都能转化为血,"营气者，泌其津液，注之于脉，化以为血""津液和调，变化而赤为血"。《黄帝内经》认为"心生血"，心阳能促进血液的化生和运行，有生养运行血脉之功。血的生理功能：①营养全身。"和调于五脏，洒陈于六府""血和则经脉流通，营复阴阳，筋骨劲强，关节清利""肝受血而能视，足受血而能步，掌受血而能握，指受血而能摄"，脏腑形体官窍皆受血的濡养以发挥功能。②载气。"营卫者，精气也，血者神气也。故血之与气，异名同类焉"，血属阴能载气，气属阳能帅血，气血相依而存。"宗气积于胸中……以贯心脉""血和则经脉流行，营复阴阳"，气属阳，血属阴，阳有鼓动温化之功，气能促进血的化生、运行与调摄，血又为气的物质基础，血与气互依互用地存在。③舍神。神赖血的舍藏以彰其用，所谓"血气者人之神""血者，神气也"。

津液泛指体液，其来源主要为水谷精微。津与液同出一源，但质地清浊稠薄不同，所处部位、功能各异。津，清而质稀，能经三焦升降发越而布散于诸阳部位，功可滋养周身。液，浊而质稠，随气血运行淖泽灌渗，功可濡灌脑髓空窍。两者共同功能主要有三：①充养润泽。所谓"津液布扬，各知其常，故能久长"。津能"温肠肉，充皮肤"，液能"灌精濡空窍""淖泽注于骨……补益脑髓，皮肤润泽"。②化生精血，"津液和调，变化而赤为血"。③调节机体功能。津液布散于周身，通过脏腑活动，化生汗、涕、泪、涎、唾，具濡润和保护作用，增强相关组织的功能及抗御外界刺激的能力。如目为"上液之道""廉泉玉英者，津液之道也""阴精之候，津液之道也""天暑衣厚则腠理开，故汗出……天寒则腠理闭……则为溺与气""膀胱者……津液藏焉，气化则能出矣""汗出溱溱，是谓津"。

神之所指，在《黄帝内经》中可以概括为三方面：①万物发生之枢机，生化之外显。即《素问·天元纪大论》所谓："物生谓之化，物极谓之变，阴阳不测谓之神。"②生命活动的集中表现，为人体的功能与精神状态。即所谓"得神者昌，失神者亡""合形与气，使神内藏"。③精神思维意识活动，即《素问·本病论》所谓："神游上丹田，在帝太一帝君泥丸宫下。"神是生命活动征象的概括，故《灵枢·天年》说："失神者死，得神者生。"《素问》

移精变气论和本病论皆谓"得神者昌，失神者亡"。神的来源主要由精气化生，但气精血津液皆为生神的物质基础。"两精相搏谓之神""血气已和，荣卫已通，五脏已成，神气舍心，魂魄毕具，乃成为人"，说明神在胚胎发育过程中与生命活动同时存在。"血气者，人之神""神者，水谷之精气也""血者，神气也"，神是精与气血荣卫的运动变化所产生，神的生成要靠脏腑和调，气血津液充盈，所谓"气和而生，津液相成，神乃自生"。

脏腑包括五脏、六腑和奇恒之腑，是《内经》藏象学说的主要部分。《内经》对脏腑位置形态的论述，一方面是基于脏腑实体的形态位置，是在"其死可解剖而视之"的思想指导下，进行实体解剖观察所得。如《灵枢·胃肠》《灵枢·平人绝谷》中论述，基本上符合客观实际。另一方面，更基于脏腑功能活动所涉范围，如"肝生于左，肺生于右，心布于表，肾治于里"。因此，《内经》构建的是形体与功能活动相结合的藏象学说。

《内经》对脏腑阴阳属性的划分，是根据脏实腑空的形态特点和脏主藏、腑主泻的功能作用，将脏概归为"阴"，把腑概归为"阳"。然后再进一步根据阴阳可分的理论和五脏所在不同部位及功能特点，分划"心为阳中之太阳""肺为阳中之少阴""肝为阴中之少阳""脾为阴中之至阴""肾为阴中之太阴"。五脏的五行属性则运用五行归类方法，根据五脏的功能特点，以及与自然界的关系规律来确定。肝为风木、心为热火、脾为湿土、肺为燥金、肾为寒水。根据脏与腑表里配属关系，各腑的五行属性，与其相表里的脏相同。

《内经》对于脏腑联系，运用阴阳五行理论，阐释诸内脏间相互影响、紧密配合的内在联系，通过这种联系来达到整体的协调统一。《内经》的论述，可分为三方面：①脏腑相合。以阴阳概括脏腑并说明脏与腑具有在部位上表里相应、在功能上相互配合的内在联系，"肺合大肠""心合小肠""肝合胆""脾合胃""肾合膀胱"。②五脏生制：以五行配属五脏，并说明五脏间存在相互化生、相互制约的内在联系。如"肝生筋，筋生心""心生血，血生脾""脾生肉，肉生肺""肺生皮毛，皮毛生肾""肾生骨髓，髓生肝"，即五脏之间的相互生化作用。③六腑传化：以阴阳升降说明六腑之间传化水谷的内在联系。"六府者，传化物而不藏，故实而不能满也""胃满则肠虚，肠满则胃虚，更虚更满，故气得上下"。

对《内经》藏象学术相关经旨要义大致梳理于此，对于五脏、六腑、奇恒之腑的具体内容在此不逐一累述，下面我们重点选读其中部分内容。

代表经文注析

"藏象"的概念、各脏腑的功能及属性

【原文】

帝曰：藏象[1]何如？岐伯曰：心者，生之本，神[2]之变也；其华[3]在面，其充在血脉，为阳中之太阳[4]，通于夏气。肺者，气之本，魄[2]之处也；其华在毛，其充在皮，为阳中之太阴，通于秋气。肾者，主蛰[5]，封藏之本，精之处也；其华在发，其充在骨，为阴中之少阴[4]，通于冬气。肝者，罢极之本[6]，魂[2]之居也；其华在爪，其充在筋，以生血气，其味酸，其色苍[7]，此为阳中之少阳[4]，通于春气。脾、胃、大肠、小肠、三焦、膀胱者，仓廪之本，营[8]之居也，名曰器[9]，能化糟粕，转味而入出者也；其华在唇四白，其充在肌，其味甘，其色黄[7]，此至阴之类，通于土气。凡十一藏取决于胆也。（《素问·六节藏象论》）

【注释】

[1] 藏象：藏，藏于内的脏腑；象，脏腑功能活动表现在外的征象。

[2] 神、魄、魂：均属于神志活动的范畴，详见《灵枢·本神》。

[3] 华：脏腑精气表现在外的色泽光彩，详见《素问·五脏生成》。

[4] 阳中之太阳、阴中之少阴、阳中之少阳：各句前一个"阴"或"阳"指脏腑所处的部位；后一个"阴"或"阳"，指脏腑的阴阳属性。根据《黄帝内经》上为阳、下为阴的观点和所论各脏腑的功能特征、《灵枢·阴阳系

日月》、有关文献所载本节的原文、前人的看法，这三句应改为：阳中之少阴，阴中之太阴、阴中之少阳。

[5]蛰：藏伏土中而越冬的昆虫。这里比喻肾的封闭贮藏功能。

[6]罢(pí)极之本：罢，作"疲"字讲。意思是说肝是人体任疲耐劳的根本。

[7]其味酸，其色苍；其味甘，其色黄：这两句与上下文义不衔接，前人认为是衍文，当删。

[8]营：营气，中医气的一种，来源于水谷精气，分布在血脉之中，具有营养全身的作用，所以叫营气。

[9]器：指胃、大肠、小肠、膀胱都是空腔器官，像盛物的容器。

【解析】

本段经文首先提出"藏象"的名称，而后重点阐明五脏的性能，并联系五体、五华以及四时阴阳等，揭示五脏为中心的功能系统。本段经文体现了中医学"天人相应"的生理观，是藏象学说的基本内容之一。

（1）经文以五脏为中心，论述了五脏六腑的主要功能，与形体组织、精神活动及四时气候等方面的联系，进而说明人体内外环境的统一性。

① 五脏在人体的重要性。五脏是人体生命活动的中心，分别与各器官组织相联系，构成一个有机的统一整体。所以本文提出以五脏为本，《素问·脉要精微论》也有类似的记载："五脏者，中之守也。得守则生，失守则死"，同样说明五脏在人体的重要性。五脏之所以这样重要，是因为它分别贮藏和主管人体赖以维持生命活动的精、神、气、血、水谷精微（营）等重要物质及精神活动。"心者，生之本"更是强调了心在五脏六腑中的重要地位。心不仅具有"藏神""主心脉"的作用，张介宾认为这些功能都是在心阳的主导下进行的，他说："心为阳，阳主生，万物系之以存亡，故曰生之本。"心之所以能够主宰全身精神活动和推动血液的运行，主要依靠心阳的作用，心阳虚则精神衰惫，血行迟滞，生命活动也随之减弱，如果心阳虚脱，就会危及生命，导致死亡，所以应及时回阳救脱。

② 五脏与形体组织的关系。五脏与所属外在形体组织建立的密切联系，

主要是在本脏的物质基础上实现的，例如肾"主骨""华发"的作用，就是在藏精的基础上产生的。由于肾精滋生骨髓，充养骨骼，所以骨的生长、发育、修复与肾有密切的联系。如果肾脏精气亏虚，就可出现下肢痿弱、腰脊不能屈伸等症。发的营养来源于血，但发之生机根源于肾，因为精血是相互滋生的，故肾精充沛，则头发的生长状态良好，反之，则易于枯槁脱落。又如肝"主筋""华爪"的作用，就是在藏血的基础上实现的。因为筋要依靠肝血的濡养，肝脏具有贮藏血液和调节血量的作用。当人们安静时，大部分血液回流到肝脏贮藏起来；活动时，血又从肝脏排出去，以供全身、四肢、内脏活动的需要，所以肝血充足，肢体的筋膜得到充分濡养，才能运动有力。爪（指、趾甲）是筋所属的部分。肝血的盛衰，也会影响爪甲的枯荣变化，故谓"其充在筋""其华在爪"。如果肝血不足，则筋失所养，多见肢体屈伸不利、痉挛拘急等病。若病变及于爪甲，则指甲多薄而软，甚至变形而易于脆裂。可见五脏与形体组织在生理上的协同作用，在病理上的相互影响，都与五脏所藏的精、血、营气、血脉等密切有关。

③五脏与四时阴阳的关系。人体内脏活动必须与四时阴阳（即春温、夏热、秋凉、冬寒的气候）相适应，从而保持外在环境的统一协调状态，否则就会导致疾病的发生。所以《内经》认为四时阴阳是万物死生之本。为什么五脏会与四时阴阳相应？这是人体阳气适应自然变化的结果。阳气升发于春，盛长于夏，收敛于秋，闭藏于冬，所以五脏之气与四时阴阳的升浮降沉具有相应的节律性。因此，在临床上，应注意因时制宜，结合时令季节、气候变化进行辨证施治，就能收到事半功倍的效果。《素问·脏气法时论》所说的"合人形以法四时五行而治"正是强调顺应自然变化，使人体五脏之气与四时阴阳保持协调平衡的重要性。

（2）关于"人体以六腑为器"。 六腑指胃、大肠、小肠、三焦、膀胱和胆（胆为特殊之腑，经文单述）。器犹器皿，谓六腑为暂时盛贮水谷精微和糟粕的组织器官。六腑的主要功能是"化糟粕，转五味"，因其能转五味而濡养五脏，出糟粕而净化五脏，故六腑"器"的作用与五脏"本"的作用是相辅相成的，共同维持了人体新陈代谢的顺利进行，但与五脏之"藏"是有区别的。

（3）关于"十一脏取决于胆"的问题。"凡十一脏取决于胆"有4种解释：一是认为胆主少阳春生之气（李东垣）；二是认为胆主决断（王冰）；三是认为胆能壮气抗邪（程杏轩引《医参》）；四是认为胆主半表半里，通达阴阳（张介宾）。以上四种解释都有一定的道理，但是结合本段篇章的《六节藏象论》的主题思想来看，重点是讨论人体内外环境的统一性，因此，李东垣的见解就显得更为贴切，并且在临床上有重要的指导意义。因为人体阳气根源于肾，运行于三焦，寄藏于肝胆，而少阳又主半表半里，是三焦的门户，阳气出入的枢纽，所以人体阳气由此升发，布达全身，以促进各脏阳气的运行。特别是脾气的升腾，更要依靠胆气的升发，否则脾就不能散精归肺以营养全身，致使水谷下流，形成飧泄肠澼。故李东垣说："胆气不升，则飧泄肠澼，不一而起矣。"补中益气汤之所以用升麻还要配柴胡，目的就是升发少阳之气以助脾气上升，故又说："脾胃不足之源，乃阳气不足，阴气有余。当从元气不足，升降浮沉法，随证治之。"

附：

脏腑之象归纳表

心	生之本	神之变	华在面	充在血脉	阳中之太阳	通于夏火（热）之气
肺	气之本	魄之处	华在毛	充在皮	阳中之太（少）阴	通于秋凉（燥）之气
肾	主蛰，封藏之本	精之处	华在发	充在骨	阴中之少（太）阴	通于冬寒之气
肝	罢极之本	魂之居	华在爪	充在筋	阴中之少阳	通于春温之气
脾、胃、大肠、小肠、三焦、膀胱	仓廪之本	营之居，名曰器，能化糟粕、转味而出入	华在唇四白	充在肌	至阴之类	通于长夏湿土之气
胆	十一脏取决于胆，功能特殊而重要					

脏腑的生理功能及其相互之间的联系

【原文】

黄帝问曰：愿闻十二藏之相使[1]，贵贱[2]何如？岐伯对曰：悉乎哉问也！请遂言之。心者，君主之官也，神明[3]出焉。肺者，相傅[4]之官，治节[5]出焉。肝者，将军之官，谋虑出焉。胆者，中正[6]之官，决断出焉。膻中[7]者，臣使[8]之官，喜乐出焉。脾胃者，仓廪[9]之官，五味出焉。大肠者，传道[10]之官，变化[11]出焉。小肠者，受盛[12]之官，化物[13]出焉。肾者，作强[14]之官，伎巧[15]出焉。三焦者，决渎[16]之官，水道出焉。膀胱者，州都[17]之官，津液藏焉，气化则能出矣[18]。凡此十二官者，不得相失[19]也。故主明则下安，以此养生则寿，殁世不殆[20]，以为天下则大昌。主不明则十二官危，使道[21]闭塞而不通，形乃大伤，以此养生则殃，以为天下者，其宗[22]大危，戒之戒之！

（《素问·灵兰秘典论》）

【注释】

[1] 十二藏之相使：指十二脏腑的功能及其相互关系。

[2] 贵贱：重要和次要。

[3] 神明：精神意识、思维活动。

[4] 相傅：宰相。

[5] 治节：治理调节。

[6] 中正：刚正果断。

[7] 膻中：心包络。

[8] 臣使：君主的贴身内臣。

[9] 仓廪：粮食仓库。

[10] 传道：传导。

[11] 变化：大肠将食物残渣变化为粪便。

[12] 受盛：接受、容纳。

[13] 化物：腐化食物。

[14] 作强：运用强力，指人的体力。

[15]伎巧：指人的智力。

[16]决渎：通行水道。

[17]州都：水液会聚之处。

[18]气化则能出矣：指通过膀胱的排尿功能，小便才能排出。

[19]相失：失去正常的协调关系。

[20]殁世不殆：终生不受危害。

[21]使道：脏腑联系的道路。

[22]宗：宗庙、国家、政权。

【解析】

本段经文用比喻的方法阐述了十二脏腑的主要生理功能特点及其相互之间的联系，是藏象学说的主要理论内容之一。

（1）本段经文认为人体是一个有机的整体，体内各组织器官虽然有其各自的特点，但彼此相互关联。因此，经文指出"凡此十二官者，不得相失也"，强调脏腑之间必须相互为用、密切合作、分工协调，才能维持生命的正常。譬如，心主血，为君主之官；肺主气，为相傅之官。肺主宣降，而朝百脉，其宗气贯心脉，具有促进心运行血液的作用，是血液正常运行的必要条件。如果肺气失宣，或肺气不足，均可影响心的行血功能，导致血液运行失常，出现心悸不宁、胸闷刺痛，甚则唇青舌紫等心血瘀阻的病理表现。所以临床凡因肺气失宣或不足所导致的瘀血之证，应侧重宣通肺气或补益肺气。另一方面，心主行血，血为气母，血至气亦至。如果心气不足，心阳不振，心脉瘀阻，也会导致肺气宣降功能失常，而出现肺气上逆、喘咳气促等危急的证候，治疗当以强心益气、保肺祛瘀为法。又如，肝主谋虑，胆主决断。肝胆在脏腑的关系上互为表里，两者相互结合，才能在谋虑的基础上作出正确的决断。张介宾说："胆禀刚果之气，故为中正之官而决断所出。胆附于肝，相为表里，肝气虽强，非胆不断，肝胆相济，勇敢乃成。"如果胆气虚，两者功能不相协调，就会出现谋虑不决的病理现象，如《素问·奇病论》所说："此人者，数谋虑不决，故胆虚，气上溢而口为之苦。"谋虑虽为肝所主，但是必须与胆主决断的功能密切配合才能正常进行，所以临床凡因胆虚上逆，浊邪内扰导致谋虑不决者，当从胆论治。再如胃主腐熟水谷，脾主运化精微，共为后天之本。脾病能影响到胃，胃病也能影响及脾，不论脾病或胃病，都能使后天供养不足。所以临床凡见脾胃虚弱，后天失养者，当分辨是脾病及胃、胃病及脾还是脾胃同病，选择适当的治疗措施。

（2）《内经》认为心是五脏六腑中最重要的一脏，《素问·六节藏象论》将其列为"生之本"，本篇则喻为"君主"统辖一切。"心"的主导作用主要体现在两方面：一是通过"主血脉"而维持保证全身组织器官的物质基础代谢；二是通过所藏之"神"协调全身组织器官的功能联系以及人体与外环境的关系。所谓"主明"就是"心"的功能正常，"主不明"就是"心"的功能失常。"心主血脉"和"心藏神"之间的关系是物质与功能的关系，两者相互依存而相互影响，"血脉"是"神明"的物质基础，"神明"是"血脉通达"的动力，两者共同维持"心"的正常功能，缺一不可。若心的功能失常，就会导致脏腑功能不能各司其职，失去协调，人体生命活动失常，《黄帝内经》所谓"主明则下安""主不明则十二官危"，此时治疗当从心入手。如心位居上属阳，主火，心火必须下降于肾，才能水火既济，心肾相交。又如脾主运化，生化气血，但是须赖心血的滋养与心阳的推动，所谓心火能生脾土。所以凡心病不能下交于肾，心火不能生脾土，而形成的滑泄、梦遗等有关精的病证，怔忡、惊悸等有关神的病证，都可以从心论治。

五脏、六腑、奇恒之腑的分类和生理功能特点

【原文】

黄帝问曰：余闻方士，或以脑髓为藏，或以肠胃为藏，或以为府。敢问更相反[1]，皆自谓是。不知其道，愿闻其说。岐伯对曰：脑、髓、骨、脉、胆、女子胞[2]，此六者地气之所生也，皆藏于阴而象于地，故藏而不写，名曰奇恒之府。夫胃、大肠、小肠、三焦、膀胱，此五者，天气之所生也，其气象天，故写而不藏。此受五脏浊气，名曰传化之府，此不能久留，输写者也。魄门[3]

亦为五脏使，水谷不得久藏。所谓五脏者，藏精气而不写也，故满而不能实。六府者，传化物而不藏，故实而不能满也。所以然者，水谷入口，则胃实而肠虚；食下，则肠实而胃虚。故曰：实而不满，满而不实也。（《素问·五脏别论》）

【注释】

[1] 敢问更相反：敢，自谦之词，冒昧的意思；更（gēng），改变。全句意为我冒昧地提出质问，想用相反的意见去改变他们的看法。

[2] 女子胞：又名胞宫，即子宫。

[3] 魄门：糟粕排泄之门户，古时"魄"与"粕"二字相互通用，魄门即粕门，也就是肛门。

【解析】

本段经文概述了五脏、六腑、奇恒之腑的分类和生理功能特点。

五脏总的功能特点是"藏精气而不泻""满而不能实"；六腑总的功能特点是"传化物而不藏""实而不能满"。其中的"满"，指精气的盈满；"实"指水谷的充实。五脏藏蓄精气，精气宜藏不宜泻，故曰"满而不能实"；六腑传化水谷津液，水谷必须在六腑中有规律地受纳传化，故曰"实而不能满"。但是，对脏、腑的"藏""泻"不能绝对化。实际上，五脏中亦有浊气，脏中之浊气由腑输泄而出，故经文说："此受五脏浊气，名曰传化之府，此不能久留，输泻者也。"六腑中亦有精气，腑中精气输于脏而藏之。所以张琦说："精气化于府而藏于脏，非腑之化则精气竭，非脏之藏则精气泄。"同理，精气的盈满和水谷的充实也是变化着的，如"水谷入口，则胃实而肠虚；食下，则肠实而胃虚"。虚实交替，水谷得以转化。

奇恒之腑，即异于正常六腑之意，其所异之处在于形态结构和功能特点两方面。张介宾注曰："凡此六者，原非六腑之数，以其藏蓄阴精，故曰地气所生，皆称为腑。"指出其在性能上属阴象地，主藏蓄阴精，与五脏相似；但在形态上则中空，又与六腑相似。正因为其与一般的脏、腑有相似之处，又有不同之处，而命名为"奇恒之腑"。

经文"魄门亦为五脏使，水谷不得久藏"有重要的临床意义。"魄门"即肛门，为六腑的最下端，其功能是大肠的延续，传化水谷而不得久藏。但魄门的启闭受五脏役使调节，即受心神主宰、肝气调达、脾气升提、肺气宣降、肾气固摄的共同作用。所以临证时，无论是大便秘结不通，或是大便洞泄不止，不应只局限于胃肠病变，还应注意考虑其他脏腑病变。

人的生成和神对生命的重要性

【原文】

黄帝问于岐伯曰：愿闻人之始生，何气筑为基[1]？何立而为楯[2]？何失而死？何得而生？岐伯曰：以母为基，以父为楯，失神[3]者死，得神者生也。

黄帝曰：何者为神？岐伯曰：血气已和，荣卫已通，五藏已成，神气舍心，魂魄[4]毕具，乃成为人。

黄帝曰：人之寿夭各不同。或夭寿，或卒死，或病久，愿闻其道。岐伯曰：五藏坚固，血脉和调，肌肉解利[5]，皮肤致密，营卫之行，不失其常，呼吸微徐，气以度行，六府化谷，津液布扬，各如其常，故能长久。

黄帝曰：人之寿百岁而死，何以致之？岐伯曰：使道隧以长，基墙[6]高以方，通调营卫，三部三里[7]起，骨高肉满，百岁乃得终。（《灵枢·天年》）

【注释】

[1] 基：基础、根本。

[2] 楯（shǔn）：栏杆，这里是遮蔽、护卫的意思。

[3] 神：广义指人体生命活动，狭义指思维意识活动，这里指广义的神。

[4] 魂魄：属于精神活动的一部分，详见《灵枢·本神》篇。

[5] 解利：通利流畅的意思。

[6] 基墙：这里指整个面部。

[7] 三部三里：把面部分成上、中、下三部，分别以额角、鼻头、下颌为标志。

【解析】

经文提出了"以母为基，以父为楯"的胚胎发生理论，认为人的生成本于先天，所谓"先天"，是指父母的生殖之精。父母生殖之精相结合，形成胚胎，然后凝聚精气构成人体。所以人体有生，是先天两性阴阳生殖之精相结合的结果，父与母的关系，犹如基与楯、土地与种子的关系，母基为大地，父楯如播入土地的种子。必须父母两精相搏，基楯相抱，才有人的生成，正如张介宾所说："人之生也，合父母之精而有其身……故以母为基，以父为楯，譬之稼穑者，必得其地，乃施以种。"

父母之精相合，形成胚胎，凝聚先、后天精气构成人体。精气不但具有物质性，是构成人体的基本物质，而且还具有无限的生命力，人的生命活动就是构成人体精气的生命力的具体表现，所以称为神气。人有神气才能维持生命，失神气就会导致死亡。但应该指出的是，人的寿夭不仅与先天有关，后天的充养和调摄也十分重要，例如经文中"呼吸微徐，气以度行"既取决于肺的先天发育基础，又与后天气息调摄有关。人的生命源于先天之精，精化气生神，是生命活动的基础，古人称之为"先天生后天"；而此精、气、神必受后天滋养培育，才能源源不断地化生，维持生命活动，此称为"后天生先天"。因此，为维持生命活动的充沛旺盛，尽终天年，当须先后天并重，精、气、神并养。重先天者，优生，责在父母；重后天者，调摄，责在自身。

另外，《内经》认为，从面部的特征可以判断人的寿夭。骨为肾所主，肾为先天之本；肉为脾所主，脾为后天之本。如果人中沟深而长，面部肌肉高厚，轮廓方正，面部上、中、下三部耸起而不平陷，肌肉丰满，骨骼高起者，则提示先后天精气皆旺盛，所以人能长寿，活百岁而终其天年。当然，通过望面部特征，测候先后天精气盛衰的方法，判断寿夭有一定的道理，但是不能将面部特征与寿夭的关系绝对化，应结合全身其他方面情况综合考虑。

关于头面形态的长寿特征，除本篇外，《灵枢》还有《五阅五使》《五色》等篇可资参考。头面形态是先天发育情况的标志，方面大耳，五官端正，说明发育良好；反之，颜面狭小，头部畸形，五官不正，是先天发育不良的表现。发育是否良好，是决定能否健康长寿的重要条件，这是古人经过长期观察之后获得的认识，是有着客观依据而合乎科学的结论，不应与预言穷通祸福的"相面术"等同看待。

生命不同阶段的特点和不能尽终天年的原因

【原文】

黄帝曰: 其气之盛衰, 以至其死, 可得闻乎? 岐伯曰: 人生十岁, 五藏始定, 血气已通, 其气在下, 故好走。二十岁, 血气始盛, 肌肉方长, 故好趋。三十岁, 五脏大定, 肌肉坚固, 血脉盛满, 故好步。四十岁, 五藏六府, 十二经脉, 皆大盛以平定, 腠理始疏, 荣华颓落, 发颇斑白, 平盛不摇[1], 故好坐。五十岁, 肝气始衰, 肝叶始薄, 胆汁始灭, 目始不明。六十岁, 心气始衰, 苦忧悲, 血气懈惰, 故好卧。七十岁, 脾气虚, 皮肤枯。八十岁, 肺气衰, 魄离, 故言善误[2]。九十岁, 肾气焦, 四脏经脉空虚。百岁, 五藏皆虚, 神气皆去, 形骸独居而终矣。

黄帝曰: 其不能终寿而死者, 何如? 岐伯曰: 其五藏皆不坚, 使道不长, 空外以张, 喘息暴疾; 又卑基墙, 薄脉少血, 其肉不石[3], 数中风寒, 血气虚, 脉不通, 真邪相攻, 乱而相引[4], 故中寿而尽也。(《灵枢·天年》)

【注释】

[1]发颇斑白, 平盛不摇: 发颇斑白, 即头发花白。颇, 参《素问·上古天真论》有"面焦, 发鬓颁白""天癸尽矣, 故发鬓白", 而《太素》此处亦作"鬓", 可从; 平盛不摇, 指生长发育已达到极度, 不再发育。

[2]误: 同"误"。

[3]石: 据有关文献所载原文, 作"实"为是。

[4]乱而相引: 正气紊乱导致邪气深入。

【解析】

本段讨论了人体出生后各阶段乃至于死的生命全过程及其规律, 阐明了不能尽终天年而中年即亡的原因。

(1) 经文以十岁为一阶段, 论述人体成长、壮盛、衰老及死亡各阶段和脏腑、经络、气血及神的变化, 以及与这些变化相应的外在特征。人自出生之后，到十岁左右，正处于生长发育的开端，五脏开始健全，血气运行已经通畅，这时肾脏精气逐渐充盛，自下而上发散全身。肾气既是维持生命活动的基本物质，又是生命活动的原动力，所以不但能促进人体的生长发育，而且还可见到喜走动等外部表现。到了二十岁左右，发育已经成熟，血气开始旺盛，肌肉也趋发达，行动更为敏捷，爱好疾行。三十岁，进入壮年期，五脏已经发育健全，肌肉坚固发达，血脉旺盛充满，爱好从容不迫地步行。为什么在这个时期，身体发育隆盛，而行动上反表现为好步行呢？《内经》认为，少年时代，血气通畅，肾气升发，所以性情活泼，喜走动；到了青年时期，血气开始旺盛，肌肉日趋发达；进入壮年，肌肉坚固，血脉盛满。而另一方面，性情也相应发生改变，日趋稳重，在行动上由好趋而变为好步。在这里《内经》生动地描述了生长发育过程中性情的变化。人到四十岁，五脏六腑和十二经脉都已到了旺盛的极点，生长发育达到极限，鬓发开始花白。张介宾注："天地消长之道，物极必变，盛极必衰，日中则昃，月盈则亏，人当四十，阴气已半，故发颇斑白而平盛不摇好坐者，衰之渐也。"肾气是人体生长发育的根本，人体发育由壮盛而进入衰老，肾气开始衰退，水不生木，首先影响肝，导致肝气衰减，肝叶开始薄弱，胆汁逐渐减少，目为肝之窍，所以两眼视力也开始减退。同时由于肝气衰减，木不生火，继则到六十岁，又会导致心气衰减，然后依五行相生的次序，七十脾气衰，八十肺气衰，九十肾气衰。正如朱永年注："人之生长，先本于肾脏之精气，从水火而生木金土，先天之五行也。人之衰老，从肝木以及于火土金水，后天之五行也。"人至百岁，到了衰老的最终阶段，五脏脏气虚衰，功能活动停止，所谓"神气皆去"，只剩下躯壳，终天年而死。

本段与《素问·上古天真论》"人年老而无子者"一段均论述生命过程及其阶段性，但《素问·上古天真论》以女七男八为阶段，重点阐发人体生殖功能盛衰规律，自一七、一八而到七七、八八，是生命的部分过程，而本段则以十岁为阶段，着重阐发人体整体生理功能变化规律，是生命的全过程。然则彼此皆以先天精气的自然盛衰规律立论，可以互相发明。

（2）"其不能终寿而死者……故中寿而尽也"论述了人的寿夭不仅与先

天有关，而且与后天也有关，如果先后天失调，就会中寿而夭。首先，不能长寿的人，大多先天禀赋不足，主要表现为五脏脆弱不坚固，外部特征多表现为人中沟不长，鼻孔向外开张，肺气外泄，呼吸喘促急暴疾速。或者表现为面部瘦薄不丰，脉体薄弱，脉中血少而不充盈，肌肉不坚实等不足征象。先天禀赋虚弱，如能注意后天的调摄资培，也未必不能尽享天年。如先天禀赋不足，又不注意后天的充养与调摄，致使腠理松弛，卫外不密，屡被风寒侵袭，损伤正气，血气空虚，经脉不畅，正气不足以抗邪，外邪更易侵入，正邪交争，真气败乱，不但不能拒邪于外，反而引邪深入，扰乱于体内，所以只能活到中等的年寿就死亡。指出先天不足，后天失养，先后天不相协调，会导致中寿而终的结果，强调了先、后天关系协调与否是寿夭关键的基本观点。故张志聪说："此言人禀先天之气虚薄而后天犹可资培，更能无犯贼风虚邪，亦可延年益寿。若禀气虚弱，而又不能调养，兼之数中风寒，以致中道夭而不能尽其天年矣。"因此为维持生命活动的充沛旺盛，尽终天年，当须先后天并重，精、气、神并养。

附：

人体生长发育衰老过程表

年岁	生理特点	生命表现特点
十	五脏始定，血气已通，其气在下	好走
二十	血气始盛，肌肉方长	好趋
三十	五脏大定，肌肉坚固，血脉盛满	好步
四十	五脏六腑，十二经脉，皆大盛以平定	腠理始疏，荣华颓落，发颁斑白，平盛不摇，好坐
五十	肝气始衰，肝叶始薄，胆汁始减	目始不明
六十	心气始衰，血气懈惰	苦忧悲，好卧
七十	脾气虚	皮肤枯
八十	肺气衰，魄离	言善误
九十	肾气焦，四脏经脉空虚	—
百岁	五脏皆虚，神气皆去	形骸独居而终

胃的重要作用，营气、卫气、宗气与胃的密切关系

【原文】

黄帝曰：愿闻谷气有五味；其入五藏，分别奈何？伯高曰：胃者，五藏

六府之海也，水谷皆入于胃，五藏六府皆禀气于胃。五味各走其所喜，谷味酸，先走肝；谷味苦，先走心；谷味甘，先走脾；谷味辛，先走肺；谷味咸，先走肾。谷气津液已行，营卫大通，乃化糟粕，以次传下。

黄帝曰：营卫之[1]行奈何？伯高曰：谷始入于胃，其精微者，先出于胃之两焦，以溉五藏，别出两行，营卫之道。其大气[2]之抟而不行者，积于胸中，命曰气海，出于肺，循喉咽，故呼则出，吸则入。天地之精气[3]，其大数常出三入一，故谷不入，半日则气衰，一日则气少矣。（《灵枢·五味》）

【注释】

[1] 之：到。

[2] 大气：即水谷精气和吸入的清气结合而成的宗气。

[3] 天地之精气：指吸入的大自然中的清气和饮食摄入的水谷精微之气。

【解析】

本段着重论述了味的重要作用，提出了胃为"五脏六腑之海"的论点，论证了营气、卫气、宗气与胃的密切关系。

"胃者，五脏六腑之海也"，强调胃在维持人体正常生理功能上的重要性。胃以受纳和消化水谷为其主要功能，所以胃是五脏六腑的营养汇集之处，故称为五脏六腑之海。饮食水谷进入胃中，五脏六腑都要禀受胃中所化生的精微之气，才能维持正常的生理功能，所以人以胃气为本，如果胃气衰败，脏腑组织无从获得滋养，抗病能力衰退，药物治疗也不能发挥应有的作用。因此历来医家十分重视顾护胃气，所谓"有胃气则生，无胃气则死"。

"五味各走所喜……"论述了五味归属五脏的一般规律。五味入胃后，对五脏所起的作用各不相同，反映出五味对五脏具有一定的选择性。味酸的入胃后，先入肝；味苦的，先入心；味甘的，先入脾；味辛的，先入肺；味咸的，先入肾。所以偏食五味，会导致五脏功能的异常，如多食酸味，能使肝气偏盛，影响及脾，而使脾气衰竭。所以了解五味与五脏的关系，有助于认识疾病的病机，这也为后世药物归经理论提供了依据。但五味归属五脏不是绝对的，《内经》强调"先走"，既有先入之脏，也有后入之脏，所以不能机械地认为某味只能入某脏，而不能入他脏。

"四海"的分布和腧穴

【原文】

黄帝问于岐伯曰：余闻刺法于夫子，夫子之所言，不离于营卫血气。夫十二经脉者，内属于府藏，外络于肢节，夫子乃合之于四海乎？岐伯答曰：人亦有四海、十二经水。经水者，皆注于海，海有东西南北，命曰四海。黄帝曰：以人应之奈何？岐伯曰：人有髓海，有血海，有气海，有水谷之海，凡此四者，以应四海也。

黄帝曰：远乎哉，夫子之合人天地四海也，愿闻应之奈何？岐伯答曰：必先明知阴阳表里荥输[1]所在，四海定矣。黄帝曰：定之奈何？岐伯曰：胃者，水谷之海，其输上在气街，下至三里；冲脉者，为十二经之海，其输上在于大杼，不出于巨虚之上下廉；膻中[2]者，为气之海，其输上在于柱骨之上下[3]，前在于人迎；脑为髓之海，其输上在于其盖[4]，下在风府[5]。(《灵枢·海论》)

【注释】

[1] 荥（yíng）输：这里指"四海"精气输送、注入的地方。

[2] 膻中：这里指整个胸腔。

[3] 柱骨之上下：柱骨，即天柱骨，这里指第7颈椎；上，指天柱骨上边的"哑门穴"，位于第1、第2颈椎之间；下，指天柱骨下边的大椎穴，位于第7颈椎、第1胸椎之间，均属于督脉。

[4] 盖：这里指百会穴，位在头顶中央，属于督脉。

[5] 风府：穴位名，位于后正中线上、入发际1寸处，属于督脉。

【解析】

本段阐述了人体胃、冲脉、膻中、脑是水谷、血、气、髓的汇聚之所，以自然界东、南、西、北四海作比喻，提出人身"四海"的概念，表明人体四海在生命活动的重要作用。

经文所提出的胃和冲脉的称谓与《黄帝内经》中其他篇章不尽相符。本篇称胃为"水谷之海"，而《灵枢·动输》《灵枢·五味》《素问·太阴阳明论》等皆谓之"五脏六腑之海"。冲为"血海""十二经之海"，而《灵枢·顺逆肥瘦》则称之为"五脏六腑之海"。对于这种差异，张介宾作了较为清楚的解释："若此诸说，则胃与冲脉皆为五脏六腑之海，又将何以辨之？故本篇有水谷之海、血海之分。水谷之海者，言水谷盛贮于此，营卫由之而化生也；血海者，言受纳诸经之灌注，精血于此而蓄藏也，此固其辨矣。及考之《痿论》曰：'阳明者，五脏六腑之海，主润宗筋，宗筋主束骨而利机关也。冲脉者，经脉之海也，主渗灌溪谷，与阳明合于宗筋。阳明总宗筋之会，会于气街，而阳明为之长。'盖阳明为多血多气之府，故主润宗筋而利机关；冲脉为精血所聚之经，故主渗灌溪谷。且冲脉起于胞中，并少阴之大络而下行；阳明为诸经之长，亦会于前阴。故男女精血皆由前阴而降者，以二经血气总聚于此，故均称为五脏六腑十二经之海，诚又非他经之可比也。"

人体四海的病象和治疗原则

【原文】

黄帝曰：凡此四海者，何利何害？何生何败？岐伯曰：得顺者生，得逆者败；知调者利，不知调者害。

黄帝曰：四海之逆顺奈何？岐伯曰：气海有余者，气满胸中，悗息[1]面赤；气海不足，则气少不足以言。血海有余，则常想其身大，怫然[2]不知其所病；血海不足，亦常想其身小，狭然[3]不知其所病。水谷之海有余，则腹满；水谷之海不足，则饥不受谷食。髓海有余，则轻劲多力，自过其度；髓海不足，则脑转耳鸣，胫酸眩冒，目无所见，懈怠安卧。

黄帝曰：余已闻逆顺，调之奈何？岐伯曰：审守其输，而调其虚实，无犯其害，顺者得复，逆者必败。黄帝曰：善。（《灵枢·海论》）

【注释】

[1] 悗息：悗，就是"闷"字，胸中烦闷；息，呼吸喘急。

[2] 怫然：烦躁易怒的样子。

[3] 狭然：紧闷不舒的感觉。

【解析】

本段论述了人体四海有余和不足的病象及其治疗原则。

经文所述的四海有余（髓海有余除外）、不足的证候表现，实质上还与肺、胃、肾等脏腑的病变有关。以不足为例：气海不足的气少不足与肺气不足多有密切关系；水谷之海不足的饥不受谷食多属脾胃之气虚弱；髓海不足的脑转耳鸣则多与肾阴亏损相关。至于血海不足的常想其身小，是患者的幻觉，可与"肝主血海"联系起来理解。对于"髓海有余，则轻劲多力，自过其度"，马莳认为："此言髓海之偏胜而病者，见其所以为逆，反此则为顺也。"证之临床，痰火犯脑、邪气有余而实的精神狂躁患者，常有逾垣上屋、登高疾走等症，病发所为较其平素轻劲力大，就是"自过其度"的一种表现。由于胃为水谷之海，是受纳腐熟水谷的脏器，与脾相表里，所以水谷之海的病证，就是脾胃的疾患。水谷之海有余的证候，如食滞胃脘，可见脘腹胀痛拒按、吞酸嗳腐、呕吐、不思饮食、大便不通或滞下不爽等症，治宜消食导滞；其不足的证候，如脾胃气虚，症见纳减、饥不欲食、食后作胀等，治疗又当补益中气，用补中益气汤之类。如《灵枢·海论》后文所说："水谷之海有余，则腹满；水谷之海不足，则饥不受谷食。"

冲脉为十二经脉之海，为气血的要冲，又称血海。冲脉起于胞中，随腹直上，有调节月经的作用。冲脉空虚，血海不足，会使经量减少，但阴血化生于脾，而藏于肝，所以血海不足，都责之于肝脾，临床常从健脾益气、养肝补血入手治疗。如是寒邪等外邪侵入冲脉，经脉不通，经气因之攻冲上逆，则可见腹痛、痛处筑动应手等症，治疗又当以祛寒降逆为法。

脑为精髓汇集之处，与肢体的动作、七窍的功能，保持头部清醒有关。髓海有余，精髓充沛，则肢体活动有力、耳目聪明、头脑清醒；髓海不足，精髓空虚，就会出现自觉头脑旋转耳鸣、小腿酸软无力、眩晕、站立不稳、目视昏花、精神萎靡等症。如同篇下文所说："髓海有余，则轻劲多力，自过其度；髓海不足，则脑转耳鸣，胫酸眩冒，目无所见，懈怠安卧。"脑为髓海，髓又为肾精所化，所以脑髓不足，责之肾精命火亏损，临床常用补肾的方法治疗。膻中为宗气生成和汇聚之处，其有余不足，常是肺脏病变的延续。气海有余，有如外邪束肺，肺气失宣之证，可见胸中气满、烦闷喘息等症，治疗应当以祛邪宣肺为主。气海不足，有如肺气不足之证，可见精神倦怠、短气懒言、语言低微等症，治疗又当以补益肺气为主。

综上所述，四海的病证，大多由肺、脾、肝、肾等脏腑病变导致，所以，对其病机的认识不能脱离脏腑，治疗也大多以调治脏腑入手。

附：

人身四海的部位、病象、俞穴和治疗原则

名称	部位	俞穴	病理现象	治则
水谷之海	胃	上：气街（气冲穴） 下：足三里	有余：腹满 不足：饥不受谷食	审受其输，而调其虚实，无犯其害
血海 （十二经之海）	冲脉	上：大杼 下：上巨虚、下巨虚	有余：常想其身大，怫然不知其所病 不足：常想其身小，狭然不知其所病	
气海	膻中	上：哑门、大椎 下：人迎	有余：气满胸中，悗息面赤 不足：气少不足以言	
髓海	脑	上：盖（百会穴） 下：风府	有余：轻劲有力，自过其度 不足：脑转耳鸣，胫酸眩冒，目无所见，懈怠安卧	

六腑的生理功能及其与五脏的阴阳表里配合关系

【原文】

肺合大肠，大肠者，传道之府。心合小肠，小肠者，受盛之府。肝合胆，胆者，中精之府[1]。脾合胃，胃者，五谷之府。肾合膀胱，膀胱者，津液之府也。少阴属肾，肾上连肺，故将两脏。三焦者，中渎之府[2]也，水道出焉，属膀胱，是孤之府也。是六府之所与合者。（《灵枢·本输》）

【注释】

[1] 中精之府：古人认为胆内所藏之胆汁为肝之精气所化，与其他六腑所藏水谷、浊物有所不同，所以称为中精之腑。

[2] 中渎之府：渎，水道、水沟。三焦是人体水液通行的道路，所以称为中渎之腑。

【解析】

本段经文论述了六腑的生理功能及其与五脏的阴阳表里配合关系。

脏腑相合的基础是经络的联系和生理功能的配合。脏腑相合，组成了一个小系统，在生理和病理上都有密切联系，为临床辨证施治提供了思路和依据。临证常用的"脏病治腑、腑病治脏"的治则都是以此理论为依据。例如，肺与大肠相表里，大肠的传导功能，有赖于肺气的肃降，肺气下降，大肠才能传送糟粕；反之，大肠传导失常，大便不通，也会影响肺气的肃降。所以，邪热乘肺，腑道不通，大便秘结，导致胸满喘逆等症，治疗应注意通腑泻热，只要大肠恢复传导，虽不治肺而喘满自止。如唐容川所说："痰饮实热，气逆而咳血者，扬汤止沸，不如釜底抽薪。"而对于肺气不足所导致的腑气不通、大便秘结之证，不能·味攻下，治宜补益肺气，用补中益气汤之类。又如心与小肠相表里，心阳为君火，是人体脏腑功能的主宰，心火下移小肠，小肠才能受盛化物，分清泌浊，对经胃腑下传小肠的饮食物继续进行消化。小肠济泌别汁，吸收清者，经脾气升清，上输心肺，化赤为血，使心血不断得到补充。在病理上，心与小肠相互影响，心火可以移热小肠，而见小便赤涩、脐腹作胀等症，治疗宜清心火、导热下行；反之，小肠实热，也可上熏于心，出现心烦、心悸、口疮、少寐等症，治疗宜用导赤散、凉膈散之类清利实热。再如肾与膀胱相表里，肾主水液，司开合，膀胱为水液贮藏及气化的场所。必须肾气充盛，膀胱才能化气行水，固摄有权；反之，膀胱水液停滞，也可影响肾气化津液、司关门开合的作用。所以，因肾气不足，命门火衰所致的小便不利或闭结、频数或失禁，应从肾治。如陈士铎《辨证录》说："夫膀胱者，决渎之官，肾中气化而能出。此气，即命门之火也。命门火旺，而膀胱之水通；命门火衰，而膀胱之水闭矣……治法必须助命门之火，然徒助命门之火，恐有阳旺阴消之虑，必须于水中补火，则火生于水中，水即通于火之内耳。方用八味地黄汤。"而对于太阳之邪随经入腑，邪与水结、气化不行的膀胱蓄水证，又当在通阳的同时，通利小便，导水下行，以恢复肾气化气行水的作用。如五苓散，在用桂枝通阳的前提下，又用茯苓、猪苓、泽泻利水。再如，肺为水之上源，肾为水之下源，必须肾上连肺，肺与肾相互配合，才能统摄三焦、膀胱，维持水液代谢平衡。所以，临床治疗水液代谢失常的病证，要注意肺肾同治。如遗尿，证候属肺肾两虚者，不能一味固涩，要注意贯彻"治肾者必须治肺"的原则。

经文指出胆为"中精之府"。胆属六腑之一，因其贮藏、疏泄精汁，而不是传化水谷，功能特殊，故又属奇恒之腑。胆中精汁清净不浊，源于肝脏气血所化，故名"中精之府"。古人认为胆汁很重要，不仅能助脾胃消化食物，且胆为"中正之官"，参与精神活动而"决断出焉"。胆汁宜清不宜浊，胆汁变浊，不仅滋生浊物聚积之病（如结石、硬变等），而且经脉气血变浊，常导致心、脑、肾、血管的许多病变，临床应当引起重视。

"少阴属肾，肾上连肺，故将两脏"，原文为"少阳属肾"，此据《太素》直改为"少阴属肾"。"少阳属肾"是否有理？注家也有赞同者，如《类经》曰："三焦为中渎之府，膀胱为津液之府，肾以水脏而领水府，理之当然，故肾将两脏……《本脏》篇曰：'肾合三焦膀胱'，其义即此。"水要气化，有赖阳气，故少阳属肾。《灵枢集注》则另有解释："一肾配少阳而主火，一肾上连肺而主水，故肾将两脏也。"肾为水火之脏，张氏之说不无道理。总之，此句经文说明了肾与肺在生理功能上关系密切，两者在病理状态下可相互影响。

"孤之府"的"孤"有二义：一指孤独无偶，三焦无配合，属于膀胱，故曰孤；二谓其独特，如《类经》注曰："十二脏之中，唯三焦独大，诸脏无与匹者，故名……唯三焦者，虽为水渎之府，而实总护诸阳，亦称相火，是又水中之火府。"故在本篇曰："三焦属膀胱。"在《素问·血气形志》曰："少阳与心主为表里。盖其在下者为阴，属膀胱而合肾水；在上者为阳，合包络而通心火。此三焦之所以标上极下，象同六合，而无所不包也。"《素问·玉机真脏论》中言脾为"孤脏"，也指其功能独特而灌溉四旁，与此同义。

太阴、阳明阴阳不同之理

【原文】

黄帝问曰：太阴阳明为表里，脾胃脉也，生病而异者何也？岐伯对曰：阴阳异位[1]，更虚更实[2]，更逆更从[3]，或从内，或从外，所从不同，故病异名也。

帝曰：愿闻其异状也。岐伯曰：阳者，天气也，主外；阴者，地气也，主内。故阳道实，阴道虚。故犯贼风虚邪[4]者，阳受之；食饮不节，起居不时者，阴受之。阳受之则入六府，阴受之则入五脏。入六府则身热，不时卧，上为喘呼。入五脏则䐜满闭塞，下为飧泄，久为肠澼。故喉主天气，咽主地气。故阳受风气，阴受湿气。故阴气从足上行至头，而下行循臂至指端；阳气从手上行至头，而下行至足。故曰：阳病者，上行极而下；阴病者，下行极而上。故伤于风者，上先受之；伤于湿者，下先受之。（《素问·太阴阳明论》）

【注释】

[1] 阴阳异位：脾为脏属阴，它的经脉循行于身体的阴分，由下往上行；胃为腑属阳，它的经脉循行于身体的阳分，由上往下行。

[2] 更虚更实：春夏为阳，阳明之气旺盛于春夏，所以春夏阳明气实而太阴气虚；秋冬为阴，太阴之气旺盛于秋冬，所以秋冬太阴气实而阳明气虚。更：交替不同。

[3] 更逆更从：春夏为阳，阳明气盛为从，太阴气盛为逆；秋冬为阴，太阴气盛为从，阳明气盛为逆。

[4] 贼风虚邪：泛指一切外来有害的致病邪气。

【解析】

本节以太阴、阳明为例，论述了由于经脉、脏腑、阴阳不同产生的病理变化各异的问题。

阴经和五脏属阴，阳经和六腑属阳。外邪侵犯，先入在表在阳之阳经六腑；内伤饮食起居，直犯在里在阴的阴经五脏。本节谓受贼风虚邪者，病"入六腑"，饮食起居失调者，病"入五脏"，正与《素问·阴阳应象大论》

"天之邪气，感则害于五脏，水谷之寒热，感则害于六腑"相反。张琦在《素问释义》中说："以形气言，邪气无形故入脏，水谷有形故入腑；以表里言，腑阳主外，故贼风虚邪从外而受，脏阴主内，故饮食不节从内而受。实则脏腑皆当有之。"不可拘泥，当以证为准。

"阳道实，阴道虚"，乃阴阳学说的一个基本观点，广义而言，凡事物之属于阳者，必有强壮、盛满、向外等特点；事物之属于阴者，必具柔弱、不足、向内等特性。朱丹溪《格致余论》曾说："天地为万物之父母，天大也，为阳，而运于地之外，地居于天之中，为阴，天之大气举之。日，实也（正圆不缺），亦属阳，而运于月之外；月，缺也，属阴，禀日之光以为明也。"可见"阳道实，阴道虚"是阴阳的一个普遍规律，一实一虚，相反相成，才能化生万物，平衡气机。由于脾胃生理上"法天地"，病理上表现出"实则阳明，虚则太阴"的特点，故"阳道实，阴道虚"就成为脾胃发病的总规律。从经脉脏腑而言，阳经和六腑多实证，阴经和五脏多虚证。从外感内伤来说，外感多有余，内伤多不足。但是阴阳概念并不是固定的，认识上应知常达变，从多角度进行考察。如因"喉主天气，咽主地气"，天之无形邪气可从喉入肺，地之有形水谷由咽到胃，是从形气的角度来看的。再如，风湿外邪属阳，然亦有阴阳之分，风性轻扬，易犯人体上部，故为阳邪；湿性重浊，易伤人体下部，故为阴邪，此乃同气相求也。而且疾病的阴阳上下可以"邪随气转"而发生变化。所以对于"阳道实，阴道虚"规律的认识也不可过于拘泥。

脾胃在生理、病理上的密切关系

【原文】

帝曰：脾病而四支不用，何也？岐伯曰：四支皆禀气于胃，而不得至经，必因于脾，乃得禀也。今脾病不能为胃行其津液，四支不得禀水谷气，气日以衰，脉道不利，筋骨肌肉，皆无气以生，故不用焉。

帝曰：脾不主时，何也？岐伯曰：脾者土也，治中央，常以四时长四藏，各十八日寄治，不得独主于时也。脾藏者，常着胃，土之精也。土者生万物而法天地，故上下至头足，不得主时也。

帝曰：脾与胃以膜相连耳，而能为之行其津液，何也？岐伯曰：足太阴者，三阴也，其脉贯胃属脾络嗌，故太阴为之行气于三阴。阳明者，表也，五藏六府之海也，亦为之行气于三阳。藏府各因其经而受气于阳明，故为胃行其津液。四支不得禀水谷气，日以益衰，阴道[1]不利，筋骨肌肉无气以生，故不用焉。（《素问·太阴阳明论》）

【注释】

[1] 阴道：这里指血脉，与上文的"脉道不利"相同。

【解析】

本节通过分析"脾病而四肢不用"的机制，阐述了脾胃在生理、病理上的密切关系。

从解剖上来看，脾与胃之间有系膜相连；经脉上，足太阴脾经属脾络胃，足阳明胃经属胃络脾，两经相互络属，从而构成表里关系，脾经又贯通于胃。这些都是两者关系紧密的物质基础。胃主受纳，为水谷之海、脏腑气血之源，其气应天主降，脾主运化，其气应地主升。胃需要通过脾的运化，才能把水谷精气输布到四肢百骸，所以原文强调脾"为胃行其津液"的机制，脾需要胃的受纳，才获得运化转输之质。脾升则精气得以上输，胃降则糟粕得以下行；胃为阳腑而喜湿恶燥，脾为阴脏而喜燥恶湿，脾与胃合，纳运相依，升降相因，燥湿相济，以维持人体的消化吸收功能。由于脾胃处于中焦这一特殊部位，具有生万物、长养四脏的特殊作用，其气化"法天地"之阴阳，故成为整个机体气机升降运动之枢纽。中医治病（特别是内伤杂病）尤重调理脾胃，通过调理脾胃的气化功能，不仅可以治疗脾胃系统自身的许多疾病，而且可以治愈许多上焦的病证（如心、肺、脑、五官等方面的病证）和下焦的病证（如泌尿生殖系统的某些病证）。例如，临床上对四肢枯痿不能随意运动的病证，运用调治脾胃的方法常有一定的疗效，《素问·痿论》提出的"治痿独取阳明"的论点，也是注重调理脾胃。

本文提出"脾者土也，治中央，常以四时长四脏，各十八日寄治，不得独主于时也"的观点，说明脾气四季皆旺，每个脏腑都离不开脾所运化的水谷精气的滋养。故《素问·玉机真脏论》有"脾脉者土也，孤脏以灌四旁也"之说，旨在突出脾在脏腑中的重要地位，提示临床调治脏腑疾病要注意对脾胃之气的调养。金元医家李东垣以此理论，结合临床实践，著《脾胃论》一书，成为补土学派的代表者，其重视脾胃的学术思想，对中医学的发展产生了深远的影响。至于脾与四季的关系，本段经文曰："脾不主时""各十八日寄治"，是以"土者，生万物而法天地"立论；《素问·金匮真言论》《素问·六节藏象论》云脾"主长夏"，是根据阴阳五行学说，按五脏应五季（气）的理论排列而成。立论依据不同，故结论有别。

水谷的输布及生化过程

【原文】

食气入胃，散精于肝，淫[1]气于筋。食气入胃，浊气归心，淫精于脉。脉气流经，经气归于肺，肺朝百脉，输精于皮毛。毛脉合精，行气于府[2]。府精神明[3]，留于四藏[4]，气归于权衡。权衡以平，气口成寸，以决死生。

饮入于胃，游溢精气，上输于脾，脾气散精，上归于肺，通调水道，下输膀胱。水精四布，五经并行，合于四时五藏阴阳，揆度以为常也。（《素问·经脉别论》）

【注释】

[1] 淫：过甚、浸溢的意思，这里指将满盈的精气输送出去。

[2] 府：这里指血脉。

[3] 神明：这里指血脉中气血的流行变化正常不乱。

[4] 四藏：具体所指，前人争论不一。这里泛指所有的脏腑。

【解析】

本段论述了谷食和水饮入胃后其精气输布运行的过程。

（1）"浊气归心，淫精于脉……留于四脏"指出精气入于心，通过经脉朝会于肺，由肺输布全身，直至皮毛，经气血相合，再还于经脉中而流于四脏。"毛脉合精"，张介宾的注释为："肺主皮毛，心主血脉，肺藏气，心藏血。毛脉合精，即气血相合。"指出肺心气血必须相互配合，才能使经脉中之食物精微运行于全身，敷布均衡，表现于气口，意在强调肺心气血运行协调对食物精气的正常敷布有重要意义。《素问译释》则直解"毛脉合精"为"皮毛和经脉的精气会合"。其实，这个过程含有古人对血液循环的认识，"毛脉"为"络脉"（毛细血管），意为经气归于肺，由于肺朝百脉，所以食物之精微随经脉输送到皮毛，再次进行气体和营养物质的交换，又回到经脉，经脉（府）中的精气在神明（心）的作用下，留（流）注四脏，如此则脏腑经脉之气归于平衡状态，现于气口。这种认识远早于17世纪西方医学的血液循环理论。这段经文提示了"气口"能"决死生"两点原因：其一，气口脉的搏动由三个因素组成，即肺气、心血和胃中的食气（胃气），包含了精、气、神三大生命物质元素；其二，气口脉可以反映"气归于权衡"的状态，"权衡以平"为其常，权衡不平则为病，甚则为死。

（2）"饮入于胃，游溢精气……揆度以为常也"揭示了在体内水液代谢的整个过程，说明脾胃、肺都参与了代谢，而其中肺的宣发通调水道的作用尤显重要。通过肺的宣发敷布作用，水谷精气得以布散全身；经肺的肃降作用使代谢后多余的水液下输于膀胱。这些论述启发后世认识到"肺为水之上源"，在治疗水肿的病证中用"提壶揭盖法"宣肺发越水气。脾在水液代谢中起运化、转输的作用，通过"脾气散精"，津液才得以"上归于肺"。若脾气升清散精作用减退，则水湿不得上归于肺，停聚于体内而成水肿，故临床治疗水肿亦有用培土制水法。

（3）本节还提出了"四时五脏阴阳"的问题，强调人的生理活动及病理变化，受自然界四时阴阳消长变化的制约和影响，体现了"人与天地相应"的整体观点。整体观是《内经》理论体系最显著的学术特征，首先，本节从饮食物的消化吸收、精气的转输、津液的输布以及诊病方法诸方面反映了这一特征。谷食经胃肠消化吸收后，在脾的运化作用下，将其精微输之于肝，有的输布于肺，有的直归于心脉，借助经脉输送、升散、会合而发挥其作用。

其水液的代谢，亦先经脾的运化，复由肺气通调、三焦决渎、肾及膀胱的气化作用而完成。《内经》在此尤其强调，只有五脏功能活动能适应四时气候的变化，作出适当的调节，才能保持水液代谢的正常，维持阴阳之间的相对平衡。例如，天热或活动量大时，汗多而小便少；天冷或活动量小时，汗少而小便多，就是五脏随四时寒暑的变迁做出适当的调节，通过水液代谢来维持体内阴阳平衡的明显例子。

七窍的功能源于五脏精气的奉养

【原文】

五藏常内阅[1]于上七窍也，故肺气通于鼻，肺和则鼻能知香臭矣；心气通于舌，心和则舌能知五味[2]矣；肝气通于目，肝和则目能辨五色[3]矣；脾气通于口，脾和则口能知五谷[4]矣；肾气通于耳，肾和则耳能闻五音[5]矣。五藏不和则七窍不通，六府不和则留为痈。（《灵枢·脉度》）

【注释】

[1] 阅：这里是通达、布散的意思，与下文的"通"字意义相同。

[2] 五味：酸、苦、甘、辛、咸五种味道，这里泛指各种味道。

[3] 五色：青、赤、黄、白、黑五种颜色，这里泛指各种颜色。

[4] 五谷：秔米（粳米）、麻（芝麻）、大豆、小麦、黄黍（玉米）5种粮食，这里泛指各种粮食。

[5] 五音：古代乐理中的5个音阶，即角、徵、宫、商、羽，这里泛指各种声音。

【解析】

本段经文阐明人体官窍的生理功能和病理变化与五脏六腑有密切的关系。

五脏在内在下，七窍在外在上，五脏的经脉上连于七窍，五脏与七窍相通应，在病理情况下，五脏气机不和，可表现为七窍病变，因此经文曰"五脏常内阅于上七窍"，临证时可从七窍的功能改变测知五脏的病变，从五脏入手进行调治。如肺开窍于鼻，肺气失宣，常见鼻塞流涕、嗅觉失灵，可用辛散宣肺的方法治疗。"心气通于舌，心和则舌能知五味矣"是强调心与舌有较为密切的关系。如心气不足，血行不畅，可见舌质紫暗；心火上炎，可见舌赤生疮、溃烂疼痛；痰迷心窍或热陷心包，可引起舌强语謇。这些都是心的病变在舌体上的反映，治疗都要从心入手。肝开窍于目，临床不少眼病与肝有关。如肝火上炎引起目赤肿痛；肝血不足可见眼目干涩、视物模糊；肝风内动出现目睛上吊、目斜等，中医治疗目疾，往往从肝着手。脾开窍于口，饮食、口味与脾的运化功能密切相关，所以根据口味的变化推断脾脏的病变，在临床上有一定的诊断意义。食欲旺盛，口味正常，表示脾气健旺；脾经有热，则口有甜味；脾有湿邪，则口中黏腻不清；脾虚不能健运，则口淡无味。肾的精气上通耳窍，耳的听觉与肾脏的精气盛衰密切相关。如肾气充沛，则听觉灵敏；肾的精气不足，可出现耳鸣、听力减退等症，临床治疗当用补益肾气的方法。由于人体是一个统一的整体，脏腑功能之间具有密切的联系，所以每一个体表器官与脏腑的联系也是非常复杂的。五脏开窍理论只说明某一脏器与某一体表器官具有较为密切的联系，不能机械地理解为是唯一的联系。如耳不但开窍于肾，与其他脏腑也有一定的联系，临床应根据具体情况，通过脏腑辨证，选择适当的治法。

由于七窍皆禀气于五脏，故五脏不和，则精气不能畅通于上七窍，故七窍之感觉功能减退或消失；六腑不和（指传化功能紊乱），则水谷留滞，气血郁结化热而为痈肿疮疡。故经文曰"五脏不和则七窍不通，六腑不和则留为痈"。至于痈疡部位，张介宾认为："肌腠留为痈疡"，但本段主要是在论官窍，似指七窍生痈疡，也符合临床实际。总之，五脏不和与六腑不和，皆能导致七窍发生病变，但因脏与腑的功能不同，所以影响七窍发病亦有所区别，这是应当分辨的。

附：

脏腑与七窍的关系

脏腑	上七窍	关系
肺	鼻	肺气通于鼻，肺和则鼻能知香臭
心	舌	心气通于舌，心和则舌能知五味

续表

脏腑	上七窍	关系
肝	目	肝气通于目，肝和则目能辨五色
脾	口	脾气通于口，脾和则口能知五谷
肾	耳	肾气通于耳，肾和则耳能闻五音
五脏不和则七窍不通，六腑不和则留为痈		

眼睛与五脏在生理上的密切关系

【原文】

五藏六府之精气，皆上注于目而为之精[1]。精之窠为眼[2]，骨之精为瞳子[3]，筋之精为黑眼[4]，血之精为络[5]，其窠[6]气之精为白眼[7]，肌肉之精为约束[8]，裹撷[9]筋骨血气之精而与脉并为系，上属于脑，后出于项中。（《灵枢·大惑论》）

【注释】

[1] 精：这里指眼睛的视觉功能。

[2] 精之窠（kē）为眼：窠，窝穴也，也引申为汇集的意思。全句意为五脏六腑的精气汇集于目，眼睛的各组成部分才能发挥正常的生理作用。

[3] 骨之精为瞳子：骨之精，指肾的精气，因肾主骨而名。瞳子，又名瞳神或瞳仁，即瞳孔。全句意为肾的精气充养瞳孔。

[4] 筋之精为黑眼：筋之精，指肝的精气，因肝主筋而名。黑眼，指瞳子外围黑色的部分，又叫黑睛，即角膜。全句意为肝的精气充养黑睛。

[5] 血之精为络：血之精，指心的精气，因心主血而名。络，指眼角的血络。全句意为心的精气充养眼的血络。

[6] 其窠：依据上下文例，此二字疑为衍字。

[7] 气之精为白眼：气之精，指肺的精气，因肺主气而名。白眼，又叫白睛，眼球的白色部分，即巩膜。全句意为肺的精气充养白眼。

[8] 肌肉之精为约束：肌肉之精，指脾的精气，因脾主肌肉而名。约束，指眼胞，即上下眼睑，因其能开能合而名。全句意为脾的精气充养眼睑。

[9] 裹撷（xié）：用衣襟包裹东西，这里比喻眼胞的作用。

【解析】

本段经文指出眼睛的精明作用是五脏六腑之精气灌注的结果，眼结构的不同部分与相应的脏气联系。

瞳仁属肾之精，黑眼属肝之精，眦内血络属心之精，白眼属肺之精，眼胞属脾之精，目系则由肝、肾、心、肺之精气裹于经脉之中而形成，故目系实为一特殊的经脉，内含肝、肾、心、肺四脏之精，且上连于脑。这些理论为后世《银海精微》创立"五轮学说"奠定了基础，如以上下胞睑为肉轮，属脾，脾与胃相表里，肉轮疾患每与脾胃有关；两眦血络为血轮，属心，心与小肠相表里，血轮疾患多与心或小肠的病变有关；白睛为气轮，属肺，肺与大肠相表里，气轮的疾患多与肺或大肠的病变有关；黑睛为风轮，属肝，肝与胆相表里，风轮的疾患多与肝或胆的病变有关；瞳神为水轮，属肾，肾与膀胱相表里，故水轮的疾患多与肾或膀胱有关。如眼睑红赤糜烂，多因脾经实热所致；白睛红赤，血丝满布，羞明流泪是肺经风热所致；内眦血丝红赤较粗为心火上炎所致；黑睛见鲜红积血，多因肝经受热、血热妄行所致；瞳孔缩小，视物不明，常由肾阴不足、虚火上炎所致。

精、气、津、液、血、脉六气的概念

【原文】

黄帝曰：余闻人有精、气、津、液、血、脉，余意以为一气耳，今乃辨为六名，余不知其所以然。岐伯曰：两神相搏，合而成形，常先身生，是谓精。何谓气？岐伯曰：上焦开发，宣五谷味，熏肤，充身，泽毛，若雾露之溉，是谓气。何谓津？岐伯曰：腠理发泄，汗出溱溱[1]，是谓津。何谓液？岐伯曰：谷入气满，淖泽[2]注于骨，骨属屈伸，泄泽补益脑髓，皮肤润泽，是谓液。何谓血？岐伯曰：中焦受气，取汁，变化而赤，是谓血。何谓脉？岐伯曰：壅遏营气，令无所避，是谓脉。（《灵枢·决气》）

【注释】

[1]溱（zhēn）溱：形容汗出很多。

[2] 淖（nào）泽：这里指水谷精微中浓稠而滑腻的部分。

【解析】

本段介绍了精、气、津、液、血、脉六气的概念。

人身之气，根据其来源，有来自于父母的先天元气和来自于水谷化生的水谷精气以及自然界的清气，三者合而为一，名曰元真之气。但究其根源，无论是与生俱来，还是后天形成，机体生命之气都是由自然界的有关物质通过机体自身的生化作用而形成的，所以从此种意义讲，叫做"一气"（或曰元真之气）。但由于"气"分布的部位和功能作用的不同，故又有6种不同的名称，即本节所谓精、气、津、液、血、脉"六气"（其中的"气"属狭义之气，指膻中气海之气）。"六气"中的"精"属先天之精，为父母之精血所化，故先身而生。气的部位很广，功能很多，本节举膻中之气（宗气）的功能表现，说明"气"虽微小难见，但其开发上焦、宣达五谷之气味、温暖熏蒸皮肤、充斥全身、光泽毛发等功能是随时可以见到和察觉到的，有如雾露之灌溉。这种论"气"的方法，是从"象"测"脏"的典范。津液属有形之营养水液，津为其中之清轻者，故以走表之"汗"为其象征；液为浓浊部分，故以内注关节、脑髓为主，亦能润泽皮肤。血是由水谷经中焦脾胃所化生的营气和津液为其基本物质，并通过心肺的系列变化而成的一种红色液体。脉有脉管和脉气之分，脉管属奇恒之腑，此指脉气。脉气有约束营气、推动营血按一定方向运行的作用。一气分而为六，六气合而为一，说明六气之间关系至为密切，所以发生病变时亦必然会相互影响。例如，大汗不仅伤津伤气，亦可伤及营血，突然大失血者，津气亦同时大亏，故治疗必须顾及气血津液诸方面，才能取得满意疗效。

六气不足的病理表现

【原文】

黄帝曰：六气者，有余不足，气之多少，脑髓之虚实，血脉之清浊，何以知之？岐伯曰：精脱者，耳聋；气脱者，目不明；津脱者，腠理开，汗大泄；液脱者，骨属屈伸不利，色夭，脑髓消，胫酸，耳数鸣；血脱者，色白，夭然不泽，其脉空虚，此其候也。

黄帝曰：六气者，贵贱[1]何如？岐伯曰：六气者，各有部主[2]也，其贵贱善恶[3]，可为常主[4]，然五谷与胃为大海也。（《灵枢·决气》）

【注释】

[1] 贵贱：这里指作用的主要与次要。

[2] 部主：统领六气的脏腑，如肾主精、肺主气、脾主津液、肝主血、心主脉。

[3] 善恶：有益与有害的作用，或言正常与异常。

[4] 常主：指六气均有固定的所主脏腑，参"部主"注释。

【解析】

本段论述了六气不足的病理表现，提出六气各有部主，以五谷与胃为大海的论点。

六气各有部主，指出了六气与脏腑之间的关系，即肾主精、脾主津液、肺主气、肝主血、心主脉。前述人体生命之气来源有三，此句独尊"五谷与胃为大海"，是因为肾中所藏的先天之精气必须依赖脾胃运化生成的水谷精气的不断充养，才能发挥其生理效应。同时，脾胃不断将水谷精气上输于肺，为肺的生理活动提供必需的营养物质，才能使肺发挥正常呼吸功能而吸入清气。六气以五谷与胃为大海道出了六气最主要的来源。六气化源于胃的观点，为临床治疗六气亏损从补益脾胃、资其化源方面着手提供了理论根据。

附：

六气理论的主要内容

六气	概念	部主	病理表现	来源
精	两神相搏，合而成形，常先身生	肾	耳聋	"一气"所化，以"五谷与胃为大海"
气	上焦开发，宣五谷味，熏肤，充身，泽毛，若雾露之溉	肺	目不明	
津	腠理发泄，汗出溱溱	脾	腠理开，汗大泄	
液	谷入气满，淖泽注于骨，骨属屈伸，泄泽补益脑髓，皮肤润泽	脾	骨属屈伸不利，色夭，胫酸，耳数鸣	

续表

六气	概念	部主	病理表现	来源
血	中焦受气，取汁，变化而赤	肝	色白，夭然不泽	
脉	壅遏营气，令无所避	心	其脉空虚	

营卫的生成运行与会合

【原文】

黄帝问于岐伯曰：人焉受气？阴阳焉会？何气为营？何气为卫？营安从生？卫于焉会？老壮不同气，阴阳异位，愿闻其会。岐伯答曰：人受气于谷，谷入于胃，以传与肺，五藏六府，皆以受气，其清者为营，浊者为卫，营在脉中，卫在脉外，营周不休，五十而复大会，阴阳相贯，如环无端。卫气行于阴二十五度，行于阳二十五度，分为昼夜，故气至阳而起，至阴而止。故曰：日中而阳陇[1]为重阳，夜半而阴陇为重阴。故太阴主内，太阳主外，各行二十五度，分为昼夜。夜半为阴陇，夜半后而为阴衰，平旦阴尽，而阳受气矣。日中为阳陇，日西而阳衰，日入阳尽，而阴受气矣。夜半而大会，万民皆卧，命日合阴，平旦阴尽而阳受气，如是无已，与天地同纪。（《灵枢·营卫生会》）

【注释】

[1] 陇：作"隆"字讲，强盛的意思。

【解析】

本段经文论述了营与卫的生成、性能、分布及交会等方面的不同特点。

（1）营卫生化于饮食水谷，通过脾胃的消化，将所化生的精微部分，从胃上注于肺，其清纯部分化为营气，浊厚部分化为卫气，分别从脉内、脉外两条途径运行于全身，以维持机体的正常生命活动。营卫要发挥其正常功能，需要保持运行畅通和彼此相互协调。两者的性能不同，营气柔顺、精专，为阴，营行于脉中，具有营养的作用，主内守；卫气慓悍、滑疾，为阳，行于脉外，具有捍卫功能，主外御。两者的运行是营行脉中，卫行脉外，一昼夜各循行 50 周次，然后会合于手太阴肺经，如此阴阳表里依次相贯，周而复始，永无休止。正如《难经·一难》所说："营卫行阳二十五度，行阴亦二十五度，为一周也，故五十度复会于手太阴。"据《灵枢·营气》记载，营气行于经脉之中，周而复始，其循行按十二经脉的循行贯注次序进行，始于手太阴、终于手太阴为一周，一日一夜以此次序运行 50 周。本篇下文指出，卫气一日一夜循行 50 周次，白天行于阳分 25 周，夜间行于阴分 25 周。据《灵枢·卫气》记载，平旦阴尽，卫气先从目内眦睛明穴出阳，上行至头部，然后循手足三阳经向下运行，最终由足阳明达足心，入足少阴经，循少阴之别蹻脉，上行复交会于目内眦足太阳睛明穴，卫气白天循此路线运行 25 周。卫气夜行于阴，由足少阴肾经传注于肾脏，由肾脏注入心脏，由心脏注入肺脏，由肺脏注入肝脏，由肝脏注入脾脏，由脾脏再传至肾脏为一周，卫气夜间以此次序运行 25 周。

（2）本节提示营卫之气运行具有昼夜变化节律。自然界阴阳之气的消长具有昼夜变化的规律，原文说："夜半为阴陇，夜半后而为阴衰，平旦阴尽，而阳受气矣；日中为阳陇，日西而阳衰，日入阳尽，而阴受气矣"。夜属阴，昼属阳，夜半子时为阴中之阴，阴气最盛，夜半后阴气渐衰，及至黎明日出阴气尽而阳气渐盛，中午为阳中之阳，阳气最盛，日落山时阳气尽而阴渐盛。人身阴阳之气的消长"与天地同纪"，即人身的阴阳变化与天地运转遵循着同一自然规律，"故太阴主内，太阳主外，各行二十五度，分为昼夜"。说明《内经》的作者通过长期实践观察，对人体生命节律有了相当的认识。

营卫与睡眠的关系

【原文】

黄帝曰：老人之不夜瞑[1]者，何气使然？少壮之人不昼瞑者，何气使然？岐伯答曰：壮者之气血盛，其肌肉滑，气道通，营卫之行，不失其常，故昼精[2]而夜瞑。老者之气血衰，其肌肉枯，气道涩，五藏之气相搏，其营气衰少而卫气内伐，故昼不精，夜不瞑。（《灵枢·营卫生会》）

【注释】

[1] 瞑：这里是睡觉的意思。

[2] 精：这里是精力充沛的意思。

【解析】

本段以老人与少壮之人的精力和睡眠情况为例，说明营卫二气与人体生理活动的关系。

卫气循脉而行，"至阳而起，至阴而止"，无论任何原因，只要影响卫气运行，使其不能顺利地入于阴分，就会出现睡眠不安或失眠；若使其不能顺利地出于阳分，则会出现多寐或嗜睡。少壮之人气血旺盛，气道通畅，营卫之气运行正常，故白天精力充沛，精神饱满，夜则卫气运行于阴，故夜能安眠；老年人气血衰惫，气道不畅，营气不能和调于五脏六腑，五脏之气不相协调，卫气白天不能正常地行于阳，故昼日精神不振，夜不能正常行于阴，故不能熟睡。据此提示，临床上老年人由气血虚衰、营卫运行失调所致的精神不振、夜眠不安之证，治当益气血、调营卫。由于卫气自阳入阴的最后一条经脉是手阳明大肠经，自阴出于阳的最后之脏是脾脏。因此，虽然诸脏腑经脉失调皆可影响卫气阴阳出入运行，但以脾、胃、大肠及其经脉最为突出，若三者有病，最容易引起睡眠异常。所以，《内经》论睡眠时，多从脾、胃、大肠与卫气关系方面分析。

营卫与三焦的关系

【原文】

黄帝曰：愿闻营卫之所行，皆何道从来？岐伯答曰：营出于中焦，卫出于下焦。

黄帝曰：愿闻三焦之所出。岐伯答曰：上焦出于胃上口，并咽[1]以上，贯膈而布胸中，走腋，循太阴之分而行，还至阳明，上至舌，下足阳明，常与营俱行[2]于阳二十五度，行于阴亦二十五度，一周也。故五十度而复大会于手太阳矣。

黄帝曰：人有热饮食下胃，其气未定，汗则出，或出于面，或出于背，或出于身半，其不循卫气之道而出，何也？岐伯曰：此外伤于风，内开腠理，毛蒸理泄，卫气走之，固不得循其道，此气慓悍滑疾，见开而出，故不得从其道，故命曰漏泄[3]。

黄帝曰：愿闻中焦之所出。岐伯答曰：中焦亦并胃中，出上焦之后[4]，此所受气者，泌糟粕，蒸津液，化其精微，上注于肺脉，乃化而为血，以奉生身，莫贵于此，故独得行于经隧，命曰营气。

黄帝曰：夫血之与气，异名同类，何谓也？岐伯答曰：营卫者，精气也；血者，神气[5]也。故血之与气，异名同类焉。故夺血者无汗，夺汗者无血。故人生有两死，而无两生[6]。

黄帝曰：愿闻下焦之所出。岐伯答曰：下焦者，别回肠[7]，注于膀胱，而渗入焉。故水谷者，常并居于胃中，成糟粕而俱下于大肠，而成下焦，渗而俱下，济泌别汁[8]，循下焦而渗入膀胱焉。

黄帝曰：人饮酒，酒亦入胃，谷未熟而小便独先下，何也？岐伯答曰：酒者熟谷之液也，其气悍以清，故后谷而入，先谷而液出焉。

黄帝曰：善。余闻上焦如雾，中焦如沤，下焦如渎，此之谓也。（《灵枢·营卫生会》）

【注释】

[1] 咽：这里指整个食管。

[2] 常与营俱行：上焦产生并发布宗气，宗气源于胃中的水谷精气，由肺所生成并发布，聚积在胸，贯入血脉，推动营气运行全身，所以说"常与营俱行"。

[3] 漏泄：皮毛腠理被风邪所伤，卫气不能固护体表，汗水大量外泄如同漏水。

[4] 后：这里作"下"字讲，下面。

[5] 神气：水谷精微必须经过心的作用，才能赤化而成为血，因心主神，所以说血是神气。

[6] 有两死，而无两生：既夺血，又夺汗，两证同时出现，难免死亡，所以叫两死；只夺血而不夺汗，只夺汗而不夺血，两证不同时出现，就还有生机，如今，这两种情况都不见，所以叫无两生。夺，严重的亏虚。

[7] 回肠：大肠的上段。

[8] 济泌别汁：济泌，过滤的意思；别汁，使水之清者与浊者分别开来。

【解析】

（1）三焦的部位划分及功能特点

①上焦。本节指出"上焦出于胃上口，并咽以上，贯膈而布胸中……"所以一般将膈以上的胸部，包括心、肺两脏，以及头面部，称作上焦。上焦的生理功能，《灵枢·决气》说："上焦开发，宣五谷味，熏肤，充身，泽毛，若雾露之溉，是谓气。"说明上焦的功能主要是宣发卫气，布散水谷精微以营养全身。本节概括为"上焦如雾"，形容上焦宣发敷布水谷精气如雾露那样弥漫灌溉至全身，实际上主要是心肺输布气血的作用。

②中焦。本节说"中焦亦并胃中，出上焦之后"，所指是胃。现一般认为中焦是指膈以下、脐以上的部位。其所属脏腑主要是脾胃。其功能本节指出："此所受气者，泌糟粕，蒸津液，化其精微，上注于肺脉，乃化而为血，以奉生身，莫贵于此。"说明中焦有腐熟消化、吸收并输布水谷精微和化生血液的功能。所谓"中焦如沤"，实际上是指脾胃对饮食物的腐熟消化、吸收和输布水谷精微的功能，指出中焦是气血生化之源。

③下焦。本节说"下焦者，别回肠，注于膀胱，而渗入焉"。明代虞抟谓："脐之下曰下焦。"现一般以脐以下的部位为下焦，包括小肠、大肠、肾、膀胱等脏腑。肝的解剖部位虽在脐之上、膈之下，但从肝肾精血同源的观点出发，特别是清代温病学说的三焦辨证将温病后期出现肝的病证列入"下焦病"范围后，肝亦归属于下焦。下焦的功能，本节指出："济泌别汁，循下焦而渗入膀胱焉。"即将胃传下的谷食经小肠分清别浊，其清者即水液渗入膀胱排出体外，其浊者即糟粕归入大肠排出体外。所以概括为"下焦如渎"。

（2）关于"营出中焦，卫出下焦"

本篇一开始即指出"人受气于谷，谷入于胃，以传于肺，五脏六腑，皆以受气，其清为营，浊者为卫"，说明营卫之气均化生于水谷精微，而水谷精微由中焦脾胃所化生，为何又提出"营出中焦，卫出下焦"的观点呢？"营出中焦"的立论有二：一从营气的化源；二从营气的运行始于手太阴肺经，而手太阴肺经起于中焦。"卫出下焦"的立论也有二：一是卫气根于肾中阳气；二是卫气的运行白昼始于足太阳膀胱经而行于阳分，夜晚始于足少阴肾经而行于阴分，其经气自下焦肾和膀胱出。

另外，还有人提出"卫出上焦"的观点。《灵枢·集注》云："下当作上。"指出"卫者，阳明水谷之悍气，从上焦而出，卫于表阳，故曰卫出上焦"，并引《灵枢·决气》等篇内容作证。从有关文献分析，实际上卫气乃生发于下焦肾气，化源于中焦脾胃，宣发于上焦心肺。这些只是从不同的角度来认识，不可胶执拘泥。据此，不必将原文"卫出下焦"径自改动，否则改不胜改。

（3）关于汗血同源

本节提出"血之与气，异名同类"的问题，营卫之气来源于水谷精气，血的生成在《灵枢·决气》中说得很明确："中焦受气，取汁，变化而赤，是谓血。"即中焦所化生的水谷精气和津液，经过生化变赤成血。从化生之源论血与气同出一端。在此基础上本节进而提出"夺血者无汗，夺汗者无血"的论点，汗乃津液所化，血亦由水谷精微和津液化合而成，可见汗血同源。在病理情况下，多汗必伤其血，失血亦必伤津，汗血两伤必致阴液枯竭，生命堪虞，单伤汗或单伤血，经及时治疗，尚有生机。因此，在治疗中必须遵循"夺血者无汗，夺汗者无血"的原则，才能保全阴液，留得一份生机。《伤寒论》中"疮家不可发汗""衄家不可汗"等说法，可视作对《内经》理论的运用和发挥，其对现今临床实践仍有指导价值。

附：营卫之气的运行与交会的规律

• 营气由宗气推动，运行于脉中，白昼25周次，黑夜25周次，其运行次序如下（据《灵枢·营气》）：始于手太阴肺→手阳明大肠→足阳明胃→足太阴脾→手少阴心→手太阳小肠→足太阳膀胱→足少阴肾→手厥阴心包→

手少阳三焦→足少阳胆→足厥阴肝→复入手太阴肺。

· 卫气白昼人寤时行于体表三阳经 25 周次，黑夜人寐时行于五脏 25 周次，其运行次序如下（据《灵枢·卫气行》）：①白昼运行次序为足太阳膀胱→手太阳小肠→足少阳胆→手少阳三焦→足阳明胃→手阳明大肠→复入足太阳膀胱。②黑夜运行次序为足少阴肾→手少阴心→手太阴肺→足厥阴肝→足太阴脾→复入足少阴肾。③卫气昼夜的交会：平旦，循阴分尽而上出于目；白昼，行于阳二十五周；入夜，循阳分尽而注于肾；夜间，行于阴二十五周。

· 营卫之气的交会，每晚夜半子时（零时）大会于手太阴肺，此时命之曰"合阴"。

· 营卫之间的联系，营卫虽异道而行，但两者并非互不相关。《灵枢·集注》说它们"相将而行"，《类经》说"分之则二，合之则一"，故营卫二气在脉管内外是相互渗透、彼此转化的，而且是协调的。

· 营卫运行的特殊情况。人体在某些因素的影响下，其营卫运行的速度会发生改变，这种变化，有的属生理，有的为病态，本篇举出三种情况予以说明：①老人气血衰，气道涩，五脏之气不协调，引起营气衰少而卫气内伐，故昼日当精明而不得，夜晚当安卧而不能。提示治疗老人不寐，当辨证处理补虚与通络、升阳与潜阳的对立统一关系。②热饮食下胃，或外伤于风，导致"内开腠理，毛蒸理泄"，卫气不得从其道，故发生漏泄病证，此证颇似"热伤风"，治当以清泄里热为主。③酒入胃，酒性悍而滑疾，能助卫气速行，故虽后谷而入，但能使小便先谷而出。

津液各走其道所产生的不同功能

【原文】

黄帝问于岐伯曰：水谷入于口，输于肠胃，其液别为五。天寒衣薄，则为溺与气[1]。天热衣厚，则为汗。悲哀气并，则为泣。中热胃缓，则为唾。邪气内逆，则气为之闭塞而不行，不行则为水胀。余知其然也，不知其何由生，愿闻其道。

岐伯曰：水谷皆入于口，其味有五，各注其海[2]，津液各走其道。故三焦出气，以温肌肉，充皮肤，为其津，其流[3]而不行者为液。天暑衣厚，则腠理开，故汗出，寒留于分肉之间，聚沫则为痛。天寒则腠理闭，气湿[4]不行，水下留[5]于膀胱，则为溺与气。

五藏六府，心为之主，耳为之听，目为之候[6]，肺为之相，肝为之将，脾为之卫，肾为之主外。故五藏六府之津液，尽上渗于目，心悲气并，则心系急，心系急则肺举，肺举则液上溢。夫心系与肺，不能常举，乍上乍下，故欬而泣出矣。中热则胃中消谷，消谷则虫上下作，肠胃充郭，故胃缓，胃缓则气逆，故唾出。

五谷之津液，和合[7]而为膏者，内渗入于骨空，补益脑髓，而下流于阴股[8]。

阴阳不和，则使液溢而下流于阴，髓液皆减而下，下过度则虚，虚故腰背痛而胫酸。阴阳气道不通，四海闭塞，三焦不写，津液不化，水谷并行肠胃之中，别于回肠，留于下焦，不得渗膀胱，则下焦胀，水溢，则为水胀，此津液五别之逆顺也。（《灵枢·五癃津液别》）

【注释】

[1] 溺与气：溺，在此指"尿"字；气，这里指排出体外的水气。

[2] 海：联系本篇下文有"四海闭塞"语，当指气海、血海、髓海、水谷之海而言，详见本书《海论》。

[3] 流：据有关文献所载原文作"留"字，而本句为"流而不行"，故"留"字为是，语译改作"留"。

[4] 湿：据有关文献所载原文作"涩"字，而本句为"气湿不行"，故"涩"为是，语译改作"涩"。

[5] 留：据有关文献所载原文作"流"字，而本句为"水下留于膀胱"，故"流"字为是，语译改作"流"。

[6] 候：这里是"视""看"的意思。

[7] 和合：这里指气化的合成过程和作用。

[8] 阴股：大腿的内侧。这里当指大腿中的股骨，进而泛指整个下肢的骨骼。

【解析】

本段经文论述了水谷所化的津液，各走其道所产生的不同功能。

津液是人体内一切正常水液的总称，是构成人体和维持人体生命活动的基本物质之一。津液来源于饮食水谷，生成于胃肠，输布于三焦，排泄于诸多孔窍，整个新陈代谢过程是在五脏六腑的协调作用下完成的，其中"心为之主，肺为之相，肝为之将，脾为之卫，肾为之主外"。津液发病，或由外感六淫，或由内伤七情、房事不节等所致，其病理变化不外虚实两途，虚者腰胫酸痛，实者不通而胀。津与液从性能来看，津较清稀，流动性强，主要运行于体表，具有温润肌肉、充养皮肤的功能；液较稠浊，"流而不行"，主要运行于内部，能濡润骨节、脑髓、孔窍。从整体功能来看，津与液异名而同类，每多相互影响、相互转化，所以常津液并称。津液在代谢过程中，又分化出汗、尿、唾、泣、水等，以濡润孔窍、滑利关节、补益脑髓。经文指出了五液受季节寒暑、衣着厚薄的影响，在体内发生汗与溺的相互转化，从而说明了《素问·汤液醪醴论》中"开鬼门，洁净府"以治疗水肿的机制。

宗气、营气、卫气的循行分布和主要生理功能

【原文】

伯高曰：五谷入于胃也，其糟粕、津液、宗气分为三隧[1]。故宗气积于胸中，出于喉咙，以贯心脉，而行呼吸焉。营气者，泌其津液，注之于脉[2]，化以为血，以荣四末，内注五藏六府，以应刻数[3]焉。卫气者，出其悍气之慓疾，而先行于四末分肉皮肤之间而不休者也。昼日行于阳，夜行于阴，常从足少阴之分间，行于五藏六府。（《灵枢·邪客》）

【注释】

[1] 隧：地下的暗道。此指糟粕、津液、宗气在体内运行的途径。

[2] 脉：据有关文献所载原文，应作"肺"字为是。

[3] 刻数：古代的计时单位。古人把一昼一夜分为一百刻，大约四刻多一

点为今之1小时。营气每两刻行一周,一昼夜行于全身50周次,恰与百刻之数相应。

【解析】

本段经文论述了宗气、营气、卫气的循行分布和主要生理功能。饮食入胃,经机体消化、吸收、利用后,大约分为三个部分,分道而行。津液通过中焦脾的输送,以三焦为通道布散全身。水谷精微化生的营卫之气上行胸中,与肺吸入之清气相结合,形成宗气。宗气主要分布于心、脉、肺和呼吸道以"贯心脉""行气血""出于喉咙"、走息道"而行呼吸",出语声。糟粕则由下焦通过二便排出体外。

营气能入脉化血,是血液的组成成分,能营养周身脏腑组织,其运行由中焦注于手太阴肺经,循十四经之道,昼夜不息,营运于周身上下各部,"以应刻数";卫气由于慓疾滑利,不入脉中,故先行于四肢肌表,是人体阳气的一部分,有温煦肌肤、调节汗孔启闭的作用,其运行是昼行于三阳经25周次,夜行于五脏25周次,昼夜交接之处在足少阴肾经的照海穴和足太阳膀胱经的申脉穴之间。

神的产生概念及对养生的意义

【原文】

黄帝问于岐伯曰:凡刺之法,先必本于神。血脉营气精神,此五藏之所藏也。至其淫泆[1]离藏则精失,魂魄飞扬,志意恍乱,智虑去身者,何因而然乎?天之罪与?人之过乎?何谓德气生精神魂魄心意志思智虑?请问其故。

岐伯答曰:天之在我者德[2]也,地之在我者气[3]也,德流气薄而生者也。故生之来谓之精,两精相搏[4]谓之神,随神往来者谓之魂,并精而出入者谓之魄,所以任物[5]者谓之心,心有所忆谓之意,意之所存谓之志,因志而存变谓之思,因思而远慕谓之虑,因虑而处物谓之智。故智者之养生也,必顺四时而适寒暑,和喜怒而安居处,节阴阳而调刚柔,如是,则僻邪[6]不至,

长生久视[7]。（《灵枢·本神》）

【注释】

[1] 淫泆：淫，溢也；泆与"溢"相通。两者作为同义复词，形容太过。

[2] 德：指天之阳气，包括阳光、雨露等。

[3] 气：指地之阴气，包括水、谷等。

[4] 两精相搏：两精，指男女双方的生殖之精；搏，搏结，结合。

[5] 任物：任，接受、担任的意思；物即外界的客观事物。

[6] 僻邪：这里泛指外界各种致病的邪气。

[7] 长生久视：视，活的意思。全句指寿命很长。

【解析】

本节主要讨论了神的产生及人的思维过程，强调了神在针刺治疗中的重要作用。

"神"原本是古代原始宗教天命神权论中的一个虚幻名词，最初它的含义不外两个方面，即"天神"与人的"神灵"。随着生产力的发展，人们逐渐对客观世界采取现实态度，当时虽然认识到并没有真正的"神"的存在，但在遇到无法解释的自然变化时，便借用了当时的哲学语言"神"，来解释变化莫测的自然现象及其根源，如《易·系辞》说"阴阳不测之谓神"（《素问·天元纪大论》亦有此说）。故"神"的广义概念是统指各种变化莫测的现象及其本源，远至天体宇宙，近到人体自身，尤其是心脑的功能活动，从古至今都还有许多未被认识的领域，这些都叫做"神"。《内经》吸取了古代的哲学概念，广泛地将"神"引入医学领域，用来研究人的精神意识思维活动，可称之曰"人神"，或叫狭义之神，本篇即是研究"人神"的专篇。《内经》论述的医学之"神"主要包括三个方面：一指人的精神意识思维活动，简称"思维之神"；二指人的情志活动，简称"情志之神"；三指表情气色，如眼神、色神、脉神等，简称"气色之神"。这些"神"都统属于心，为人体生命活动之主宰。

人之神并不是虚无缥缈的东西，而是在一定的物质基础上产生的。首先，人之神是自然界中天地之"德"与"气"相互作用的结果；其次，人之神是由父母阴阳两精相结合的产物，《灵枢·决气》也说："两神相搏，合而成形。"父精母血相结合后，产生了新的生命体，形具而神生，所以说，形是神的物质基础。与此同时，古人又特别强调了神对形的反作用，认为神在疾病的针刺治疗中起着重要的作用，故提出"凡刺之法，先必本于神"的观点。临床上病人是否具有响应针刺治疗，恢复阴阳平衡的自我调节能力，即有否神气？病人的精神情志状态对病情及治疗有何影响？医生如何全神贯注地调节病人精神情志以引导经气？这一系列问题都与疗效的产生有直接关系，故"本于神"对于疾病治疗意义重大。

神的属性有阴阳之分，张介宾已作注解，故魂又称"阳神"，是神活动中比较缥缈不定的现象和动作，如梦话、梦游、幻觉等。魄又称"阴神"，是神活动中比较固定不变的现象和动作，如听觉、触觉、视觉、婴儿吮乳、眨眼反应、痛痒反应等。

随着人体的生长发育，"神"也经历了一个由初级到高级、由简单到复杂的发展进化成熟过程。魂魄衍生于先天的精和神，是本能的、初级的、简单的"神"活动。"神"的高级阶段表现为思维、思辨过程，文中责之于"心"任物的能力，是后天经过学习、教育、实践而逐步获得的。这个"任物"的过程，就是认识和处理事物的过程，本文论述十分确切，即心接受外界事物留下感性的印象，由印象保存积累起来形成初步的概念，进而对积累起来的经验进行分析思考，并做由近及远、由此及彼的推理，探求事物之间的内部联系，在此基础上对事物做出正确的判断，然后去处理该事物。两千多年前的古人能够有此见解，实属难能可贵。

关于养生，本节指出了养生的目的，即防止邪气的侵袭（僻邪不至），达到健康长寿（长生久视）的目的；养生的原则是调节阴阳刚柔；阴阳的和谐是健康的标志；养生的方法是外顺四时，内和喜怒。这些论述可谓言简意赅，含义深刻，给人以启迪。

情志致病的机制、症状及一般规律

【原文】

是故怵惕思虑者则伤神，神伤则恐惧，流淫而不止。因悲哀动中者，竭绝而失生。喜乐者，神惮散而不藏。愁忧者，气闭塞而不行。盛怒者，迷惑而不治。恐惧者，神荡惮而不收。

心怵惕思虑则伤神，神伤则恐惧自失，破䐃脱肉[1]，毛悴色夭，死于冬。脾愁忧而不解则伤意，意伤则悗乱[2]，四肢不举，毛悴色夭，死于春。肝悲哀动中则伤魂，魂伤则狂忘不精，不精[3]则不正[4]，当人阴缩而挛筋，两胁骨不举，毛悴色夭，死于秋。肺喜乐无极则伤魄，魄伤则狂，狂者意不存人，皮革焦，毛悴色夭，死于夏。肾盛怒而不止则伤志，志伤则喜忘其前言，腰脊不可以俯仰屈伸，毛悴色夭，死于季夏[5]。恐惧而不解则伤精，精伤则骨酸痿厥，精时自下。是故五藏主藏精者也，不可伤，伤则失守而阴虚，阴虚则无气，无气则死矣。是故用针者，察观病人之态，以知精神魂魄之存亡，得失之意，五者已伤，针不可以治之也。（《灵枢·本神》）

【注释】

[1] 破䐃（jùn）脱肉：结聚丰满之肌肉称为䐃，破䐃脱肉指肌肉消失、消瘦犹如皮包骨头。

[2] 悗（mèn）乱：心中烦闷、意乱神迷。

[3] 不精：指神的精明丧失，不能理事。

[4] 不正：指神志狂乱，言行妄为，超越常理。

[5] 季夏：农历的六月。

【解析】

本节论述了七情过激或持续不解，可以导致五脏功能失调、气机紊乱，产生不同的情志症状和形体症状，突出了情志因素在发病中的作用。

（1）情志过激、过久可影响五脏气化，五脏气化太过、不及又可反映出不同的情志变化，这为临床的辨证施治提供了理论依据。大凡情志致病可以出现以下三方面的病理变化。

①气机紊乱。如《素问·举痛论》所说"怒则气上""喜则气缓""悲则气消""恐则气下""惊则气乱""思则气结",以及本文的"愁忧者,气闭塞而不行"等。气机紊乱日久又产生瘀、痰、水、火等变证,导致脏腑功能失调。

②直接损伤脏腑。如《素问·阴阳应象大论》的怒伤肝、喜伤心、思伤脾、悲伤肺、恐伤肾,以及本篇的怵惕思虑伤心、愁忧伤脾、悲哀伤肝、喜乐伤肺、大怒伤肾。两者情志与五脏的对应关系虽然不同,但都说明不管情志伤人多么错综复杂,神伤直接导致脏伤是其基本机制之一。

③神志异常。情志过度可直接导致神志的病变,如本篇的"怵惕思虑则伤神,神伤则恐惧""喜乐者,神惮散而不藏""盛怒者,迷惑而不治""恐惧者,神荡惮而不收"等。

(2)对于情志致病的预后,本节的阐述颇为深刻,认为五脏藏精化气生神,情志过极而伤脏,脏伤则精气失守,而神气绝,故可能危及生命。现代心身医学中的"心身疾病",就是指由心理因素所致的躯体疾病,从中医学的角度审视,大致属于神伤形的范畴,也即张志聪所谓"情志伤而及于形"的病变。可见,中医学关于心身关系的认识发端于《内经》。形神俱伤的重病,"针不可以治之也",对此,后人理解不一。从文义看,是指精气衰败,形销骨立,针刺等皆难奏效。亦有认为针不可治虚损,须以药补,如张介宾的《类经·藏象类》:"设或五脏精神已损,必不可妄用针矣。故五阅五使篇曰:血气有余,肌肉坚致,故可苦以针。邪气脏腑病形篇曰:诸小者阴阳形气俱不足,勿取以针而调以甘药也。根结篇曰:形气不足,病气不足,此阴阳气俱不足也,不可刺之。观此诸篇之训,可见针能治有余,而不可治虚损明矣。凡用针者,当知所慎也。"可见,对形神重病,尚须寻求各种有效疗法,或针药并用,或移情药治兼施,以力挽颓势,提高疗效。

五脏所藏不同及其虚实病证

【原文】

肝藏血,血舍魂,肝气虚则恐,实则怒。脾藏营,营舍意,脾气虚则四肢不用，五藏不安，实则腹胀经溲不利。心藏脉，脉舍神，心气虚则悲，实则笑不休。肺藏气，气舍魄，肺气虚则鼻塞不利，少气，实喘喝胸盈仰息。肾藏精，精舍志，肾气虚则厥，实则胀，五藏不安。必审五藏之病形，以知其气之虚实，谨而调之也。（《灵枢·本神》）

【解析】

本节回顾前文，对精神活动和各种情志发病进行了再度归纳，概括了五脏所藏，并提出五脏虚实的主症。

经文所提出的"五神脏"的理论，既反映了《内经》对人体生理功能以五脏为中心的特点，又突出了五脏所藏的精气营血是"五神"的物质基础。"五神"的活动是依附于五脏的正常生理功能，因此，当脏腑发生病变，往往会出现情志的异常，如经文所说的"肝气虚则恐，实则怒""心气虚则悲，实则笑不休"等。可见，临床上重视病人的精神情志变化，对分析病因病机，确定治疗方案具有重要意义。前文强调情志过极可伤及五脏，并出现情志异常的症状，本节则揭示脏腑虚实也可产生情志异常的情况，提示《内经》认识论中的辩证思想。从临床实践分析，前者属原发性精神异常，后者属继发性精神异常。治疗时前者可调神以安脏，后者则着重调脏以安神。另外，五脏虚实病证中，心、肝两脏以精神症状为主，肺、脾、肾以躯体症状为主，这与临床是相符合的。其中值得注意的是，脾、肾两脏都提到了"五脏不安"的情况，提示调治五脏虚实，可着重从脾、肾入手，后世医家李东垣的"治脾可以安五脏"的观点，即源于此。

血气、精神、经脉、卫气、意志的重要作用

【原文】

黄帝问于岐伯曰：人之血气精神者，所以奉[1]生而周[1]于性命者也。经脉者，所以行血气而营阴阳，濡筋骨，利关节者也。卫气者，所以温分肉，充皮肤，肥[2]腠理，司关阖[3]者也。志意者，所以御精神，收魂魄，适寒温，和喜怒者也。是故血和则经脉流行，营复阴阳[4]，筋骨劲强，关节清[5]利矣。

卫气和则分肉解利，皮肤调柔，腠理致密矣。志意和则精神专直，魂魄不散，悔怒不起，五藏不受邪矣。寒温和则六府化谷，风痹[6] 不作，经脉通利，肢节得安矣。此人之常平也。五藏者，所以藏精神血气魂魄者也。六府者，所以化水谷而行津液者也。此人之所以具受于天也，无愚智贤不肖，无以相倚也。（《灵枢·本脏》）

【注释】

[1] 奉、周：奉，滋养；周，周全、维持的意思。

[2] 肥：肥沃，这里作充养、滋养讲。

[3] 关阖：根据《黄帝内经》全书所论，以及有关前人所引本句作"开合"，文义更顺，故语译作"开合"。开合，指汗孔的开放与闭合。

[4] 营复阴阳：营，营运、运行；复，周而复始、循环往返；阴阳，身体的内外，内属阴，外属阳。与前句"经脉者，所以行血气而营阴阳"中的"营阴阳"义同。

[5] 清：据有关文献所载原文作"滑"字，义顺，故语译作"滑"。

[6] 风痹：痹证的一种，以关节疼痛、功能不利、痛处游走不定为特点，又称行痹，详见《素问·痹论》。风，这里指风邪，也泛指一切外邪；痹，这里泛指气血阻滞、闭阻不通。

【解析】

本段经文论述了血气、精神、经脉、卫气在生命活动中的重要作用，认为此四者是维持生命的基本物质，各自功能有所不同。①经脉：行血气，营阴阳，濡筋骨，利关节。经脉是血气运行之道，通过经脉将血气敷布到全身，从而达到濡润筋骨、滑利关节的作用。②卫气：温分肉、充皮肤、肥腠理、司开合。卫气行于阳，故具有温煦肌肉、充养皮肤的作用，因其在表，还对腠理有滋润及开合的作用，所以卫气可以抗御外邪的侵入。③志意：御精神、收魂魄、适寒温、和喜怒。志意在此概括了神气的作用。神气不仅可调节、控制精神、魂魄、情感等活动，还能调节机体对外界寒热变化的适应，如春夏时节天气暖和，人体经脉气血运行加速，并趋于外；秋冬季节，则气血运行减缓，趋于内，故从四时脉象的上下浮沉可以看到机体内神气的调节作用。

本段原文还非常简要地概括了五脏六腑的功能。五脏以藏为主，"所以藏精神血气魂魄者也"。故上文所言的各种生理功能实质上均与五脏功能紧密联系。经脉运行血气，与心主血脉、肝藏血、脾统血的功能相关；卫气温分肉、充皮肤、肥腠理、司开合的功能与肺宣发卫气、主皮毛的功能相联系；"志意"的诸多作用与心主神明、肝藏魂、肺藏意、肾藏志的作用相关联。六腑的功能是以通利、转输水谷为主，"所以化水谷而行津液者也"。因此六腑是水谷受纳、变化、传化、转输、排泄的场所。

本节经文还认识到调和畅通既是人体健康无病的保证，也是生命不息的象征。经文提出四个"和"字，即"血和""卫气和""志意和""寒温和"。这里所说的"血和""卫气和"，可概括为血气运行和畅；"志意和"，指精神活动正常；"寒温和"，指人能适应外界寒温环境。从中可归纳出健康的标准有三条：一是人体功能活动正常，以气血运行和畅为标准，具体表现在"经脉流行，营复阴阳，筋骨劲强，关节清利""分肉解利，皮肤调柔，腠理致密"；二是人的精神活动正常，即"志意和"，具体表现在"精神专直，魂魄不散，悔怒不起，五脏不受邪"；三是人体能适应外界的环境，即"寒温和"，具体表现在"六府化谷，风痹不作，经脉通利，肢体得安"。此三条内容与世界卫生组织关于健康的定义是一致的，即：①躯体无异常；②心理活动正常；③能够适应外界环境。汉代张仲景《金匮要略》："五脏元真通畅，人即安和"，后世有的医家也说："得和则为正，失和则为邪"，均是对此论点的继承和发展。

参考经文撷萃

"藏府之在胸胁腹里之内也，若匣匮之藏禁器也，各有次舍，异名而同处，一域之中，其气各异，愿闻其故。黄帝曰：未解其意，再问。岐伯曰：夫胸腹，藏府之郭也。膻中者，心主之宫城也。胃者，太仓也。咽喉小肠者，传送也。胃之五窍者，闾里门户也。廉泉玉英者，津液之道也。故五脏六府者，各有畔界，其病各有形状。"（《灵枢·胀论》）

"余愿闻六府传谷者，肠胃之小大长短，受谷之多少奈何？伯高曰：请尽言之，谷所从出入浅深远近长短之度，唇至齿，长九分，口广二寸半，齿以后至会厌，深三寸半，大容五合，舌重十两，长七寸，广二寸半。咽门重十两，广一寸半，至胃长一尺六寸。胃纡曲屈，伸之，长二尺六寸，大一尺五寸，径五寸，大容三斗五升。小肠后附脊，左环回周叠积，其注于回肠者，外附于齐上，回运环十六曲，大二寸半，径八分分之少半，长三丈三尺。回肠当齐左环，回周叶积而下，回运环反十六曲，大四寸，径一寸寸之少半，长二丈一尺。广肠傅脊，以受回肠，左环叶脊上下辟，大八寸，径二寸寸之大半，长二尺八寸。肠胃所入至所出，长六丈四寸四分，回曲环反，三十二曲也。"（《灵枢·肠胃》）

"愿闻人之不食，七日而死，何也？伯高曰：臣请言其故。胃大一尺五寸，径五寸，长二尺六寸，横屈受水谷三斗五升，其中之谷，常留二斗，水一斗五升而满。上焦泄气，出其精微，慓悍滑疾，下焦下溉诸肠。小肠大二寸半，径八分分之少半，长三丈二尺，受谷二斗四升，水六升三合合之大半。回肠大四寸，径一寸寸之少半，长二丈一尺，受谷一斗，水七升半。广肠大八寸，径二寸寸之大半，长二尺八寸，受谷九升三合八分合之一。肠胃之长，凡五丈八尺四寸，受水谷九斗二升一合合之大半，此肠胃所受水谷之数也。平人则不然，胃满则肠虚，肠满则胃虚，更虚更满，故气得上下，五藏安定，血脉和利，精神乃居，故神者，水谷之精气也。故肠胃之中，当留谷二斗，水一斗五升，故平人日再后，后二升半，一日中五升，七日五七三斗五升，而留水谷尽矣。故平人不食饮七日而死者，水谷精气津液皆尽故也。"（《灵枢·平人绝谷》）

"心之合脉也，其荣色也，其主肾也。肺之合皮也，其荣毛也，其主心也。肝之合筋也，其荣爪也，其主肺也。脾之合肉也，其荣唇也，其主肝也。

肾之合骨也，其荣发也，其主脾也。"（《素问·五脏生成》）

"肺合大肠，大肠者，皮其应。心合小肠，小肠者，脉其应。肝合胆，胆者，筋其应。脾合胃，胃者，肉其应。肾合三焦膀胱，三焦膀胱者，腠理毫毛其应。"（《灵枢·本脏》）

"五脏者，所以藏精神血气魂魄者也。六府者，所以化水谷而行津液者也。此人之所以具受于天也，无愚智贤不肖，无以相倚也。"（《灵枢·本脏》）

"是故五脏，主藏精者也。"（《灵枢·本神》）

"五脏所恶：心恶热，肺恶寒，肝恶风，脾恶湿，肾恶燥，是谓五恶。五脏化液：心为汗，肺为涕，肝为泪，脾为涎，肾为唾，是谓五液……五脏所藏：心藏神，肺藏魄，肝藏魂，脾藏意，肾藏志，是谓五脏所藏。五脏所主：心主脉，肺主皮，肝主筋，脾主肉，肾主骨，是谓五主。五劳所伤：久视伤血，久卧伤气，久坐伤肉，久立伤骨，久行伤筋，是谓五劳所伤。五脉应象：肝脉弦，心脉钩，脾脉代，肺脉毛，肾脉石，是谓五脏之脉。"（《素问·宣明五气》）

"五脏常内阅于上七窍也，故肺气通于鼻，肺和则鼻能知臭香矣；心气通于舌，心和则舌能知五味矣；肝气通于目，肝和则目能辨五色矣；脾气通于口，脾和则口能知五谷矣；肾气通于耳，肾和则耳能闻五音矣。"（《灵枢·脉度》）

第五讲

经络学说

学术旨要疏义

  《内经》经络学说的概要，参见第一讲"《内经》理论体系的主要内容"中的相关介绍。经络是经脉和络脉以及经筋、经别、皮部的总称。经络是人体组织结构和气化功能的一个庞大系统，它的主要作用是联络脏腑组织，运行气血津液，调节人体内外，从而使人体形成为一个有机的整体。

  《内经》指出："经脉为里，支而横者为络，络之别者为孙。"在形态上，经脉是较大的径路，络脉是经脉的横行分支，络脉别出的细小分支为孙络。经络的组成，《内经》谓："经脉十二，络脉十五""络脉三百六十五。"指的是有大的主体经脉十二条（正经），别出的大络十五条（别络）和三百六十五条孙络。此外还有奇经八脉、十二经别、十二经筋及十二皮部等。应当指出，《内经》所提出的 12、365 等具体数字，是古人根据手足三阴三阳及天人相应的理论，演绎比类于经络而得。所谓"孙络三百六十五穴会，亦以应一岁。""经脉十二，外合于十二经水……此人之所以参天地而应阴阳也。"关于经络的分布，"经脉十二者，伏行分肉之间，深而不见"，经脉多纵行深伏于里，"常不可见"；"诸脉之浮而常见者，皆络脉也"，络脉一般分布较浅，其中浮于体表者称浮络，浮络中显而可见者称为血络。需要说明的是，这种分布上的经深络浅，只是相对而言。脏腑组织深部也有络脉，而浅露体表的也有经脉，如经脉"其常见者，足（当作手）太阴过于外踝之上，无所隐故也。"（《灵枢·经脉》）

  "经脉者，所以行血气而营阴阳，濡筋骨，利关节者也。"（《灵枢·本脏》）经络是人体运行气血、联系脏腑肢体的道路，起着濡养全身、沟通联络，使之协调，以维持正常生命活动的重要作用。"五脏之道，皆出于经隧以行血气，血气不和，百病乃变化而生。"（《素问·调经论》）如果经络功能失调，便可引起疾病。由于经络"内属于脏腑，外络于肢节"，所以一旦经络受病就能循经入里，传于脏腑，同时内脏病变也可以循经反映于体表，故经络又是传导病邪、反映病候的主要途径。临床观察经络循行部位的变化表现，可以测知机体内部的不同病变。所谓"五脏有疾也，应于十二原，而原各有所出，明知其原，睹其应，而知五脏之害。"中医这种独特的"以外揣内"的诊断方法，就是以藏象经络为理论依据的。例如头痛一证，前额痛病在阳明，头项痛病在太阳，偏头痛病在少阳，巅顶痛病在厥阴。这都是根据经脉的循行部位而确立的诊断，从而为分经施治提供了理论根据。所以《内经》强调"能别阴阳十二经者，知病之所生，候虚实之所在者，能得病之高下"，"能知六经标本者，可以无惑于天下"。经络学说对临床有广泛的指导意义。后世《伤寒论》的六经辨证，治疗上的药物归经、按经选药、针刺的循经选穴、分经施治，以及按摩、推拿等都是在经络学说的理论基础上发展起来的。

《内经》中明确记载了十二经脉和督、任、冲三脉的起止、循行路线、生理功能和有关病候；对阴跷、阳跷、带脉和维脉的部位、功用也有粗略的描述；所载的络脉包括十五别络、胃之大络、浮络和孙络；辟有专篇记述了十二经筋、十二经别、十二经水、十二皮部的名称、循行及病候。腧穴，在《内经》中有俞（腧、输）、节、气穴和气府等名称，《内经》中说其总数为365个，但各篇所载不尽一致，且穴名总数远不足365之数。《内经》对一些特殊的腧穴如井穴、荥穴、原穴、经穴、合穴以及背俞穴等，进行了专门论述。

经脉分正经、奇经两类。正经为三阴三阳经脉，手足各一，合称十二经脉，即手太阴肺、手阳明大肠、足阳明胃、足太阴脾、手少阴心、手太阳小肠、足太阳膀胱、足少阴肾、手厥阴心包、手少阳三焦、足少阳胆、足厥阴肝。十二经脉流注始于手太阴肺经，按前面手足经相交的顺序，依次传入足厥阴肝经后回归手太阴肺经，终而复始，运行全身。十二经脉的走向有一定的规律，《灵枢·逆顺肥瘦》指出："手之三阴，从脏走手；手之三阳，从手走头；足之三阳，从头走足；足之三阴，从足走腹。"于是形成了手足相接、阴阳相贯的循环系统。十二经脉是人体气血运行的主要通道。手足三阴三阳，通过经脉和别络的联系，又分别相互络属，与脏腑构成相互络属配合的表里关系。

奇经八脉的分布络属有别于十二经脉。督脉统督诸阳，行于背部正中；任脉任养诸阴，行于腹部正中；冲脉调节十二经气血，行于腹部两侧；带脉约束诸经，横绕腰腹犹如束带；阳跷、阴跷分主一身左右之阴阳，起于足踝而上行头部；阳维、阴维分别维系全身阴阳表里，起于足而上至头颈。总之，奇经八脉对人体阴阳气血起着重要的调节作用。

络脉中的十五别络，由十二经脉、任脉、督脉分出的别络以及脾之大络组成，对十二经脉的气血起着沟通转输的作用。腧穴位于体表，是经气输注出入的处所。腧穴通过经络与脏腑建立密切联系，因此可接受各种刺激。如针灸、按摩等，产生感应传导作用，调节人体机能活动达到治疗目的。

对于各经脉腧穴的具体内容，在此不一一累述，后面我们重点选读部分篇段，以观大概。

代表经文注析

经络的重要性

【原文】

雷公问于黄帝曰：《禁脉》[1]之言，凡刺之理，经脉为始，营其所行，制[2]其度量，内次五藏，外别六府，愿尽闻其道。黄帝曰：人始生，先成精，精成而脑髓生，骨为干，脉为营[3]，筋为刚[4]，肉为墙[5]，皮肤坚而毛发长，谷入于胃，脉道以通，血气乃行。雷公曰：愿卒闻经脉之始生。黄帝曰：经脉者，所以能决死生，处百病，调虚实，不可不通。（《灵枢·经脉》）

【注释】

[1] 禁脉：据本书《禁服》及有关文献看法当改作"禁服"。

[2] 制：据本书《禁服》及有关文献所载原文当改作"知"。

[3] 营：营养与流通之义。

[4] 刚：据有关文献的看法，似应作"纲"，纲者，网络维系之意。筋，相当于今说之肌腱，有联系关节、维持关节之功能，故叫"纲"。

[5] 肉为墙：指皮肉在外，好似墙壁一样保护着内在的脏腑。

【解析】

本段指出了经络学说在诊断、治疗等方面的重要价值，强调了掌握经络学说的重要性。

经脉作为人体的一类组织结构，与机体的其他结构一样，其来源都是先天父母之精气与后天自身吸取的精气，合化生长发育而成。文中所谓"人始生，先成精"为先天之精，"谷入于胃，脉道以通"为后天水谷之精。诚如张介宾所说："前言成形始于精，此言养形在于谷。"

经文指出"凡刺之理，经脉为始"，因为针灸施术的穴位都在经脉循行线上，所以如果不明经脉循行的部位，气血流注的力向、时间，腧穴的位置、作用等，是不可能施行针灸术的，故经络学说是学习、运用针灸的基本功。实际上，经络与脏腑、精气神共同构成"藏象学说"的内容，故引申而言，凡业医者，必明经络。本段的中心思想就是指出经络学说在诊断、治疗等方面的应用价值，强调临床上掌握经络学说的重要性。实践证明，一般疾病发生后，既可由表入里（外邪），又可由里出表，内外的入里出表，多以经络为传变的途径。在传变过程中所产生的证候，又循着经络的通路反映到体表来，所以经络系统能比较有规律地反映出若干病候，以这些病候为依据，从而对疾病进行定位、定性、定预后的凶吉。故它是临床辨证的重要理论之一，也就是经络辨证。在治疗方面，可普遍应用于临床各科，尤其是针灸的循经取穴治疗原则，完全是以经络学说为根据的。此外，中药学的归经学说亦是以经络理论为指导的。正因为它有如此重要的作用，故经文强调只有精通经脉，才能"决死生，处百病，调虚实"。历代医家都相当重视经络学说，如明代李梃曾说："医者不明经络，犹人夜行无烛。"

十二正经的循行及其病候

【原文】

肺手太阴之脉，起于中焦，下络[1]大肠，还循[2]胃口，上膈属[3]肺，从肺系[4]横出腋下，下循臑[5]内，行少阴心主之前，下肘中，循臂内上骨下廉[6]，入寸口，上鱼，循鱼际，出大指之端；其支者，从腕后直出次指内廉，出其端。

是动则病[7]肺胀满，膨膨而喘咳，缺盆中痛，甚则交两手而瞀[8]，此为臂厥。是主肺所生病[7]者，咳，上气喘渴[9]，烦心胸满，臑臂内前廉痛厥，掌中热。气盛有余，则肩背痛风寒[10]，汗出，中风[11]，小便数而欠[12]。气虚则肩背痛寒，少气不足以息，溺色变。为此诸病，盛则写之，虚则补之，热则疾之，寒则留之，陷下则灸之，不盛不虚，以经取之。盛者，寸口大三倍于人迎；虚者，则寸口反小于人迎也。

大肠手阳明之脉，起于大指次指[13]之端，循指上廉，出合谷两骨之间[14]，上入两筋之中[15]，循臂上廉，入肘外廉，上臑外前廉，上肩，出髃骨[16]之前廉，上出于柱骨之会上[17]，下入缺盆，络肺，下膈属大肠；其支者，从缺盆上颈贯颊，入下齿中，还出挟口，交人中，左之右，右之左，上挟鼻孔。

是动则病齿痛颈肿，是主津液所生病[18]者，目黄，口干，鼽衄[19]，喉痹，肩前臑痛，大指、次指痛不用。气有余则当脉所过者热肿，虚则寒栗不复[20]，为此诸病，盛则写之，虚则补之，热则疾之，寒则留之，陷下则灸之，不盛不虚，以经取之。盛者人迎大三倍于寸口，虚者人迎反小于寸口也。

胃足阳明之脉，起于鼻之[21]交頞中[22]，旁纳太阳之脉，下循鼻外，入上齿中，还出挟口环唇，下交承浆，却循颐后下廉，出大迎，循颊车，上耳前，过客主人，循发际，至额颅；其支者，从大迎前下人迎，循喉咙，入缺盆，下膈属胃络脾；其直者，从缺盆下乳内廉，下挟脐，入气街[23]中；其支者，起于胃口，下循腹里，下至气街中而合，以下髀关[24]，抵伏兔，下[25]膝膑中，下循胫外廉，下足跗，入中指内间；其支者，下廉[26]三寸而别，下入中指外间；其支者，别跗上，入大指间，出其端。

是动则病洒洒振寒，善呻[27]数欠颜黑，病至则恶人与火，闻木声则惕然而惊，心欲动[28]，独闭户塞牖而处，甚则欲上高而歌，弃衣而走，贲响腹胀，是为骭厥[29]。是主血所生病者[30]，狂疟温淫[31]汗出，鼽衄，口㖞唇胗，颈肿喉痹，大腹水肿，膝膑肿痛，循膺、乳、气街、股、伏兔、骭外廉、足跗上皆痛，中指不用。气盛则身以前皆热，其有余于胃，则消谷善饥，溺色黄。气不足则身以前皆寒栗，胃中寒则胀满。为此诸病，盛则写之，虚则补之，热则疾之，寒则留之，陷下则灸之，不盛不虚，以经取之。盛者人迎大三倍于寸口，虚者人迎反小于寸口也。

脾足太阴之脉，起于大指之端，循指内侧白肉际[32]，过核骨[33]后，上内踝前廉，上踹[34]内，循胫骨后，交出厥阴之前，上[35]膝股内前廉，入腹属脾络胃上膈，挟咽，连舌本，散舌下；其支者，复从胃别上膈，注心中。

是动则病舌本强，食则呕，胃脘痛，腹胀善噫，得后与气[36]则快然如衰，身体皆重。是主脾所生病者，舌本痛，体不能动摇，食不下，烦心，心下急痛，溏、瘕泄[37]、水闭、黄疸，不能卧，强立股膝内肿厥，足大指不用。为此诸病，盛则写之，虚则补之，热则疾之，寒则留之，陷下则灸之，不盛不虚，以经取之。盛者寸口大三倍于人迎，虚者寸口反小于人迎也。

心手少阴之脉，起于心中，出属心系[38]，下膈络小肠；其支者，从心系上挟咽，系目系；其直者，复从心系却上肺，下[39]出腋下，下循臑内后廉，行太阴、心主之后，下肘内，循臂内后廉，抵掌后锐骨之端，入掌内后[40]廉，循小指之内出其端。

是动则病嗌干心痛，渴而欲饮，是为臂厥。是主心所生病者，目黄胁痛，臑臂内后廉痛厥，掌中热痛。为此诸病，盛则写之，虚则补之，热则疾之，寒则留之，陷下则灸之，不盛不虚，以经取之。盛者寸口大再倍于人迎，虚者寸口反小于人迎也。

小肠手太阳之脉，起于小指之端，循手外侧上腕，出踝[41]中，直上循臂骨下廉，出肘内侧两筋[42]之间，上循臑外后廉，出肩解，绕肩胛，交肩上，入缺盆络心，循咽下膈，抵胃属小肠；其支者，从缺盆循颈上颊，至目锐眦，却入耳中；其支者，别颊上䪼[43]抵鼻，至目内眦，斜络于颧。

是动则病嗌痛颔肿，不可以顾，肩似拔，臑似折。是主液所生病者[44]，耳聋目黄颊肿，颈颔肩臑肘臂外后廉痛。为此诸病，盛则写之，虚则补之，热则疾之，寒则留之，陷下则灸之，不盛不虚，以经取之。盛者人迎大再倍于寸口，虚者人迎反小于寸口也。

膀胱足太阳之脉，起于目内眦，上额交巅；其支者，从巅至耳上角；其直者，从巅入络脑，还出别下项，循肩髆内，挟脊抵腰中，入循膂[45]，络肾属膀胱；其支者，从腰中下挟脊贯臀，入腘中；其支者，从髆内左右，别下贯胛，挟脊内，过髀枢[46]，循髀外从[17]后廉下合腘中，以下贯踹[48]内，出外踝之后，循京骨[49]，至小指[50]外侧。

是动则病冲头痛，目似脱，项如拔，脊痛，腰似折，髀不可以曲，腘如结，踹如裂，是为踝厥[51]。是主筋所生病者[52]，痔、疟、狂、癫疾，头囟项痛，目黄，泪出，鼽衄，项、背、腰、尻[53]、腘、踹、脚皆痛，小指不用。为此诸病，盛则写之，虚则补之，热则疾之，寒则留之，陷下则灸之，不盛不虚，以经取之。盛者人迎大再倍于寸口，虚者人迎反小于寸口也。

肾足少阴之脉，起于小指之下，邪[54]走足心，出于然谷[55]之下，循内踝之后，别入跟中，以上踹内，出腘内廉，上股内后廉，贯脊属肾络膀胱；其直者，从肾上贯肝膈，入肺中，循喉咙，挟舌本；其支者，从肺出络心，注胸中。

是动则病饥不欲食，面如漆柴，咳唾则有血，喝喝而喘，坐而欲起，䀮䀮目[56]如无所见，心如悬若饥状，气不足则善恐，心惕惕如人将捕之，是为骨厥[57]。是主肾所生病者，口热舌干，咽肿上气，嗌干及痛，烦心心痛，黄疸肠澼，脊股内后廉痛，痿厥嗜卧，足下热而痛。为此诸病，盛则写之，虚则补之，热则疾之，寒则留之，陷下则灸之，不盛不虚，以经取之。灸则强食生肉，缓带披发，大杖重履而步。盛者寸口大再倍于人迎，虚者寸口反小于人迎也。

　　心主手厥阴心包络之脉，起于胸中，出属心包络，下膈，历络三焦；其支者，循胸出胁，下腋三寸，上抵腋，下循臑内，行太阴、少阴之间，入肘中，下臂行两筋之间，入掌中，循中指出其端；其支者，别掌中，循小指次指出其端。

　　是动则病手心热，臂肘挛急，腋肿，甚则胸胁支满，心中憺憺大动，面赤目黄，喜笑不休。是主脉所生病者[58]，烦心心痛，掌中热。为此诸病，盛则写之，虚则补之，热则疾之，寒则留之，陷下则灸之，不盛不虚，以经取之。盛者寸口大一倍于人迎，虚者寸口反小于人迎也。

　　三焦手少阳之脉，起于小指次指之端，上出两指之间，循手表腕，出臂外两骨之间，上贯肘，循臑外上肩，而交出足少阳之后，入缺盆，布膻中，散落[59]心包，下膈，循[60]属三焦；其支者，从膻中上出缺盆，上项，系[61]耳后直上，出耳上角，以屈下颊至；其支者，从耳后入耳中，出走耳前，过客主人前，交颊，至目锐眦。

　　是动则病耳聋，浑浑焞焞[62]，嗌肿喉痹。是主气所生病者[63]，汗出，目锐眦痛，颊痛，耳后肩臑肘臂外皆痛，小指次指不用。为此诸病，盛则写之，虚则补之，热则疾之，寒则留之，陷下则灸之，不盛不虚，以经取之。盛者人迎大一倍于寸口，虚者人迎反小于寸口也。

　　胆足少阳之脉，起于目锐眦，上抵头角，下耳后，循颈行手少阳之前，至肩上，却交出手少阳之后，入缺盆；其支者，从耳后入耳中，出走耳前，至目锐眦后；其支者，别锐眦，下大迎，合于手少阳，抵于颛，下加颊车，下颈合缺盆以下胸中，贯膈络肝属胆，循胁里，出气街，绕毛际，横入髀厌[64]中；其直者，从缺盆下腋，循胸过季胁，下合髀厌中，以下循髀阳[65]，出膝外廉，下外辅骨之前，直下抵绝骨[66]之端，下出外踝之前，循足跗上，入[67]小指次指之间[67]；其支者，别跗上，入大指之间，循大指歧骨内出其端，还贯爪甲，出三毛[68]。

　　是动则病口苦，善太息，心胁痛不能转侧，甚则面微有尘，体无膏泽，足外反热，是为阳厥[69]。是主骨所生病者[70]，头痛颔痛，目锐眦痛，缺盆中肿痛，腋下肿，马刀侠瘿[71]，汗出振寒，疟，胸胁肋髀膝外至胫绝骨外髁前及诸节皆痛，小指次指不用。为此诸病，盛则写之，虚则补之，热则疾之，寒则留之，陷下则灸之，不盛不虚，以经取之。盛者人迎大一倍于寸口，虚者人迎反小于寸口也。

肝足厥阴之脉，起于大指丛毛[72]之际，上循足跗上廉，去内踝一寸，上踝八寸，交出太阴之后，上腘内廉，循股阴入毛中，过[73]阴器，抵小[74]腹，挟胃属肝络胆，上贯膈，布胁肋，循喉咙之后，上入颃颡[75]，连目系，上出额，与督脉会于巅；其支者，从目系下颊里，环唇内；其支者，复从肝别贯膈，上注肺。

是动则病腰痛不可以俛仰，丈夫㿉疝[76]，妇人少腹肿，甚则嗌干，面尘脱色。是主肝所生病者，胸满呕逆飧泄[77]，狐疝[78]遗溺闭癃。为此诸病，盛则写之，虚则补之，热则疾之，寒则留之，陷下则灸之，不盛不虚，以经取之。盛者寸口大一倍于人迎，虚者寸口反小于人迎也。（《灵枢·经脉》）

【注释】

[1] 络：联络、网络的意思，经脉凡与本经相表里的脏腑相连者叫络。

[2] 循：沿着循走的意思。

[3] 属：本属、属于的意思，凡属于、连接、本经的脏腑叫属。如手太阴经属于肺、络于大肠，而手阳明经属于大肠、络于肺。

[4] 肺系：指与肺相连的气管、喉咙等组织。

[5] 臑（nào）：指上臂肩至肘处。

[6] 廉：边缘、边侧。

[7] 是动则病、所生病：历代看法很多，各说不一。纵观《内经》原文所论各经是动病、所生病的证候表现，大体指沿经脉循行所过的病证，及其由此而影响到该经所属脏腑的病证，即由经传至脏腑者，叫是动病；而脏腑本身所发的病证，及其由此而影响到该脏腑所属经脉循行部位的病证，即由脏腑传至经者，叫所生病。

[8] 瞀（mào）：视物模糊不明，神识昏乱不清。

[9] 渴：据有关文献所载原文当作"喝"。喝，形容呼吸喘促的声音。

[10] 寒：文义不通，据有关文献所载原文宜删。

[11] 中风：文义不通，据有关文献所载原文宜删。

[12] 欠：在《内经》有呵欠、缺乏等义，此处指后者，即小便量少。

[13] 大指次指：大指，拇指；次指，示指。

[14] 两骨之间：第一、二掌骨之间，俗称虎口。

[15] 两筋之中：腕骨桡侧两筋之间的凹陷中。

[16] 髃骨：肩胛骨与锁骨连接之处。

[17] 柱骨之会上：柱骨，指颈椎骨；会上，指大椎穴，因诸阳脉皆会于此，故名。

[18] 是主津液所生病：肺主通调水道，敷布津液，与大肠相表里，故大肠的所生病与津液有关。

[19] 鼽（qiú）衄（nǜ）：鼽，鼻塞；衄，鼻出血。

[20] 寒栗不复：寒栗，寒冷战抖；不复，感觉不到温暖。

[21] 之：据有关文献所载原文，当删。

[22] 頞（è）中：頞，鼻梁；中，鼻梁上端的凹陷处。

[23] 气街：这里指腹股沟下方的动脉搏动处，又叫气冲。

[24] 髀（bì）关：大腿前外侧、与会阴平行之处。

[25] 下：据有关文献所载原文加，"下"字后面宜加一"入"字。

[26] 廉：据有文献所载原文当改作"膝"。

[27] 呻：据有关文献所载原文当改作"伸"。

[28] 心欲动：据有关文献所载原文当改作"心动"，"欲"字当与下文联句。

[29] 骭（ān）厥：骭，胫骨；胫部之气上逆，称骭厥。

[30] 是主血所生病者：胃为水谷之海，营血化生之源，多气多血之经，故胃的所生病与血有关。

[31] 狂疟温淫：狂，狂病，表现为言行狂乱失常；疟，这里指病情严重，

肆痊之义，非指痊疾病；温淫，严重的温病。

[32]白肉际：又称赤白肉际，即手足掌的边缘，是手足掌心与掌背的分界处，掌背为赤肉，掌心白肉。

[33]核骨：足大趾本节后内侧凸出的高骨，形圆如核故名。

[34]踹（chuǎi）：据有关文献所载原文当改作"腨"。腨，腓肠，俗称小腿。

[35]上：据有关文献所载原文"上"字后面当加一"循"字。

[36]后与气：后，大便；气，矢气，俗称放屁。

[37]溏、瘕泄：溏，大便稀软如溏泥；瘕泄，痢疾。

[38]心系：指心与其他脏器相联系的脉络。

[39]下：据有关文献所载原文当删。

[40]后：据有关文献所载原文当删。

[41]踝：这里指手腕后方尺侧的高骨。

[42]两筋：两，据有文献所载原文当改作"骨"。

[43]𬇙（zhuō）：眼眶下方，颧骨内连及上牙床的部位。

[44]是主液所生病者：小肠主泌别清浊，水谷之精气上输于脾，糟粕下走大肠，水液归于膀胱，因此小肠的所生病与水液有关。

[45]膂（lǚ）：脊柱两旁的肌肉。

[46]髀（bì）枢：股骨上端的关节，因髀骨嵌入，有转枢的作用，故名。

[47]从：据有关文献所载原文当删。

[48]踹：即"腨"。

[49]京骨：足小趾外侧本节后高突的半圆骨，又是穴位的名称。

[50]小指：据有关文献所载原文此后当加"之端"二字。

[51]踝厥：因本经经气从踝部上逆而名。

[52]是主筋所生病者：太阳属水，水亏致使筋失濡养，所以膀胱的所生病与筋有关。

[53]尻（kāo）：尾骶骨。

[54]邪：与"斜"字相通。

[55] 然谷：又名"然骨"，穴名，在内踝下前方凹陷处。

[56] 晄（huāng）晄：视物不明。

[57] 骨厥：肾主骨，因本经经气上逆所致之病叫骨厥。

[58] 主脉所生病者：心主身之血脉，而心包络是心的外卫，代心受邪而病，因此心包络的所生病与脉有关。

[59] 落：据有关文献所载原文当改作"络"。

[60] 循：据有关文献所载原文当改作"历"。

[61] 系：据有关文献所载原文当改作"侠"。

[62] 浑浑焞焞：自觉耳内有轰轰响声，以致听觉模糊不清。

[63] 是主气所生病者：三焦是水液运行的通道，而水液的运行有赖于气化，水液病变则多由气化失常所致，故所生病与气有关。

[64] 髀厌：就是髀枢。

[65] 髀阳：大腿的外侧。

[66] 绝骨：外踝直上三寸许腓骨的凹陷处。

[67] 入、间：据有关文献所载原文当分别改作"入""端"。

[68] 三毛：指足大趾背面第一节皮肤处，因长有毫毛数根而名，又叫丛毛，聚毛。

[69] 阳厥：足少阳之气厥逆为病。

[70] 是主骨所生病者：胆藏胆汁，其味苦，苦走骨，故所生病与骨有关。

[71] 马刀侠瘿：马刀，指瘰疬，生于颈项，数似于今之颈淋巴结核；侠瘿，生于喉结两旁的瘿瘤，类似于今之甲状腺肿大。

[72] 丛毛：即三毛。

[73] 过：据有关文献所载原文当改作"环"。

[74] 小：据有关文献所载原文当改作"少"。少腹，小腹两侧，即腹股沟部。

[75] 颃（háng）颡（sǎng）：喉咙上口。

[76] 癀（tuí）疝：疝气的一种，发病时阴囊肿痛下坠。

[77] 飧（sūn）泄：大便清稀，夹有未被消化的食物残渣。

[78]狐疝：疝气的一种，因其阴囊时上时下，有如狐狸出入无常而名。

【解析】

经文论述了十二经脉的循行以及病候，并指出对病候虚实寒热、不盛不虚等的针灸治疗原则。

（1）关于十二经脉的命名

十二经脉分为手三阴经、手三阳经、足三阴经、足三阳经四组。这是根据各经所属内在脏腑的阴阳属性及其循行肢体的位置而分别以手足阴阳命名的。阳经属腑，行于四肢外端，阴经属脏，行于四肢内侧，手经行过手，足经行过下肢。三阴、三阳主要是依据古代阴阳演绎之理，认为阴阳既是万物发生变化的动力，同时，也是万物成长，毁灭的根源，因而将阴阳演变的过程，划分为三个阶段。阴气初升时叫做少阴，大盛时叫做太阴，消尽时叫做厥阴（含有太、少两阴交尽的意思）；阳气初生时做少阳，大盛叫做太阳，盛极时叫做阳明（含有太、少两阳合明的意思）。合称为六气，古代医家借用这六个名称来命名人体的经脉。由于经脉有属络脏腑的阴阳表里关系及循行手或足的区别，从而决定了包括手足阴阳脏腑在内的十二经的名称。

（2）十二经脉的循环方向

十二经脉循环的方向是前人经过不断观察总结出来的，《灵枢·逆顺肥瘦》"手之三阴，从脏走手；手之三阳，从手走头；足之三阳，从头走足；足之三阴，从足走腹"的记载，说明了十二经脉是由阴入阳，由阳入阴，从表走里，从里达表，自上而下，自下而上顺着一定的方向和次序连接起来的，所以《灵枢·卫气》作"阴阳相随，外内相贯，如环之无端"的描述，由于每一经所走的路线不同，且各有支络联系着身体各部分，这样就把全身上下表里都紧密地联系起来，发挥了整体作用。

（3）十二经脉理论的运用

十二经脉是人体运行气血的主要通路，故又称十二正经。它与脏腑有直接的联系，阴经属脏络腑，阳经属腑络脏。脏腑相合，以及组织器官的内在联系，主要是通过十二经脉在其间沟通和维系，故有"十二经脉者，内属于脏腑，外络于肢节"的论说。因此，在临床应用时，应将经络学说与藏象学说结合起来。这样，在分析病理，诊断和治疗疾病时，便能打开思路，扩大治疗方法。十二经脉各经的主病不外本经所过部位的病变和本经所属脏腑的病变。即以手太阴肺经为例，所主病候中的缺盆中痛，甚则交两手而瞀，臑臂内前廉痛厥，掌中热等，便是经脉所过部位的病变；病肺胀满，膨膨而喘欬，上气喘喝，烦心胸满等，便是脏腑所产生的病变。这些都是临床辨证的基础，更有单从经脉循行分布作为诊断的主要依据的，如头痛的六经辨证，手指麻木不用的区分，以及四肢痹痛的部位等。其余诸经的病证，都具有同样意义。这种辨证的诊断学统称为经络辨证。

（4）"是动病"和"所生病"

"是动病""所生病"历代有许多争论，迄今尚难给以确切的定义。历代医家的论述大致可归纳为5种见解。

①气血先后说。如《难经·二十二难》说："经言是动者，气也；所生者，血也……故先为是动，后所生病也。"隋代杨上善、明代张世贤均宗此说，并推演及阴阳营卫。

②经络脏腑说。明代张介宾认为所生病在本脏。并说"其他诸病，皆本经之脉所及"。又有"在经在脏之辨。"清代张山雷说："大抵各经为病，多在本经循行所过之部位，而关及于本脏腑。"认为是指本经所属脏之病而言。清代徐大椿说："经脉篇是动诸病，乃本经之病；所生诸病，则以类推而旁及他经者。"认为本经病为"是动病"，旁及他经的为"所生病"。几家之言虽皆立论于经络脏腑，但亦有不同。

③内因外因先后病说。清代张志聪说："夫是动者，病因于外。所生病者，因于内。凡病有因于外者，有因于内者，有因于外而及于内者，有因于内而及于外者，有外内之兼病者……当随其所见之证，以别外内之因，又不必先为是动，后及所生，而病证之毕具也。"此外，近人陈璧琉认为："是动，就是指本经经脉因外邪的引动而发生的疾病；所生病，是指与本经相连属的脏腑所发生的疾病。"

④发病缓急说。该说认为"是动"病多是疾病发展早期阶段或急性阶段，其病情或重或轻。"所生"病多是疾病的中后期，慢性阶段或较重阶段，是病邪人里损及脏腑之表现。一般"是动"病可因正气虚弱或邪气太盛，损及脏腑而转成"所生病"。

⑤证候与疾病说。如南京中医药大学李锄认为"是动"就是脉动，"所生病"是疾病。"是动、所生病，基本上是证候与疾病之分，前者是证，后者是病，两者都包括其有关的经脉脏腑而言。"

综上，各家或从病因分内外，或从病位分经络脏腑，或从病机分在气在血，或从辨证分证候与疾病，或从发病分先后缓急等，单独强调某一点似都不够全面。因为经络与脏腑结构相进，功能相关，气化一体，其发病必然相互影响其证候也必然混杂而见。何况经络之间还存在交叉、并行等各种联系，故临证时只有综合分析，全面考虑，分清主次，才能拟定出相应的治疗措施。至于丹波氏"未知孰是"的表态，意在留待后人研究，亦属客观。丹波元简云："马（蒔）以此一句为结文（马注："是皆肺经所生之病耳"），张（介宾）则按下节为解，杨殉则肺下为句。盖是动所生，其义不明晰，亦未知孰是。"目前不必勉强地去适从，关键在于理解和掌握经络辨证的方法和纲领，并注意把经络辨证和其他辨证方法结合起来，运用于临床，以提高诊治水平。

络脉与经脉的区别及其诊法、刺法

【原文】

经脉十二者，伏行分肉之间，深而不见；其常见者，足太阴过于外[1]踝之上，无所隐故也。诸脉之浮而常见者，皆络脉也。六经络阳手明少阳之大络，起于五指间，上合肘中。饮酒者，卫气先行皮肤，先充络脉，络脉先盛，故卫气已平，营气乃满，而经脉大盛。脉之卒然动[2]者，皆邪气居之，留于本末；不动则热，不坚则陷且空，不与众同，是以知其何脉之动也。雷公曰：何以知经脉之与络脉异也？黄帝曰：经脉者常不可见也，其虚实也以气口知之，脉之见者，皆络脉也。雷公曰：细子[3]无以明其然也。黄帝曰：诸络脉皆不能经大节之间，必行绝道 [4] 而出，入复合于皮中，其会皆见于外。故诸刺络脉者，必刺其结上 [5]，甚血者虽无结，急取之以写其邪而出其血，留之发为痹也。

凡诊络脉，脉色青则寒且痛，赤则有热。胃中寒，手鱼之络多青矣；胃中有热，鱼际络赤；其暴 [6] 黑者，留久痹也；其有赤有黑有青者，寒热气也；其青短者，少气也。凡刺寒热者皆多血络，必间日而一取之，血尽而止，乃调其虚实，其小而短者少气，甚者写之则闷，闷甚则仆不得言，闷则急坐之也。（《灵枢·经脉》）

【注释】

[1] 外：据有关文献所载原文当改作"内"。

[2] 动：据有关文献所载原文当改作"病"。

[3] 细子：自谦语，"小人"之意。黄帝为君，雷公为臣，故自称"小人"。

[4] 绝道：与纵行经脉相横行截断的路径。

[5] 结上：络脉上有血聚结之处。

[6] 暴：据有关文献所载原文当改作"鱼"字。

【解析】

本节主要论述了络脉和经脉的区别，以及络脉的诊法和刺法。

经脉与络脉虽相互联络成网，但两者又有所不同。经脉大而直。伏行于里，不可见，主气主动；络脉小而曲，浮现于体表，常可见，主血主静。经脉气血较通畅，络脉气血易阻塞。络脉、经脉的这一区分，从叶天士经、络的分治得到了证实。叶氏认为"经主气，络主血""初病在经，久病入络"，所以他对络病基本上是采用活血化瘀；而活血化瘀，也就是他通络的主要治法。

络脉既有异于经脉，又与经脉有着不可分割的联系。在生理上能补充十二经脉之不足，起着重要的枢纽作用，从而使人体气血通畅和内脏上下各组织器官相贯。故张志聪说："血络者，外之络脉，孙脉，见于皮肤之间。血气有所留积，则失其内外出入之机。"文中所述诊络脉法和刺络脉法，对临床具有指导作用。经脉主气主动，是切诊的主要部位。如气口、趺阳、人迎等（胃之大络——虚里也是切诊之部），络脉主血，部位表浅，为望诊血分寒热虚实和刺络放血疗法的主要部位。其中诊手鱼络脉法为络脉望诊之代表，不仅可作为诊断寒热、痹阻的体征，而且还可诊察胃气（从胃气主手太阴的理论）的盛衰。其他部位凡皮薄之处，浮络可见者，也可进行望诊。

刺络放血是一种取效较快的治疗方法，属泻法，宜于实证，凡体虚者宜慎用。经文指出："其小而短者少气，甚则泻之则闷，闷甚者仆不得言"是提示临床时凡遇体质素虚、元气亏损的患者，不能贸然针刺，因针泻后其气更虚，可发生闷甚仆不能言的晕针现象。若发生闷仆现象则应立即停针，使之安静，或扶之静坐（最好使之平卧）。对此，临床针刺时应予足够的重视。

"脉之卒然动者，皆邪气居之"句，杨上善、张介宾皆认为导致经脉突然发生异常搏动的邪气，就是酒气。《黄帝内经太素》卷九《经络别异》注："十二络脉有卒然动者，皆是营卫之气将邪气入此脉中，故此脉动也。本末，即是此经本末也。络脉将邪入于卫气，卫气将邪入于此脉本末之中，留而不也，故为动也。酒即邪也。"《类经》七卷第六注："上文言饮酒者能致经脉之盛，故脉之平素不甚动而卒然动者，皆邪气居之，留于经脉之本末而然耳。邪气者，即指酒气为言。"

十五络脉的名称、部位、循行和病证

【原文】

手太阴之别[1]，名曰列缺，起于腕上分间[2]，并太阴之经直入掌中，散入于鱼际。其病实则手锐[3]掌热，虚则欠㰦[4]，小便遗数，取之去腕半寸[5]，别走阳明也。

手少阴之别，名曰通里，去腕一寸半[6]，别而上行，循经入于心中，系舌本，属目系。其实则支膈，虚则不能言，取之掌[7]后一寸，别走太阳也。

手心主之别，名曰内关，去腕二寸，出于两筋之间[8]，循经以上，系于心包络、心系。实则心痛，虚则为头强[9]，取之两筋间也。

手太阳之别，名曰支正，上[10]腕五寸，内注少阴；其别者，上走肘，络肩髃。

实则节弛肘废；虚则生肬^[11]，小者如指痂疥，取之所别也。

手阳明之别，名曰偏历，去腕三寸，别入^[12]太阴；其别者，上循臂，乘肩髃，上曲颊偏^[13]齿；其别者，入耳合于宗脉^[14]。实则龋聋，虚则齿寒痹隔，取之所别也。

手少阳之别，名曰外关，去腕二寸，外绕臂，注胸中，合心主。病实则肘挛，虚则不收，取之所别也。

足太阳之别，名曰飞阳，去踝七寸，别走少阴。实则鼽窒头背痛，虚则鼽衄，取之所别也。

足少阳之别，名曰光明，去踝五寸，别走厥阴^[15]，下络足跗。实则厥，虚则痿躄，坐不能起，取之所别也。

足阳明之别，名曰丰隆，去踝八寸，别走太阴；其别者，循胫骨外廉，上络头项，合诸经之气，下络喉嗌。其病气逆则喉痹瘁瘖^[16]，实则狂巅^[17]，虚则足不收，胫枯，取之所别也。

足太阴之别，名曰公孙，去本节之后一寸，别走阳明；其别者，入络肠胃。厥气上逆则霍乱^[18]，实则肠^[19]中切痛，虚则鼓胀，取之所别也。

足少阴之别，名曰大钟，当踝后绕跟，别走太阳；其别者，并经上走于心包，下外贯腰脊。其病气逆则烦闷，实则闭癃，虚则腰痛，取之所别者也。

足厥阴之别，名曰蠡沟，去内踝五寸，别走少阳；其别者，径胫^[20]上睾，结于茎。其病气逆则睾肿卒疝，实则挺长，虚则暴痒，取之所别也。

任脉之别，名曰尾翳，下鸠尾，散于腹。实则腹皮痛，虚则痒搔，取之所别也。

督脉之别，名曰长强，挟膂上项，散头上，下当肩胛左右，别走太阳，入贯膂。实则脊强，虚则头重，高摇之，挟脊之有过者，取之所别也。

脾之大络，名曰大包，出渊腋下三寸，布胸胁。实则身尽痛，虚则百节尽皆纵，此脉若罗络之血者，皆取之脾之大络也。

凡此十五络者，实则必见，虚则必下，视之不见，求之上下，人经不同，

络脉异所别也。(《灵枢·经脉》)

【注释】

[1] 别：指由本经分出之支络而别走邻经，与"络"义同。

[2] 分间：即分肉之间，也就是红肉白肉之间。

[3] 手锐：手掌后小指侧的高骨。

[4] 欺（qū）：同"呿"，张口。

[5] 半寸：据有关文献所载原文当改作"一寸半"。

[6] 一寸半：据有关文献所载原文当改作"一寸"。

[7] 掌：据有关文献所载原文当改作"腕"。

[8] 两筋之间：据有关文献所载原文当改作"一寸"。

[9] 头强：据有关文献所载原文当改作"烦心"。

[10] 上：据有关文献所载原文当改作"去"。

[11] 肬（yóu）：同"疣"，赘生肉，即瘤子之类。

[12] 入：据有关文献所载原文当改作"走"。

[13] 偏：即"遍"字。

[14] 宗脉：宗，众之义。宗脉，这里指分布在眼、耳部很多经脉汇聚而成的主脉或大脉。

[15] 厥阴：据有关文献所载原文此之后，当补"并经"二字。

[16] 瘁瘖（yīn）：瘁，这里作"猝、卒（cù）"，突然；瘖，失音、嘶哑。

[17] 巅：这里作"癫"，病名，指精神失常一类病证，详见《灵枢·癫狂》。

[18] 霍乱：中医病名，以病起突然，大吐大泻，烦闷不舒为特征，因其"挥霍之间，便致缭乱"而名，与西医之同名疾病的表现有相似之处。

[19] 肠：据有关文献所载原文当改作"腹"。

[20] 径胫：据有关文献所载原文当改作"循经"。

【解析】

本节论述了十五络脉的名称、部位，循行经路和虚实病证，亦是经络辨证的内容之一。

（1）十五络脉系自十四经脉别出的络脉，与一般的络脉不同，在生理上有其特殊的作用，是阴阳经脉表里之间的枢纽。文末所论"人经不同，络脉异所别也"，提示我们对经络生理、病理的认识乃至临床辨证和治疗，必须遵循"因人制宜"的原则。十五别络的经穴，在治疗上对该经所表现的虚证和实证，都有其治疗作用，因其具有调节阴阳经气的功能。

（2）关于尾翳的名称和部位，有几种不同的观点。第一种，认为尾翳即会阴穴。如《类经》七卷第六注曰："尾翳，误也，任脉之大络名屏翳，即会阴穴，在大便前，小便后，两阴之间，任督冲三脉所起之处。"第二种，认为尾翳即鸠尾，如《黄帝内经太素》卷九《十五络脉》注曰："尾则鸠尾，一名尾翳，是心之蔽骨……"《针灸甲乙经》卷三第十九"鸠尾，一名尾翳……任脉之别"，但从《素问·骨空论》"任脉者，起于中极之下，以上毛际，循腹里"和本节"下鸠尾，散于腹"之言，《类经》所云似不可从，《黄帝内经太素》与本经之说也非贴切，考会阴穴也并非主治腹皮痛、瘙痒之症。第三种，张志聪认为，"所谓尾翳者，即鸠尾之上，盖任脉之别络"，此说似较妥。

营气循脉运行规律

【原文】

黄帝曰：营气之道，内[1]谷为宝，谷入于胃，乃传之肺，流溢于中，布散于外，精专者，行于经隧[2]，常营无已，终而复始，是谓天地之纪。故气从太阴出，注手阳明，上行注足阳明，下行至跗上，注大指间，与太阴合，上行抵髀[3]，从髀注心中，循手少阴，出腋下臂，注小指，合手太阳，上行乘腋出䯏[4]内，注目内眦，上巅下项，合足太阳，循脊下尻，下行注小指之端，循足心注足少阴，上行注肾，从肾注心，外散于胸中；循心主脉出腋下臂，出两筋之间，入掌中，出中指之端，还注小指次指之端，合手少阳，上行注膻中，散于三焦，从三焦注胆，出胁，注足少阳，下行至跗上，复从跗注大指间，合足厥阴，上行至肝，从肝上注肺，上循喉咙，入颃颡[5]之窍，究于畜门^[6]；其支别者，上额循巅下项中，循脊入骶，是督脉也，络阴器，上过毛中，入脐中，上循腹里，入缺盆，下注肺中，复出太阴。此营气之所行也，逆顺之常也。（《灵枢·营气》）

【注释】

[1] 内：就是"纳"字，受纳的意思。

[2] 经隧：气血运行的道路，即经脉，因位置较深，伏而不见，所以叫经隧。

[3] 髀（bì）：大腿外侧。文中所述，营气循行从足阳明胃经交注给足太阴脾经，而足太阴脾经的循行在大腿的内侧，不在外侧，因此，根据有关文献所载原文，应改作"脾"字。语译作"脾"。

[4] 䪼（zhuō）：颧上目下之处。

[5] 颃（háng）颡（sǎng）：鼻内的上窍，也就是咽后壁上面的后鼻道，相当于鼻咽部。

[6] 究于畜门：究，终止的意思；畜，作"嗅"字讲；畜门，这里指鼻的外孔道。

【解析】

经文重点论述了营气在人体中的循行规律。指出营气的循行路径与十二经脉流注顺序是一致的，不同之处仅在于，十二经脉的流注始于肺，渐次传注于肝，由肝复入于肺，如此循行不息。而营气的循行是由肝别出，向上经额、巅，下项入督脉，再绕阴器而交任脉，由任脉流注于肺，再开始新的循环。经气循行为何始于手太阴经？张介宾解释颇精，他说："此十二经者，即营气也。营行脉中而序必始于肺经者，以脉气流经，经气归于肺，肺朝百脉以行阴阳，而五脏六腑皆以受气，故十二经以肺经为首，循序相传，尽于之厥阴肝而又传于肺，终而复始。是为一周。"营气的循行路径与十二经脉的流注顺序是一致的，为何又有不同之处？张志聪认为，独行于经隧之营气，与十二经脉的流注顺序一致，而与宗气偕行之营气，则行于二十八脉以应二十八宿，张介宾也说："前经脉篇末及任督，而此始全备，是十四经营气之序"。

文中"营气之道，内谷为宝"的论点，说明营气来源于水谷，化生于中焦脾胃。营气所以能够生生不息，常营无已，终而复始，都是由于饮食入胃，化生精微，不断补充的结果。这一论点，为临床治疗营血不足从调理脾胃着眼，提供了理论根据。

十二经气血多少和表里配合关系

【原文】

阳明多血多气，太阳多血少气，少阳多气少血，太阴多血少气，厥阴多血少气，少阴多气少血。故曰刺阳明出血气，刺太阳出血恶[1]气，刺少阳出气恶血，刺太阴出血恶气，刺厥阴出血恶气，刺少阴出气恶血也。足阳明太阴为表里，少阳厥阴为表里，太阳少阴为表里，是谓足之阴阳也。手阳明太阴为表里，少阳心主为表里，太阳少阴为表里，是谓手之阴阳也。（《灵枢·九针论》）

【注释】

[1] 恶：这里是不要、不宜的意思。

【解析】

本节论述了十二经气血多少的不同，以及阴经阳经之间的表里配合关系，对临床辨证论治，特别是针刺疗法，有一定的指导作用。在针刺治疗运用虚实补泻方法时，也应当适当注意经络气血多少的情况，但可泻其多，不可泻其少；一阴一阳表里配合的两经，在病理变化上多相互影响，故治疗时见阳经病变的，配合取阴经穴位，或阴经病变，配合取阳经的穴位，往往可以提高治疗效果。

本节所言十二经气血多少和《素问·血气形志》《灵枢·五音五味》所论略有差异，据有些医家考证，认为《素问·血气形志》所载较为正确。

五脏背俞、大杼、膈俞等腧穴的定位和取穴方法

【原文】

黄帝问于岐伯曰：愿闻五藏之俞，出于背者。岐伯曰：胸中大俞[1]在杼骨[2]之端，肺俞在三焦[3]之间[4]，心俞在五焦之间，膈俞在七焦之间，肝俞在九焦之间，脾俞在十一焦之间，肾俞在十四焦之间。皆挟脊相去三寸所[5]，则欲得而验之，按其处，应在中[6]而痛解，乃其俞也。（《灵枢·背腧》）

【注释】

[1] 胸中大俞：即大杼穴，因在背俞穴之中，大杼的穴位高居于五脏六腑各俞穴之上，所以称为大俞。

[2] 杼骨：第一椎骨。

[3] 焦：根据有关文献所载原文及前人看法，当作"椎"字，为是，语译改。以下"焦"字同此。

[4] 间：根据前人所引原文及看法，当作"旁"字，为是，语译改。以下"间"字同此。

[5] 所：地方。

[6] 应在中：用手指按压穴位，有酸胀疼痛的反应处即为穴位。

【解析】

本节阐述的五脏背俞、大杼、膈俞等腧穴的位置，是中医学中对背部腧穴的较早的记载，一直为后世临床医家广泛采用。经文指出的"按其处，应在中而痛解，乃其腧也"的取穴方法，迄今针灸医生都应用这种取穴法。这是因为腧穴是脏气汇聚之处，内应五脏，五脏有病，必然会反映到腧穴上来。但人体脏腑的位置、大小不尽一致，因而腧穴位置也不尽相同，应在相当的位置上去寻找反应点，以确定不同个体腧穴的所在。这种方法较为准确，有利于提高疗效，因而后人把这种取穴法，称之谓"以痛为腧"和"以快为腧"。

有人据此在临床实践中选择一些已确诊的典型病例，反复检查对该病有治疗作用的经脉和穴位，有意识地去寻找穴位及其规律，发现了一些常见病与某些穴位上出现的压痛反应有一定的内在联系，从而进一步将穴位压痛作为辨病的一种方法。若在压痛明显的穴位上针刺，则针感强，效果好。

任、督、冲三脉的循行与病证

【原文】

任脉者，起于中极之下[1]，以上毛际，循腹里，上关元[2]，至咽喉，上颐[3]循面入目。冲脉者，起[4]于气街，并少阴之经，侠脐上行，至胸中而散。任脉为病，男子内结七疝[5]，女子带下瘕聚。冲脉为病，逆气里急[6]。督脉为病，脊强反折。督脉者，起于少腹以下骨中央[7]，女子入系廷孔[8]，其孔，溺孔之端也。其络循阴器合篡[9]间，绕篡后，别绕臀，至少阴与巨阳中络[10]者合，少阴上股内后廉，贯脊属肾，与太阳起于目内眦，上额交巅上，入络脑，还出别下项，循肩髆内，侠脊抵腰中，入循膂络肾。其男子循茎下至篡，与女子等；其少腹直上者[11]，贯脐中央，上贯心入喉，上颐环唇，上系两目之下中央。此生病，从少腹上冲心而痛，不得前后[12]，为冲疝[13]；其女子不孕，癃痔遗溺嗌干。（《素问·骨空论》）

【注释】

[1] 中极之下：张介宾注："中极，任脉穴名，在曲骨上一寸。中极之下，即胞宫之所。"

[2] 关元：经穴名。为小肠募穴，位于腹正中线脐下三寸。

[3] 颐（yí）：指颏部的外上方，口角的外下方，腮部前下方的部位。

[4] 起：张介宾注："起，言外脉之所起，非发源之谓也。"下仿此。

[5] 七疝：诸说不一，多数认为指寒疝、筋疝、水疝、气疝、血疝、狐疝、癫疝。张介宾注："云七疝者，乃总诸疝而言。"

[6] 里急：丹波元简援引丁德用注《难经·二十九难》说："里急，腹痛也"。

[7] 起于少腹以下骨中央：张介宾注："少腹，小腹也，胞宫之所居。骨中央，横骨下近外之中央也。"

[8] 廷孔：张介宾注："廷，正也，直也。廷孔，言正中之直孔，即溺孔也。"

[9] 篡（cuàn）：会阴部，位于前后阴之间。

[10] 巨阳中络：指足太阳经的中络。

[11] 其少腹直上者：指督脉的一个分支。王冰注："自其少腹直上，至两目之下中央，并任脉之行，而云是督脉所系。由此言之，则任脉、冲脉、督脉，名异而同体也。"

[12] 不得前后：指大小便不通。

[13] 冲疝：疝气之一种。高世栻注："谓不但疝病于内，而且不得前后，不但疝结于内，而且上冲也。"丹波元简说："后世或呼为奔豚疝气。"张介宾注："此督脉自脐上贯于心，故其为痛如此，名为冲疝，盖兼冲任而为病者。"

【解析】

本节主要论述了任、冲、督脉的循行部位及其常见病证。任、冲、督三脉均属于奇经。奇经的主要功能是调节正经之气血，十二经气血满溢，就蓄藏于奇经。任，有"总任""好养"之义，其脉行身之前，贯脐中央直上，总任一身之阴经，故称之为"阴脉之海"；又因任脉与胎孕关系密切，故后世有"任主胞胎"之说。督，有"总督"之义，其脉行身之后，贯脊上行，能总督一身之阳经，故称之为"阳脉之海"。冲，有总领诸经气血之功，为十二经气血之要冲，故冲脉又有"血海""经脉之海"等称谓。冲脉循行部位广泛，有行身之前者，有行身之后，有上行于唇口者，有下行至足趾间者，不仅联络于任督带脉，并注于少阴，会于阳明，及于太阳。（除本篇外，可参《素问·痿论》《灵枢·五音五味》《灵枢·逆顺肥瘦》《灵枢·动输》《灵枢·海论》等篇）由于任、督、冲三脉均为人身之"海"，故对某些内科、男科、妇产科"久发""频发"的疑难病证从奇经辨证治疗提供了根据，尤其是在妇科胎产与月经病的调治中更为重要，具有较大的临床指导意义。

文中所述任、冲、督三脉均起于少腹，止于会阴，上行于腹正中、腹两侧及背正中，一源而三歧，由此说明它们在生理、病理上有着必然的联系。临床应用任、冲、督脉的理论来指导实践，须与有关脏器联系起来，方能理解其病变发生的缘由。此外，此三经经脉的循行与其他经脉的维系也很值得注意。以冲脉而言，其循行分布是较为广泛的，所以又称它为"十二经之海"，在十二经中又与足少阴、足阳明经的关系最为密切。因冲脉既并足少阴经，又隶属于足阳明。这对冲脉生理的认识、病机的分析、以及妇女胎前病、月经病等治疗方法的确定，或对前人治法处方的理解，都有一定的帮助。

冲脉的循行部位及生理功能

【原文】

黄帝曰：少阴之脉独下行何也[1]？岐伯曰：不然，夫冲脉者，五藏六府之海也，五藏六府皆禀焉。其上者，出于颃颡，渗诸阳，灌诸精；其下者，注少阴之大络[2]，出于气街，循阴股[3]内廉，入腘中，伏行骭骨[4]内，下至内踝之后属而别[5]；其下者，并于少阴之经，渗三阴；其前者，伏行出跗属[6]，下循跗入大指间，渗诸络而温肌肉。（《灵枢·逆顺肥瘦》）

【注释】

[1] 少阴之脉独下行何也：此少阴之脉，实是指冲脉而言。因其注于足少阴之别络，且与足少阴经并行，不易辨，故帝发此问。张介宾注："足之三阴，从足走腹，皆自下而上，独少阴之脉有下行者，乃冲脉也。"

[2] 注少阴之大络：从大钟穴处注入足少阴肾经之别络。

[3] 阴股：同股阴，即大腿内侧。

[4] 骭骨：即胫骨。

[5] 下至内踝之后属而别：《太素》无"后"字。杨上善注："胫骨与跗骨相连之处曰属也，至此分为二道。"跗骨，即距骨。

[6] 跗属：跗，同跗、跌，指足背部。跗属，指足跟骨结节上缘，在跟腱附着处。《灵枢·骨度》："膝腘以下至跗属，长一尺六寸，跗属以下至地，长三寸。"

【解析】

论冲脉的循行部位及生理功能。本节提出冲脉为"五脏六腑之海"的论点，对后世有深远影响。由于冲脉为总领诸经气血之要冲，其脉上至于头，下至于足，能调节十二经气血，上灌诸阳，下渗诸阴，故又有"十二经之海"和"血海"之称。

跷脉的循行和功用

【原文】

黄帝曰：跷脉安起安止？何气荣水[1]？岐伯答曰：跷脉者，少阴之别，起于然骨之后[2]，上内踝之上，直上循阴股入阴[3]，上循胸里入缺盆，上出人迎之前，入頄[4]属目内眦，合于太阳。阳跷而上行，气并相还则为濡目[5]，气不荣则目不合。黄帝曰：气独行五藏，不荣六府，何也？岐伯答曰：气之不得无行也，如水之流，如日月之行不休，故阴脉荣其藏，阳脉荣其府，如环之无端，莫知其纪，终而复始。其流溢之气，内溉藏府，外濡腠理。黄帝曰：跷脉有阴阳，何脉当其数[6]？岐伯答曰：男子数其阳，女子数其阴，当数者为经，其不当数者为络也。（《灵枢·脉度》）

【注释】

[1]何气荣水：水，《针灸甲乙经》作"也"。意思是问跷脉是借何经之气而营运不休的。

[2]然骨之后：然骨，足少阴肾经然谷穴的别名，又称龙渊。穴在足内侧缘，内踝前下方舟骨结节下方的凹陷处。然谷之后，指照海穴，属足少阴肾经。位于足跟内侧，内踝尖直下一寸处，为阴跷脉的起始部。张介宾注："然骨之后，照海也，足少阴穴，即阴跷之所生。"

[3]入阴：指进入前阴，杨上善注："入阴者，阴跷脉入阴器也。"

[4]頄（qiú）：指目下颧部。

[5]气并相还则为濡目：阴、阳二跷脉交会于目内眦，并行环绕于目，有濡润两目的作用。

[6]当其数：数，是指全身经脉长一十六丈二尺的总数。因其中仅指出跷脉长七尺五寸，左右共合一丈五尺，如包括阴跷和阳跷在内，则左右共四条，这样就和脉长的总数不相符合。所以阴跷、阳跷的长度虽是一样，但计算在总数之内是指男子的阳跷，女子的阴跷，称为当其数。当其数的就称为经；不当其数的则称络，络是不许计算在经脉长度总数之内的。

【解析】

本节对跷脉的循行、功用，以及男子以阳跷为经、女子以阴跷为经等问题做了具体分析。本节所论可与《难经》中的有关记载互参，以便对跷脉的生理、病理有一个比较全面的理解。《难经·二十八难》曰："阳跷者，起于跟中，循外踝上行入风池；阴跷者，亦起于跟中，循内踝上至咽喉，交贯冲脉。"跷，有轻健跷捷之义。跷脉也属于奇经，两跷脉均起于跟中，阴跷为少阴之别，起于照海，沿内踝上行；阳跷为太阳之别，起于申脉，沿外踝上行。两经均上达目内眦，为卫气循行昼夜交会之所。卫气由足少阴肾经内灌脏腑，自足太阳膀胱经外濡腠理，阳升阴降，内外阴阳平衡，营卫运行协调，则睡眠寤寐合乎天地之纪，精神焕发，肢体运动自然跷健轻捷。可见阴跷、阳跷也是人体的一个调节小系统。经文所谓"当其数"，只是一种统计方法，男子计算阳跷，女子计算阴跷，入总数者算经脉，不入总数者算络脉。

跷脉与睡眠的关系

【原文】

阴跷、阳跷，阴阳相交，阳入阴，阴出阳，交于目锐眦[1]，阳气盛则瞋目[2]，阴气盛则瞑目[3]。（《灵枢·寒热病》）

【注释】

[1] 目锐眦：当为目内眦。张介宾注："《脉度》篇言跷脉属目内眦，合于太阳。下文《热病》篇曰目中赤痛，从目内眦始，取之阴跷。然则此云锐眦者，当作内眦也。"

[2] 瞋（chēn）目：即睁开眼睛。

[3] 瞑目：即闭上眼睛。

【解析】

本节指出了阴跷、阳跷的交会处，论述了两脉阴阳偏盛和睡眠的关系，这对失眠病育阴潜阳的治法，提供了理论根据。《难经·二十九难》对两脉的病理变化作了补充，指出"阴跷为病，阳缓而阴急；阳跷为病，阴缓而阳急"。

参考经文撷萃

"经脉为里，支而横者为络，络之别者为孙。"（《灵枢·脉度》）

"经脉者，所以行血气而营阴阳，濡筋骨，利关节者也。"（《灵枢·本脏》）

"夫十二经脉者，内属于府藏，外络于支节。"（《灵枢·海论》）

"夫十二经脉者，人之所以生，病之所以成，人之所以治，病之所以起，学之所始，工之所止也，粗之所易，上之所难也。"（《灵枢·经别》）

"手之六阳，从手至头，长五尺，五六三丈。手之六阴，从手至胸中，三尺五寸，三六一丈八尺，五六三尺，合二丈一尺。足之六阳，从足上至头八尺，六八四丈八尺。足之六阴，从足至胸中，六尺五寸，六六三丈六尺，五六三尺，合三丈九尺。跷脉从足至目，七尺五寸，二七一丈四尺，二五一尺，合一丈五尺。督脉任脉各四尺五寸，二四八尺，二五一尺，合九尺。凡都合一十六丈二尺，此气之大经隧也。"（《灵枢·脉度》）

"十二经脉，三百六十五络，其血气皆上于面而走空窍，其精阳气上走于目而为睛，其别气走于耳而为听，其宗气上出于鼻而为臭，其浊气出于胃，走唇舌而为味。"（《灵枢·邪气脏腑病形》）

"经脉十二者，外合于十二经水，而内属于五藏六府。夫十二经水者，其有大小、深浅、广狭、远近各不同，五藏六府之高下、小大、受谷之多少亦不等，相应奈何？夫经水者，受水而行之；五藏者，合神气魂魄而藏之；六府者，受谷而行之，受气而扬之；经脉者，受血而营之。"（《灵枢·经水》）

"经脉十二者，以应十二月，十二月者，分为四时，四时者，春秋冬夏，其气各异，营卫相随，阴阳已和，清浊不相干，如是则顺之而治。"（《灵枢·五乱》）

"五藏有疾也，应出十二原，而原各有所出，明知其原，睹其应，而知五藏之害矣。"（《灵枢·九针十二原》）

第六讲

病因病机学说

学术旨要疏义

《内经》病因病机学说的概要，参见第一讲"《内经》理论体系的主要内容"中相关介绍。

《内经》摆脱了鬼神致病的迷信思想，在天人相应和形神统一观念的指导下，指出："夫百病之始生也，皆生于风雨寒暑，阴阳喜怒，饮食居处，大惊卒恐。"说明自然气候的异常，人体自身的情志过激，以及饮食不节、劳逸失当、房事过度等，都可成为致病因素。根据这些病因的来源，《素问·调经论》指出："夫邪之生也，或生于阴，或生于阳。其生于阳者，得之风雨寒暑；其生于阴者，得之饮食居处，阴阳喜怒。"将病因分为阴、阳两大类：风、寒、暑、湿、燥、火等，从外入而侵犯人体，属阳邪，为外感病因；七情、饮食、居处、劳倦等，自内生而损害健康，属阴邪，为内伤病因。《灵枢·百病始生》则提出三部分类法，将源于天的"风雨寒暑"等邪归于"上部"病因；源于天地之间的人为生活因素，如喜怒、饮食、起居失调等，归于"中部"病因；源于地的"清湿"邪气所伤归于"下部"病因。《内经》的病因分类是我国最早的病因分类法，为后世三因学说的形成奠定了理论基础。应该特别指出的是，《内经》所奠定的中医病因学说，对病因的认识常通过类比、推理等审证求因获得，其病因不仅包括具体的致病因素，还包括一些病理变化和病理产物，例如"内生之邪"的风火寒湿等。

《内经》大量阐述了不同病因的致病特点和发病规律。例如《素问·阴阳应象大论》指出"风胜则动，热胜则肿，燥胜则干，寒胜则浮，湿胜则濡泄"；《素问·举痛论》则论述说："寒则气收，炅则气泄。"此外，风邪尚有"善行数变""为百病之长"（《素问·风论》）的特性；六淫邪气伤人途径又有所不同，"伤于风者，上先受之；伤于湿者，下先受之""阳受风气，阴受湿气"（《素问·太阴阳明论》）。情志失常，则易伤五脏，"喜怒不节则伤脏，脏伤则病起于阴也"（《灵枢·百病始生》）。七情过激就导致气机失调，"怒则气上，喜则气缓，悲则气消，恐则气下……惊则气乱……思则气结"（《素问·举痛论》）。总之，《内经》的病因学说的内容和理论原则，是临床分析疾病、探求病因、辨证论治的主要依据。

"病机"二字在《内经》中仅见于《素问·至真要大论》，是指疾病发生、发展、变化的内在机制。病机学说，是研究和探讨疾病发生、病理变化、病证传变转归的机理和规律的一门学问。

《内经》把人体对各种致病因素的防御能力，称之"正气"，将致病因素称之"邪气"。疾病能否发生，取决于正邪力量的对比，"正气存内，邪不可干""邪之所凑，其气必虚"，人体正气旺盛，邪气就不易侵入，或虽有邪气侵袭，也不会发生疾病；当人体正气相对虚弱，不足以抵抗邪气时，邪气才能为害而致病。因此，《内经》强调人的体质状态与疾病的发生与演变有着密切的关系，提出"生病起于过用"的观点。同时，《内经》也看到人体的正气是有一定限度的，如果邪气的致病能力大大超越了人体的防御能力，同样可以导致疾病的发生。所以《内经》也强调要"避其毒气"，重视对疾病的预防。

《内经》认为，疾病是"正邪相搏"破坏了人体阴阳动态平衡的结果，是由于"正邪相搏"，使人体阴阳失衡，导致脏腑经络气机升降以及气血运行紊乱，从而产生一系列病理变化。疾病的病理变化虽极为复杂，但都是邪盛正衰、阴阳失调的反映，概括起来主要有寒、热、虚、实四个方面。

寒与热，是阴阳失调的主要表现，也是辨别一切疾病属性的两大纲领。这两种病变，既可由外来寒邪或热邪引起，也可由人体内脏功能失调所产生。一般说来，热是阳偏盛的表现，寒是阴偏盛的表现。在疾病发展过程中，热盛又可导致阴伤，寒盛又可导致阳损，所谓"阳胜则阴病，阴胜则阳病"。寒热的病理，并不是一成不变的，在一定条件下，可以相互转化，或由寒转热，或由热转寒，使疾病的性质发生根本改变，所谓"寒极生热，热极生寒"。

虚与实，是邪正盛衰的主要表现。虚，主要指正气不足。局部或整体的阴阳气血亏损，正气不能与邪气抗争，便是属虚的病理变化，即所谓"精气夺则虚"。实，主要指邪气有余。邪气盛，正气未衰，邪正相争，便是属实的病理变化，即所谓"邪气盛则实"。虚实也可以相互转化，如病邪久留，正气耗损，可以由实致虚；也有正气不足，痰、食、水、血留滞，以致因虚致实。虚实不仅可以交错出现，有时还可出现"真虚假实"或"真实假虚"的现象，所谓"大实有羸状，至虚有盛候"。

对于病证的传变，《内经》着重提出了表里相传、循经传变、脏腑相移和循生克之次第传变等多种模式，皆示人以规矩。疾病的转归，取决于邪正双方力量的对比：正胜邪却，则病愈；邪胜正衰，则病重。

总之，《内经》的病因病机学说内容是相当丰富的，后面我们重点选读部分篇段，以观大概。

代表经文注析

人与自然界的密切联系

【原文】

黄帝曰：夫自古通天者，生之本，本于阴阳[1]。天地之间，六合[2]之内，其气九州岛[3]、九窍[4]、五藏、十二节[5]，皆通乎天气。其生五，其气三[6]，数[7]犯此者，则邪气伤人，此寿命之本也。

苍天[8]之气，清净则志意治[9]，顺之则阳气固，虽有贼邪[10]，弗能害也，此因时之序[11]。故圣人传精神[12]，服天气[13]，而通神明[14]。失之则内闭九窍，外壅[15]肌肉，卫气散解[16]，此谓自伤，气之削[17]也。（《素问·生气通天论》）

【注释】

[1] 生之本，本于阴阳：生命的根本在于阴阳双方的协调统一。

[2] 六合：指上下和东、南、西、北四方，泛指天下或宇宙。

[3] 九州岛：王冰注："九州，谓冀、兖、青、徐、扬、荆、豫、梁、雍也。"然俞樾《内经辩言》注："九州岛即九窍……古谓窍为州。"如此，"九州岛"与下文"九窍"义重，疑衍。

[4] 九窍：人体的九个孔窍，即眼二、耳二、鼻孔二、口一、前阴、后阴。

[5] 十二节：即双侧腕、肘、肩、踝、膝、髋等 12 个大关节。

[6] 其生五，其气三：其，指自然界的阴阳。五，即木火土金水五行。三，即三阴三阳。

其生五，其气三，意为自然界的阴阳化生木火土金水五行，分为三阴三阳。

[7] 数：多次、经常。

[8] 苍天：张介宾注："天色深玄，故曰苍天。"此处指自然界。

[9] 清净则志意治：净，通静。志意，指人的精神活动。治，正常。即自然界阴阳之气清静而无异常变化，则人的精神活动就能保持正常。

[10] 贼邪：贼，伤害也。贼邪，即伤害人的邪气。

[11] 此因时之序：因，顺也；序，次序、规律。因时之序，即顺应四时气候变化的规律。

[12] 传精神：俞樾《内经辩言》注："传，读为抟，聚也。"传精神，即聚精神，精神专一的意思。

[13] 服天气：服，顺也。服天气，即顺应自然界阴阳之气的变化。

[14] 通神明：通，此处作统一解；神明，即阴阳变化。通神明，言人体阴阳之气与自然界阴阳之气变化相统一。

[15] 壅：肿胀。

[16] 卫气散解：指卫气离散而不固。卫气，属阳气的一种，具有护卫肌表，抗御外邪入侵的作用。散解，耗散、解离。

[17] 气之削：即阳气被削弱。削：损伤，减弱。

【解析】

本段论述了人与自然界的密切关系，以及生命的根本在于阴阳二气的协调统一。

作为该篇的总纲，明确地答复了生命的本源是什么的问题。指出："生之本，本于阴阳"，确立了"生命的本源是自然物质"这个唯物观点，这对祖国医学理论体系的创立和发展起到了巨大的作用。经文"其生五，其气三"是阴阳五行学说对于自然界万物构成的一种认识。这种认识对当时盛行的万物由神创造的神权迷信思想，无疑是十分沉重的打击。

经文着重说明人体生命的根本在于阴阳，因此人体阴阳之气与自然界阴阳是相互通应，密不可分的。这是《内经》的基本学术思想之一，有关内容在《内经》中记载颇多，贯穿于养生、防治疾病等理论的各个方面，如《素问·四气调神大论》的四时调神，"春夏养阳，秋冬养阴"之类。人类为万物之灵，与万物一同生存于天地之间，以自然界的物质为其生存条件，也必须与自然界的变化规律保持协调和适应，而人之区别于其他万物者，在于适应自然方面具有主动性与自觉性。本段正是从时间（因时之序）、空间（天地、六合）及其他物质条件（九州岛、贼邪）等方面，概括地论证了人类应如何主动地适应自然规律而保持健康的道理。自然界的变化虽复杂多样，甚至人们在对它的认识上仍难免有"神明"莫测者，但就认识方法而言，却可以运用阴阳五行的理论加以归纳分析，尤以"阴阳"为本。对人体中的阴阳，本段则提出顺应自然"则阳气固"，失之则"卫气散解"，提示应以保养阳气作为养生的重点。篇中"传精神，服天气，而通神明"，乃本篇眼目，昭示养生要旨，内则精神专一，外则顺应自然，保持人与自然的和谐。若违背了这一规律，则邪气为害，正气削弱，导致疾病而短折寿命。所以经文强调，自然界的阴阳变化正常而不乱，即"苍天之气清静"，是人体健康的重要条件；同时，人们如果注重因时之序而养生，即使"有大风苛毒"，亦"弗之能害"，从而可以保持健康。但若人们不遵循自然规律，违背因时养生的原则，则会"自伤"其阳气，虽无强大外邪，却也难免生病。

阳气在人体生理、病理中的重要作用及其临床意义

【原文】

阳气者，若天与日，失其所[1]则折寿而不彰[2]，故天运[3]当以日光明。是故阳因而上[4]，卫外者也。

因于寒，欲如运枢[5]，起居如惊，神气乃浮[6]。因于暑，汗，烦则喘喝，静则多言[7]，体若燔炭，汗出而散[8]。因于湿，首如裹，湿热不攘[9]，大筋緛短，小筋弛长[10]，緛短为拘，弛长为痿。因于气[11]，为肿，四维相代[12]，阳气乃竭。

阳气者，烦劳则张[13]，精绝[14]，辟积[15]于夏，使人煎厥[16]。目盲不可以视，耳闭不可以听，溃溃乎若坏都，汩汩乎不可止[17]。阳气者，大怒则形气绝[18]，而血菀[19]于上，使人薄厥[20]。有伤于筋，纵[21]，其若不容[22]，汗出偏沮[23]，使人偏枯。汗出见湿，乃生痤疿[24]。高粱之变，足生大丁[25]，受如持虚[26]。劳汗当风，寒薄为皶[27]，郁乃痤。

阳气者，精则养神，柔则养筋[28]。开阖不得[29]，寒气从之，乃生大偻[30]；陷脉为瘘[31]。留连肉腠[32]，俞气化薄[33]，传为善畏[34]，及为惊骇。营气不从，逆于肉理[35]，乃生痈肿。魄汗[36]未尽，形弱而气烁[37]，穴俞以闭，发为风疟[38]。

故风者，百病之始也，清静[39]则肉腠闭拒[40]，虽有大风苛毒[41]，弗之能害，此因时之序也。故病久则传化[42]，上下不并[43]，良医弗为。故阳畜积病死，而阳气当隔，隔者当写，不亟正治，粗乃败之[44]。

故阳气者，一日而主外，平旦[45]人气生，日中而阳气隆，日西而阳气已虚[46]，气门[47]乃闭。是故暮而收拒[48]，无扰筋骨，无见雾露，反此三时[49]，形乃困薄[50]。（《素问·生气通天论》）

【注释】

[1] 失其所：所，场所。谓阳气运行、作用失常，失去其应居场所。

[2] 折寿而不彰：折寿，即短寿；不彰，不显著。指人身阳气若功能失常可导致短折寿命的结果。

[3] 天运：即天体的运行。

[4] 阳因而上：因，依靠，凭借。阳气凭借其上升外越之性发挥卫外的作用。

[5] 欲如运枢：运，运转；枢，户枢，即门轴。欲如运枢，是指卫阳之气如户枢般开合运转自如。吴昆将"欲如运枢，起居如惊，神气乃浮"移至"阳因而上，卫外者也"句下，可参。

[6] 起居如惊，神气乃浮：神气，即指阳气。意为外邪侵犯，生活起居被扰，神情不安，卫阳之气则上浮与邪气抗争。又，惊，王冰注"暴卒也"，即起居动作卒暴无常，泛指生活作息没有规律，致使阳气开合失序而浮散损伤。

[7] 烦则喘喝，静则多言：烦，烦躁不安；喘喝，气喘气急，喝喝有声。烦则喘喝，为阳热内盛所致。静，相对烦而言，指神昏嗜卧；多言，指神昏谵语、郑声之类。静则多言，为暑热伤阴所致。

[8] 体若燔（fán）炭，汗出而散：燔，焚烧的意思。形容身热如焚烧的炭火一样，汗出之后，随汗而解。据吴昆将此二句移至前文"因于寒"句下。

[9] 攘：消除的意思。

[10] 大筋緛短，小筋弛长：緛，收缩的意思。本句作互文解，即大筋、小筋或为收缩而短，或为弛缓而长。

[11] 气：即风。高士宗注："气，犹风也，《阴阳应象大论》云：'阳之气，以天地之疾风名之。'故不言风而言气。"

[12] 四维相代：四维，四方四时，此处指四时邪气；代，更代。谓四时邪气更替伤人。

[13] 张：亢盛的意思。

[14] 精绝：阴精衰竭。

[15] 辟积：辟，通襞，即衣裙褶。辟积，重复的意思。

[16] 煎厥：病名。指劳伤阳亢伤阴，阴精竭绝而致的昏厥病证。

[17] 溃溃乎若坏都，汩（gǔ）汩乎不可止：溃溃，形容洪水泛滥的样子；坏都，防水堤溃破；汩汩，水急流的声音。本句以洪水决堤来形容煎厥病证来势凶猛的发病特点。

[18] 形气绝：形，即形体，此处主要指脏腑经络。形气绝，即脏腑经络之气阻绝不通。

[19] 菀：同"郁"。瘀积的意思。

[20] 薄厥：病名。指大怒而气血上逆所致的昏厥病证。

[21] 纵：弛缓。此指肢体痿软。

[22] 不容：容，通"用"。不容，即不用，指肢体不能随意运动。

[23] 汗出偏沮（jǔ）：沮，阻止。意为汗出而半身无汗。

[24] 痤（cuò）痱（fèi）：痤，即小疖。痱，即汗疹，痱子。

[25] 高粱之变，足生大丁：高，通膏，即脂膏类食物；粱，精细的食物；足，可以；丁，通疔，此泛指疮疡。本句说明过食膏粱厚味，内热蓄积，日久生变，可以使人发生疔疮。吴昆注："膏粱之人，内多滞热，故其病变，能生大疔。"

[26] 受如持虚：形容得病容易，犹如持空虚之器受物一样。

[27] 皶（zhā）：即面部生长的粉刺。一说为酒齄鼻。

[28] 精则养神，柔则养筋：当作"养神则精，养筋则柔"解。精，指精神爽慧；柔，即筋脉柔和，活动自如。意为筋脉得到阳气的温养，才会柔和灵动。

[29] 开阖不得：指汗孔的开闭失常。从后文"寒气从之"来看，当是开而不闭。

[30] 大偻：偻，通"吕"，曲背的意思；大偻，指阳气不能温养筋脉，所导致的形态伛偻、不能直立的病证。

[31] 陷脉为瘘：邪气内陷经脉，日久而成瘘。瘘，经常漏下脓水、不易收口的疮疡的瘘管。

[32] 肉腠：肌肉之间。

[33] 俞气化薄：俞，通"输"（腧），是经脉之气输注出入之处，内通五脏。化，传化，此当传导解。薄，同迫。指邪气通过经腧传入，内迫五脏。

[34] 传为善畏：善畏，易于惧怕。五脏主藏神，脏气被邪所迫，故见心神不安之善畏。

[35] 肉理：肌肉的纹理。

[36] 魄汗：魄与"白"通，魄汗即白汗，指不因暑热而汗的自汗。

[37] 气烁：烁，消铄。气烁，此指阳气被邪热所消耗。

[38]风疟：疟疾之一，以寒热往来、恶风汗出为主症。

[39]清静：阳气正常、充盛。

[40]肉腠闭拒：阳气充盛，卫气坚固，腠理密闭，自然拒邪于外。

[41]大风苛毒：大风，强烈的风邪。苛，暴也；苛毒，厉害的毒邪。大风苛毒，泛指一切强烈的致病因素。

[42]传化：传变，即病情发生变化。

[43]上下不并：并，交并，交通之意。上下不并，指人体上部与下部之气不相交通、相互阻隔的病理变化。

[44]阳畜积病死，而阳气当隔，隔者当写，不亟正治，粗乃败之：畜，同蓄，蓄积的意思；隔（膈）：阻隔、隔拒；写，即泻，指汗、吐、下等驱邪法；亟，急也；粗，粗工，即医疗水平低劣的医生。全句意为阳气蓄积不行，可以导致死亡，可于阳气挡隔之时采用泻法，疏通阳气；若医疗水平低劣的医生不迅速给予正确治疗，可使病情败坏、恶化。

[45]平旦：日出之时。

[46]虚：黄昏时，相对白天而言，体表的阳气减少了，故曰"虚"。

[47]气门：此处指汗孔。

[48]收拒：收，阳气收藏于体内。拒，拒绝邪气于体外。

[49]三时：即上文的平旦、日中、日西。

[50]形乃困薄：指形体困顿而衰薄。马莳注："未免困窘而衰薄矣"。

【解析】

本段概括地论述了人体中阳气的功能特点及其重要性，并列举有关病证、治法以及因时养生的要点。

（1）经文把人身阳气比作天体中的太阳，认为阳气为人身之本，阳气于人，"若天与日"，阳能化气、生津、行血、熏肤、充身、泽毛，"若雾露之溉"。故神得其养，则精神焕发，思维正常；筋得其养，则能维络全身关节，屈伸活动自如；脑得其养，则五官灵敏，耳目聪明；形得其养，则肢体温暖，肌肤固密，外邪不易入侵；脉得其养，则气血流畅，布达周身……

总之，阳气之性，主升主动，具有温养固护功能，对人体的生理、病理变化都起着主导性作用。故张介宾在《类经》中说："阳化气，阴成形。形本属阴，而凡通体之温者，阳气也；一生之活者，阳气也；五官五脏之神明不测者阳气也；及其既死，则身冷如冰，灵觉尽灭，形固存而气则去，此以阳脱在前，而阴留在后。""天之阳气，唯日为本，天无此日，则昼夜无分，四时失序，万物不彰矣。其在于人，则自表至里，自上至下，亦唯此阳气而已。人无此阳，犹天之无日，欲保天年，其可得乎？《内经》162篇，天人大义，此其最要者也，不可不详察之。"张介宾据此强调阳气乃生命之气，撰《大宝论》，提出"天之大宝，只此一丸红日；人之大宝，只此一息真阳"的"阳非有余"之说，主张以补阳护阳为防病治病之要务。总之，《内经》的阳气学说，对后世温补学派的创立和发展具有深远影响。

（2）经文详细讨论了阳气病理变化。从病因而言，有劳倦过度之烦劳；有情志过极之大怒；有饮食不节之高粱之变；再加之风、寒、暑、湿外邪的侵袭，易引起人体阳气的病理变化。从病机而言，可以概括为阳亢精绝、阳气厥逆、阳气偏阻、阳气郁遏、阳热内盛等多种情况。

由于外邪侵袭，卫外功能失常的寒邪侵犯，腠理闭塞，阳气不泄，郁而发热，治疗宜发汗解表，邪从汗解而热平；暑为阳邪，易伤阴津，实则邪热内盛而多汗烦喘，虚则阴伤神扰而神昏谵语；湿邪重浊，易伤阳气，故头重，阳气不能温养筋脉，或为拘急，或为筋痿；风性轻扬，易致头面浮肿；如风寒暑湿，交替为病，阳气反复受损，可使阳气衰竭。

平素烦劳过度，阳气过亢，阴精亏损，复加暑热煎灼，致阴精衰惫，发生突然昏厥，古人称为"煎厥"。其临床表现除昏厥外，还有耳闭、目盲。此病来势急骤，类似于今之中暑。由大怒而致气上逆，血随气升，气血逆乱，出现突然昏厥，古人名为"薄厥"。其临床表现除昏厥外，可见筋脉弛纵不收，类似于今之中风。阳气不足，偏阻一侧，不能温运全身，表现为汗出而半身无汗，有可能出现局部肢体枯萎不用的病证。汗出见湿，当阳气宣泄时，受水湿之气郁遏，宣泄不畅，或形劳汗出，坐卧当风，迫聚于皮腠，形成痤疮，郁而化热而成疮疖。嗜食膏粱厚味，阳热蓄积，热毒逆于肉里，易生疔疮。

如果阳气开合不得，邪气留恋而入里，会导致各种病证。邪入筋，阳虚寒邪痹阻于背，筋失温养，不能运动自如，出现背曲不能直立之症；邪入脉中，阳虚邪陷经脉，经脉败漏，日久成瘘管，久不收口；邪入脏腑，阳虚邪气留恋肉腠，由腧穴侵入，内传迫及五脏，阳气不能养神，出现善畏、惊骇等症；邪入肉里，营卫失调，营气不从，阻逆于肌肉之间，发生痈肿；邪入腧穴，阳气被热邪所耗伤，汗出不止，风邪入侵，腧穴闭阻，发生风疟；当阳气发生阻隔，上下不相交通，病情危重，急当用泻法以祛除实邪，疏通阳气，当能挽救。

（3）经文指出了阳气随昼夜阴阳消长而变化的规律。阳气在一昼夜中有生发、隆盛、虚衰的变化规律。提示人身阳气与自然界阴阳变化息息相关。人要随自然界的阴阳变化来调节生活起居，以保持阳气的充沛，防止疾病的发生。病理上，《灵枢·顺气一日分为四时》有"旦慧、昼安、夕加、夜甚"的疾病变化规律，其内在机制就是阳气昼夜消长的节律性变化。这种认识与现代人体生物钟理论相似，值得进一步探讨和研究。

人体内阴气与阳气的相互关系

【原文】

岐伯曰：阴者藏精而起亟[1]也，阳者卫外而为固也。阴不胜其阳，则脉流薄疾[2]，并乃狂[3]。阳不胜其阴，则五藏气争[4]，九窍不通。是以圣人陈阴阳[5]，筋脉和同[6]，骨髓坚固，气血皆从。如是则内外调和，邪不能害，耳目聪明，气立如故[7]。

风客淫气[8]，精乃亡[9]。邪伤肝也，因而饱食，筋脉横解[10]，肠澼为痔[11]。因而大饮，则气逆。因而强力[12]，肾气乃伤，高骨乃坏[13]。

凡阴阳之要，阳密乃固[14]，两者不和，若春无秋，若冬无夏，因而和之，是谓圣度[15]。故阳强不能密，阴气乃绝[16]，阴平阳秘，精神乃治[17]，阴阳离决，精气乃绝[18]。

因于露风[19]，乃生寒热。是以春伤于风，邪气留连，乃为洞泄[20]，夏伤于暑，秋为痎疟[21]。秋伤于湿，上逆而欬[22]，发为痿厥[23]。冬伤于寒，春必温病[24]。四时之气，更伤五藏[25]。（《素问·生气通天论》）

【注释】

[1] 起亟（qì）：亟，频数也。起亟，指阴精不断地起而与阳气相应，以供养阳气，说明阴为阳之基。

[2] 脉流薄疾：薄，迫也。脉流薄疾，指阳气偏盛，使脉中气血流动急迫而快速。

[3] 并乃狂：并，交并，引申为重复、加甚。并乃狂，此指阳热极盛，上扰神明，而出现狂乱的表现。

[4] 五藏气争：争，不和之意。五藏气争，指五脏功能失调，气机失和。

[5] 陈阴阳：陈，顺应、调和。陈阴阳，调和阴阳。

[6] 筋脉和同：和同，即和谐。筋脉和同，指筋脉功能和谐，柔和灵活。

[7] 气立如故：立，行也。气立如故，指脏腑经络之气运行正常。

[8] 风客淫气：风，风邪；客，动词，指邪从外入，留居体内，好像客人从外而来；淫气，淫乱之气。风客淫气，指风邪侵入人体，而成为淫乱之气。

[9] 亡：耗伤的意思。

[10] 筋脉横解：横，放纵的意思；解，通懈，即松弛。筋脉横解，即筋脉纵弛不收。

[11] 肠澼为痔：肠澼，病名，即下利脓血的痢疾等病；为，与也；痔，痔疮。

[12] 强力：勉强用力。又指房事，王冰注："强力，谓强力入房也。"

[13] 高骨乃坏：高骨，腰间之脊骨。坏，损伤、败坏。

[14] 阳密乃固：阳气致密于外，阴气才能固守于内。

[15] 圣度：最好的养生法度。

[16] 阳强不能密，阴气乃绝：阳强，阳气亢盛。阳气若致密于外，则阴气能固守于内。今阳气亢盛，不能为阴气致密于外，则阴气亦不能内守而外泄，以致衰竭亡绝。

[17] 阴平阳秘，精神乃治：阴平阳秘为互文，即阴阳平秘。平秘，平和协调之意；治，正常之意。

[18] 阴阳离决，精气乃绝：离，分离；决，决裂。阴阳分离决裂，则孤阳不生，独阴不长，精气无以滋生而竭绝。

[19] 露风：泛指一般外感病的致病因素。又，露，触冒；露风，即触冒风邪之意。

[20] 洞泄：指水谷不化、下利无度的重度泄泻。

[21] 痎疟：疟疾的总称。

[22] 秋伤于湿，上逆而欬（ké）：张介宾注："湿土用事于长夏之末，故秋伤于湿也。秋气通于肺，湿郁成热，则上乘肺金，故气逆而为咳嗽。"

[23] 痿厥：偏义复词，偏在"痿"，即肢体枯萎不用的病证。

[24] 冬伤于寒，春必温病：因冬不藏精，感受寒邪，伏藏于里，郁久化热，至春天阳气升发，或又感新邪，引动伏热，发为温病。

[25] 四时之气，更伤五藏：更，更替。指四时不正之气，交替地损伤五脏。

【解析】

本段通过对生理、病理及养生等有关内容的论述，重点说明了阴精与阳气关系。

阴精与阳气之间，具有互生、互用、互制而宜保持协调的关系。"阴者藏精而起亟也，阳者卫外而为固也"，即言其互生、互用。阴是内脏的精气，供应体内应急之用，阴精需不断地供给阳气，阳气才能发挥其功能；阳气能保卫体表、抵御外邪，阳气需护卫于外，使机体固密，阴精才能守于中而不致泄漏，正常化生。只有阴气和平，阳气固密，才是正常生理，人体才有健康可言。《素问·阴阳应象大论》所谓"阴在内，阳之守也，阳在外，阴之使也"。如果阴精和阳气的关系遭到破坏，则会导致"孤阳不生，独阴不长"的病理变化，临床可见"阳损及阴""阴损及阳"的病理变化。

"阴不胜其阳，则脉流薄疾，并乃狂；阳不胜其阴，则五藏气争，九窍不通"，提示阴阳之间存在着相互制约关系，阴不胜阳则阳亢盛，阳不胜阴则阴偏盛。

　　"阴平阳秘，精神乃治"说明阴阳平和协调、精神情志活动正常和谐是万物自身运动所形成的最佳状态。它体现着阴阳双方的相互作用在消长状态中，仍保持某种稳定。对人体来说，阴平阳秘是健康的象征。所以"圣人"养生"陈阴阳，筋脉和同，骨髓坚固，气血皆从。如是则内外调和，邪不能害，耳目聪明，气立如故"。一有失调，即为病理状态，其失调超出一定限度，就会表现出疾病，阴阳离决，即为死候。从阴阳"互生"分析，则一方不足，就其本质而言，另一方也必然不足。从"互制"分析，则一方过盛，必然导致另一方不足；而一方不足，则会表现为另一方的相对过盛，本段所举"阴不胜其阳""阳不胜其阴"诸病，即指此类。从"互用"分析，本段所谓"阳强不能密，阴气乃绝"，即指阳气过盛失其固密之能，阴精因之走泄，如内热者多汗、火亢者遗精之类，其阴精之"绝"，不在于热耗，而是由阳气内扰所致，泻其阳热，则阴精自安。

　　"阴阳之要，阳密乃固"强调阴阳关系中以阳气为主导，说明阳气在阴阳关系中的重要作用。张介宾注："阳为阴之卫，阴为阳之宅。必阳气闭密于外，无所妄耗，则邪不能害，而阴气完固于内。此培养阴阳之要，即生气通天之道也。"

　　阴阳失和则会产生疾病，甚至引起死亡。若阳气过盛而阴不济，阴不胜其阳，则阳用事，可出现"脉流薄疾，并乃狂"等病证，甚至"阳强不能密，阴气乃绝"。若阴气过盛而阳不能制，阳不胜其阴，则阴用事，可见"五藏气争，九窍不通"。若阴阳离决，则危及生命。此外，阴阳失和的情况十分复杂，如同自然界"若春无秋，若冬无夏"那样，使生长化收藏的正常规律遭到破坏。在疾病发生与变化方面，一个季节受邪，可以在下一个季节发生疾病，而表现出阴阳失调，所谓"春伤于风，邪气留连，（夏）乃为洞泄……冬伤于寒，春必温病"。

　　因此若养生失当，多种原因皆可伤精耗气而引发疾病。关于四时之气的发病形式，本篇论述了"感而即发"和"伏而后发"两种情况。感而即发（冬病）：

因于寒，体若燔炭，汗出而散。寒伏而后发（春病）：冬伤于寒，春必温病。感而即发（暑病）：因于暑，汗，烦则喘喝，静则多言。暑伏而后发（秋病）：夏伤于暑，秋为痎疟。感而即发（秋病）：因于湿，首如裹，湿热不攘，大筋软短，小筋弛长，软短为拘，弛长为痿。湿伏而后发（冬病）：秋伤于湿，上逆而咳，发为痿厥。感而即发（春病）：因于气，为肿；因于露风，乃生寒热。风伏而后发（夏病）：春伤于风，邪气留连，乃为洞泄。这说明，外感时邪，不仅可以感而即发，伤害本脏；也可以伏而后发，损害他脏，其发生的病证都有一定的规律。另外，某些疾病的发生具有季节性特点。如春夏多温热病，夏季多暑病、泄泻，夏秋季多湿病、疟疾，冬季多伤寒、咳嗽、痿厥。

　　《内经》中类似文字凡三见。除本篇外，《素问·阴阳应象大论》云："冬伤于寒，春必温病；春伤于风，夏生飧泄；夏伤于暑，秋必痎疟；秋伤于湿，冬生咳嗽。"《灵枢·论疾诊尺》云："冬伤于寒，春生瘅热；春伤于风，夏生后泄肠澼；夏伤于暑，秋生痎疟；秋伤于湿，冬生咳嗽。是谓四时之序也。"以上三处，文字略异，但内容无别。对上述记载，可从两方面理解：其一，是讲阴阳关系在疾病发生、发展中的反映。即春夏秋冬四季分阴阳，而分主生、长、收、藏之气，若春受风邪，阳气当生而不生，到夏季则阳气不能长，故可成为"洞泄"寒中之病……冬季感受寒邪，则阴精不能藏而亏虚，到春季阳气生发而阴精不能相济，若再受外邪，极易发病，故曰"春必温病"。《素问·金匮真言论》"藏于精者，春不病温"，正是从养生方面说明了"冬伤于寒，春必温病"的道理。其二，从疾病的发生而言，本段所说"春伤于风，邪气留连，乃为洞泄"，确指外感时邪侵入人体，延期而发病。故"冬伤于寒，春必温病"一语，也可以理解为"寒邪内伏"延期发病，这也正是后世温病学派"伏气温病"说的理论来源。

阴精的作用及五味所伤

【原文】

　　阴之所生，本在五味[1]，阴之五宫[2]，伤在五味。是故味过于酸，肝气以津，脾气乃绝[3]。味过于咸，大骨气劳，短肌，心气抑[4]。味过于甘，心气喘满，色黑，肾气不衡[5]。味过于苦，脾气不濡，胃气乃厚[6]。味过于辛，筋脉沮弛，精神乃央[7]。是故谨和五味[8]，骨正筋柔，气血以流，腠理以密，如是，则骨气以精[9]，谨道如法[10]，长有天命[11]。（《素问·生气通天论》）

【注释】

[1] 阴之所生，本在五味：阴，即阴精；五味，即酸、苦、甘、辛（辣）、咸五种食物味道，此处泛指饮食物。言阴精的产生，本源于饮食五味。

[2] 阴之五宫：五宫，即五脏。阴之五宫，即藏蓄阴精的五脏。

[3] 味过于酸，肝气以津，脾气乃绝：津，满溢、过盛之意。酸味本有滋养肝脏的作用，但过食酸味，导致肝气过盛，肝木乘脾土，而使脾气衰竭。

[4] 味过于咸，大骨气劳，短肌，心气抑：张志聪注："大骨，腰高之骨，肾之府也：过食咸则伤肾，故骨气劳伤；水邪盛则侮土，故肌肉短缩；水上凌心，故心气抑郁也。"

[5] 味过于甘，心气喘满，色黑，肾气不衡：甘，《太素》"苦"。喘，此指心跳急促；满，通懑，烦闷也；衡，平也。苦入心，味过于苦则反伤心气，故心跳急促而烦闷；黑为水色，火不足则水气乘之，故见黑色，心火虚衰则肾水偏盛，故言肾气不衡。

[6] 味过于苦，脾气不濡，胃气乃厚：苦，《太素》作"甘"，且无"不"字；濡，湿也；厚，此指胀满。甘入脾，味过于甘则伤脾，脾伤不运则生湿，湿阻脾胃则生胀满。

[7] 味过于辛，筋脉沮弛，精神乃央：沮，败坏；央，通殃。辛入肺，味过于辛则伤肺，肺伤则津液不布，筋失所养而败坏弛缓；辛性走散，神气耗伤，故殃及精神。

[8] 谨和五味：谨慎地适当调和饮食五味。

[9] 骨气以精：骨气，泛指上文的骨、筋、气、血、腠理诸气；精，强盛。骨气以精，是指骨、筋、气、血、腠理均得到五味的滋养而强盛不衰。

[10] 谨道如法：按照养生的方法去调和五味。

[11]天命：自然赋予人的寿命。

【解析】

本段重点讨论有关阴精的问题，论及阴精的化生、作用以及五味过食为害等内容。

饮食五味是人赖以生存的基本条件，是五脏精气之本源，故经文曰："阴之所生，本在五味。"饮食五味经脾胃的腐熟运化，其精微输布于脏腑周身以资营养，正如《素问·五脏别论》所说："胃者，水谷之海，六腑之大源也。五味入口，藏于胃，以养五脏气。"五脏主藏精而不泻，故称之为"阴之五宫"。但是，水能载舟，亦能覆舟，虽然饮食五味能化生阴精，而为生命的本源之一，但若偏食过用，则反为害，而致多种疾病，成为损伤五脏精气的重要原因。故经文指出："阴之五宫，伤在五味。"

《素问·至真要大论》云："夫五味入胃，各归所喜。故酸先入肝，苦先入心，甘先入脾，辛先入肺，咸先入肾。久而增气，物化之常也；气增而久，夭之由也。"由于五味有选择地"先入"某脏，故久食过用某味，除能直接伤害肠胃以影响五脏外，还可通过五味与五脏的相合关系，先伤其相应之脏，继则损伤相关之脏。其损害相关之脏的机制，本段则用五行乘侮加以分析。酸味先走肝，可养肝资筋，但酸味太过，则肝气亢盛，易乘脾土，致脾气衰竭。咸味先走肾，可养肾资骨，若咸味太过，损伤肾气，大骨气劳，气化失司，水邪偏盛，侮土则伤肌，凌心则心气抑。苦味先走心，可养心资血，若苦味太过，损伤心气，则心悸烦闷，心肾相交，水火既济，今心火不足，肾水上乘，故色黑而肾气不衡。甘味先走脾，可养脾资肉，若甘味太过，损伤脾气，脾失健运，则湿阻中焦而脘腹胀满。辛味先走肺，可养肺资气，若辛味太过，肺气受损，津液不布，肝筋失养，故筋脉沮弛，肝主魂，肺主魄，魂魄失藏，故精神乃殃。

所以，要想达到健康长寿，就必须谨慎地调和五味，勿使过偏，则五脏之气得养而和平。因而肾主之骨坚，肝主之筋柔，肺主之气与心主之血流行通畅，脾主之肌腠致密。彼此调和，不失常度，则邪不能侵，而能享尽自然所赋予的寿命。

本段关于五味太过对五脏危害的论述，对临床用药及饮食保健都有重要的指导意义。饮食五味若有偏嗜，就会导致人体阴阳的失调，从而引起疾病，说明人体中阴阳之气"得和则为正，失和则为邪"，邪正之分，全在调顺与否。其"过则为害"的观点，与《素问·经脉别论》"生病起于过用"之论，彼此互证。

体质强弱与发病的关系

【原文】

黄帝问于少俞[1]曰：余闻百疾之始期[2]也，必生于风雨寒暑，循毫毛而入腠理，或复还[3]，或留止，或为风肿汗出[4]，或为消瘅[5]，或为寒热，或为留痹[6]，或为积聚[7]，奇邪[8]淫溢，不可胜数，愿闻其故。夫同时得病，或病此，或病彼，意者天之为人生风乎[9]？何其异也？少俞曰：夫天之生风者，非以私百姓也[10]，其行公平正直[11]，犯者得之，避者得无殆，非求人而人自犯之[12]。

黄帝曰：一时遇风，同时得病，其病各异，愿闻其故。少俞曰：善乎哉问！请论以比匠人[13]。匠人磨斧斤[14]，砺刀削[15]，斫[16]材木。木之阴阳，尚有坚脆[17]，坚者不入，脆者皮弛[18]，至其交节[19]，而缺斤斧焉[20]。夫一木之中，坚脆不同，坚者则刚，脆者易伤，况其材木之不同，皮之厚薄，汁之多少，而各异耶。夫木之蚤花[21]先生叶者，遇春霜烈风，则花落而叶萎；久曝大旱，则脆木薄皮者，枝条汁少而叶萎；久阴淫雨[22]，则薄皮多汁者，皮溃而漉[23]；卒[24]风暴起，则刚脆之木，枝折杌[25]伤；秋霜疾风，则刚脆之木，根摇而叶落。凡此五者，各有所伤，况于人乎？

黄帝曰：以人应木奈何？少俞答曰：木之所伤也，皆伤其枝，枝之刚脆而坚，未成伤[26]也。人之有常病也，亦因其骨节、皮肤、腠理之不坚固者，邪之所舍也，故常为病也。（《灵枢·五变》）

【注释】

[1] 少俞：历史传说中黄帝的臣子，精通医理。

[2] 始期：开始发生的时候。

[3] 复还：邪气入侵人体后，在正气的抵抗下而退却，离开了人体。

[4] 风肿汗出：与后文的"风厥汗"为同一个病证，因风邪入侵腠理，使得汗水特多，或肌肤有肿胀。本篇的"风厥"与《素问》的《阴阳别论》《评热病论》中的"风厥"名同实异，可参见各篇。

[5] 消瘅（dàn）：病名，即消渴病，是上、中、下三消的总称。

[6] 留痹：痹，原作"瘅"，今据元刊本改，以与后文相合。指痹证，因邪气留滞、经脉气血闭阻不通而名，详见《素问·痹论》《灵枢·周痹》等篇。

[7] 积聚：病证名，指腹内结块，或胀或痛的病证。一般以积块明显，胀痛较甚，固定不移的为积；积块隐现，游窜作胀，痛无定处、时有时消的为聚。多由气郁、血瘀、寒凝、痰滞日久而成。详见《灵枢·百病始生》等篇。

[8] 奇邪：奇，亦邪也。奇邪，同义复词。

[9] 同时得病，或病此，或病彼，意者天之为人生风乎：意，料想、猜测。天，指自然界。意为同在一个时间得病，有的人患这种病，有的人患那种病，我想这是否是自然界给人类产生了各种不同性质的风邪的缘故？

[10] 非以私百姓也：并不是偏爱某一部分人。

[11] 其行公平正直：风对任何人的作用都是一样的。

[12] 犯者得之，避者得无殆，非求人而人自犯之：谁触犯了风，谁就会生病；谁避开了风，谁就不会受危害；不是风要侵犯人，而是人触犯了风。

[13] 请论以比匠人：请让我以匠人伐木为喻来说明这个问题。

[14] 斧斤：即斧头。

[15] 砺（lì）刀削：砺，在石头上摩擦的意思；削，刀的别名；砺刀削，就是磨刀。

[16] 斫（zhuó）：砍伐。

[17] 木之阴阳，尚有坚脆：树木质地坚硬者属阳，质地松脆者属阴。

[18] 坚者不入，脆者皮弛：质坚的树木，斧斤难以砍削；质脆的树木，其皮松弛而易裂。皮，这里不是指树皮，而是剥离的意思，弛，这里是松散的意思；形容木质不坚，极易松散裂开。

[19] 交节：树木枝干交接处的树节。

[20] 缺斤斧：使斧斤缺损。

[21] 蚤花：蚤，通早。早花，即开花早。

[22] 淫雨：即久雨。

[23] 皮溃而漉：树皮溃烂，树汁外渗。漉，渗出。

[24] 卒（cù）：就是"猝"字，突然。

[25] 杌（wù）：指没有叶子，光秃秃的树干。张介宾注："木之无枝者也。"

[26] 未成伤：未必受到伤害。成，这里作"必"字用。

【解析】

体质是一个古老的生物学命题。体质的形成，主要取决于父母的遗传基因，但又受后天诸多因素的影响。体质形成之后，一般相对稳定，所以医学中研究人的体质状况，对掌握其人的发病规律，具有重要意义。经文指出：同时得病，病因相同，或病于此，或病于彼，是因为"犯者得之，避者得无殆，非求人而人自犯之"。说明人的禀赋强弱与是否发病，及发病程度、发病种类有相当关系。经文以树木质地有坚脆之异作朴素比喻，说明人的体质有强弱之别。树木质脆者易伤，体质弱的人易病，故人是否发病，在很大程度上取决于体质的强弱。而不同的体质类型，也有不同的多发病种，即"人之有常病也"。这些认识和理论，实为中医体质学说之基础，对病因病机的分析具有重要意义。

外、内病因的性质、致病特点，病起于三部的发病规律

【原文】

黄帝问于岐伯曰：夫百病之始生也，皆生于风雨寒暑，清湿[1]喜怒。喜怒不节则伤藏，风雨则伤上，清湿则伤下。三部之气[2]，所伤异类，愿闻其会[3]。岐伯曰：三部之气各不同，或起于阴，或起于阳[4]，请言其方。喜怒不节则伤藏，藏伤则病起于阴也；清湿袭虚[5]，则病起于下；风雨袭虚，则病起于上，是谓三部。至于其淫泆[6]，不可胜数。（《灵枢·百病始生》）

【注释】

[1] 清湿：清，寒也。清湿，即寒湿之邪。

[2] 三部之气：指伤于上部的风雨之邪，伤于下部的寒湿之气，以及伤于五脏的暴喜暴怒之气。

[3] 会：会通，即明白、会通其中的道理。

[4] 或起于阴，或起于阳：这里指发病的部位。阴，指里、体内；阳，指表、体表。

[5] 袭虚：乘人体虚衰而袭入。

[6] 淫泆（yì）：同义复词，其义均同"溢"，有过盛而扩散之意，这里指病邪逐步传变扩散，在体内猖獗播散。

【解析】

本段主要阐述了病因与发病部位的关系。

经文根据不同的病因和不同的病位，将发病分为三部，风雨主要病发于上部，寒湿起病多在下部，而情志不节则多见内伤脏气。这种分类法为后世医家认识病因奠定了基础。汉代张仲景按病因的传变概括为三条途径，他说："千般疢（chèn）难，不越三条：一者，经络受邪入脏腑，为内所因也；二者，四肢九窍，血脉相传，壅塞不通，为外皮肤所中也；三者，房室、金刃、虫兽所伤。以此详之，病由都尽。"宋代陈无择则更明确地提出"三因学说"。他说："六淫，天之常气，冒之则先自经络流入，内合于脏腑，为外所因；七情，人之常性，动之则先自脏腑郁发，外形于肢体，为内所因；其如饮食饥饱，叫呼伤气，金疮踒折，疰忤附着，畏压溺等，有悖常理，为不内外因。"

实际上，此病因分类仍以阴阳为纲。病邪伤人部位之不同，主要与邪气的属性有关，风雨之邪轻清，属阳中之阳，故伤人之外上；寒湿之邪重浊凝滞，属阳中之阴，故伤人之外下；喜怒不节，情志过激，属阴，故伤其藏神之五脏。总之，阳邪伤阳分，阴邪伤阴分，同气相求，以类相从也。关于病因分类及其发病情况，《内经》类似论述尚多，如"夫邪之生也，或生于阴，或生于阳。其生于阳者，得之风雨寒暑；其生于阴者，得之饮食居处，阴阳喜怒"（《素问·调经论》），又如"伤于风者，上先受之；伤于湿者，下先受之"（《素问·太阴阳明论》）等当参阅理解。

外感疾病的发生和传变规律，积的病因病机和证候

【原文】

黄帝曰：余固不能数，故问先师，愿卒闻其道。岐伯曰：风雨寒热，不得虚，邪不能独伤人。卒然逢疾风暴雨而不病者，盖无虚，故邪不能独伤人。此必因虚邪[1]之风，与其身形，两虚相得，乃客其形[2]。两实相逢，众人肉坚[3]。其中于虚邪也，因于天时，与其身形，参以虚实，大病乃成[4]，气有定舍，因处为名[5]，上下中外，分为三员[6]。是故虚邪之中人也，始于皮肤，皮肤缓[7]则腠理开，开则邪从毛发入，入则抵深，深则毛发立，毛发立则淅然[8]，故皮肤痛[9]。留而不去，则传舍于络脉，在络之时，痛于肌肉，其痛之时息[10]，大经乃代[11]。留而不去，传舍于经，在经之时，洒淅喜惊[12]。留而不去，传舍于输[13]，在输之时，六经不通四肢，则肢节痛，腰脊乃强。留而不去，传舍于伏冲之脉[14]，在伏冲之时，体重身痛。留而不去，传舍于肠胃，在肠胃之时，贲响[15]腹胀，多寒则肠鸣飧泄，食不化；多热则溏出麋[16]。留而不去，传舍于肠胃之外，募原之间[17]，留著于脉，稽留而不去，息而成积[18]。或著孙脉，或著络脉，或著经脉，或著输脉[19]，或著于伏冲之脉，或著于脊筋[20]，或着于肠胃之膜原，上连于缓筋[21]，邪气淫泆，不可胜论[22]。

黄帝曰：愿尽闻其所由然。岐伯曰：其着孙络之脉而成积者，其积往来上下，臂手孙络之居[23]也，浮而缓，不能句积[24]而止之，故往来移行肠胃之间，水凑渗注灌，濯濯有音[25]，有寒则䐜䐜满雷引[26]，故时切痛。其著于阳明之经，则挟脐而居，饱食则益大，饥则益小。其著于缓筋也，似阳明之积，饱食则痛，饥则安。其著于肠胃之募原也，痛而外连于缓筋，饱食则安，饥则痛。其著于伏冲之脉者，揣之应手而动[27]，发手则热气下于两股[28]，如汤沃[29]之状。其著于脊筋，在肠后者，饥则积见，饱则积不见，按之不得[30]。其著于输之脉者，闭塞不通，津液不下，孔窍干壅。此邪气之从外入内，从上下也。

黄帝曰：积[31]之始生，至其已成，奈何？岐伯曰：积之始生，得寒乃生，厥乃成积[32]也。

黄帝曰：其成积奈何？岐伯曰：厥气生足悗[33]，悗生胫寒，胫寒则血脉凝涩，血脉凝濇则寒气上入于肠胃，入于肠胃则䐜胀[34]，䐜胀则肠外之汁沫迫聚不得散[35]，日以成积。卒然多食饮，则肠满[36]，起居不节，用力过度，则络脉伤，阳络[37]伤则血外溢，血外溢则衄血[38]；阴络[37]伤则血内溢，血内溢则后血[39]。肠胃[40]之络伤，则血溢于肠外，肠外有寒，汁沫与血相搏，则并合凝聚不得散，而积成矣。卒然外中于寒，若内伤于忧怒，则气上逆，气上逆则六输[41]不通，温气[42]不行，凝血蕴里[43]而不散，津液涩渗[44]，著[45]而不去，而积皆成矣。（《灵枢·百病始生》）

【注释】

[1]虚邪：可以使人致病的四时不正之气。

[2]两虚相得，乃客其形：两虚，虚邪和正气虚弱；相得，相合；客，侵犯。言虚邪与正气虚弱两种情况相合，虚邪就会侵犯人体致病。

[3]两实相逢，众人肉坚：两实，言六气正常和正气充实；肉坚，指肌肤固密不易受邪发病。

[4]参以虚实，大病乃成：参，参合；虚，正气虚；实，邪气盛实。正气虚与邪气实两种情况相参合，外感病证即形成。

[5]气有定舍，因处为名：气，邪气；定舍，停留之处。即根据邪气入侵后的停留的部位命名疾病。

[6]三员：即上文所言三部之气，见第 216 页。

[7]皮肤缓：缓者，不坚也，指表虚。张介宾注："表虚则皮肤缓，故邪得乘之。"

[8]淅然：怕冷的样子。

[9]皮肤痛：张介宾注："寒邪伤卫则血气凝滞，故皮肤为痛。"

[10]时息：息，止也。指疼痛时作时止。《甲乙经》作"其病时痛时息"。

[11]大经乃代：大经指经脉；代，是替代。大经乃代，指原来留存邪气的

络脉，现在已由经脉代替了，也即深入的意思。张介宾注："络浅于经，故痛于肌肉之间。若肌肉之痛时渐止息，是邪将去络而深，大经代受之矣。"

[12] 洒淅喜惊：洒淅，寒冷不安的样子；喜，《甲乙经》《太素》均作"善"；喜惊，指邪盛发热时容易发惊。

[13] 输：即下文之"输脉"。张志聪注："输者，转输血气之经脉。"

[14] 伏冲之脉：指冲脉隐行于脊柱内的部分，部位较深，所以叫伏冲之脉。张介宾注："伏冲之脉，即冲脉在脊者，以其最深，故曰伏冲，《岁露篇》曰：人脊内注于伏冲之脉是也。"

[15] 贲响：贲同奔。意为腹中因气冲击而鸣响。

[16] 溏出麋：溏，大便稀溏；麋，同糜，指大便糜烂腐败，恶臭难闻。溏出麋，是热性泻痢的特征。

[17] 募原之间：募与膜通。张志聪注："募原者，肠胃外之膏膜。"

[18] 息而成积：逐渐长成积块肿物。息，此作"生长"解。杨上善注："传于肠胃之间，长息成于积病。"

[19] 输脉：转输血气之经脉。

[20] 膂筋：即行于脊柱的筋膜。张志聪注："膂筋者，对于脊膂之筋。"

[21] 缓筋：循于腹内之筋，指足阳明之筋。

[22] 邪气淫泆，不可胜论：张介宾注："邪气所著则留而为病，无处不到，故淫泆不可胜数。"

[23] 擘手孙络之居：《甲乙经》作"擘乎"，擘，通"辟"。辟，聚也；乎，于也。指积聚于孙络之处，即为孙络之积。

[24] 句积：句，《甲乙经》作"拘"，约束之意。句积，约束积块，使其不得来回上下移动。

[25] 水凑渗注灌，濯濯有音：津液聚积成水，在肠胃间来回振荡作响。

[26] 膜膜(chēn)满雷引：膜，腹满；雷，肠鸣亢进声大如雷鸣；引，收引、痉挛；雷引，胸中雷鸣且牵引作痛。

[27] 揣之应手而动：揣，触摸；应手而动，说明有动脉的搏动感。

[28]发手则热气下于两股：发，抬，举；热气，冲脉中之血气之热；两股，双侧大腿。

[29]汤沃：汤，热水；沃，浇灌。

[30]按之不得：因积所在部位深，故触按而不得其形状。

[31]积：肿块。积聚之证。

[32]厥乃成积：厥，厥逆。寒邪厥逆于上，气血郁滞不行，日久渐成积。

[33]厥气生足悗：厥气，寒邪厥逆向上；悗，同闷；足悗，指足部酸困、活动不利等症状。

[34]䐜胀：䐜，撑也；䐜胀，支撑胀满。

[35]肠外之汁沫迫聚不得散：汁沫，津液。指迫使肠外的津液凝聚，形成痰湿。

[36]肠满：肠胃胀满。

[37]阳络、阴络：在上在表的络脉为阳络；在下在里的络脉为阴络。

[38]衄血：指皮肤及五官七窍的出血。

[39]后血：泛指前后二阴出血。

[40]胃：《甲乙经》《太素》作"外"。

[41]六输：六，六经；输，同"腧"，即腧穴。

[42]温气：阳气。

[43]凝血蕴里：蕴，积也，积聚；里，《甲乙经》《太素》作"裹"。凝结之血积聚相裹而不得散解。

[44]津液涩渗：涩渗，《甲乙经》作"凝涩"。即津液凝涩停聚。

[45]著：留着。指气滞、血瘀、津液凝滞皆留着于肠外而不去。

【解析】

本段论述了外感病的发病机制及传变规律，列举了病起于阳的积证，阐明了不同部位积证的病因病机和不同表现。

（1）风雨寒热、疾风暴雨等虚邪是外感发病的外部条件，只有外部条件，没有内在因素不可能发病；反之，只有正气虚弱，没有虚邪之风，也不可能发生外感病证。因此原文强调"两虚相得，乃客其形"，要两种情况同时存在，才可能致病。在两者之中，正虚是起主导作用的。在正气虚的前提下外邪才可能侵袭人体。这种重视内因的发病学观点体现了古代朴素的辩证法思想，有效地指导着中医的预防、养生，以及早期治疗等临床实践。

经文对外感病的发病及传变进行论述，说明外邪侵袭人体的传变途径。即由表入里、由浅入深是外感疾病的一般规律。同时指出在传变过程中，因邪气停留之处不同，而出现不同的复杂证候。同时，这段原文亦提示，掌握外感病的传变规律，可以早期治疗，防止其传变，待"邪气淫泆"时而治之，只能陷于"斗而铸锥，渴而穿井"的尴尬境地。

（2）经文论述了积的各种症状表现。积之始生，其体微小，不易察觉，至其已成，可以鉴别，鉴别方法可从积的部位固定与否、活动度的大小、是否有搏动感、与进食的关系、是否有水液波动以及其他兼见症状进行。一般来说，部位浅表的孙络之积，如属良性肿块，则活动度相对较大，可"往来上下"移行；若血管瘤之类，则多见"揣之应手而动"。如胃肠道之积，则显然与进食有密切关系，或饱食则安，饥则痛；或饱食则痛，饥时安；或进食前小而食后益大。这些论述为积的鉴别诊断开了先河，虽不完善，但很有启发，为后世对积的诊断提供了方法。

积的病因主要有寒邪外袭、七情不和、饮食失调、起居不节、用力过度等因素。"积之始生，得寒乃生"，明确指出寒邪是积病的重要原因。寒为阴邪，其性凝滞收引，而人身气血津液皆"喜温而恶寒，寒则涩不能流"。寒邪久留而不去，使气滞血凝痰湿停留，日久成积。七情不和亦与积有关，"卒然外中于寒，内伤于忧怒则气上逆"，可使内脏气机逆乱，营血、津液运行障碍，结聚日久而成积。暴饮暴食、寒温不适等损伤胃肠功能，是肠胃积证的主要病因。这方面古今认识近似。积的病机主要是寒邪、气滞、血瘀、津液凝涩相合，积聚而不散，日久成积。这些理论提示，治疗积证当用祛邪攻毒、活血化瘀、行气破气、化痰软坚散结等方法，体虚或病之后期，则当养血补气，攻补兼施，上述观点至今仍是临床治疗肿瘤的理论依据。

附

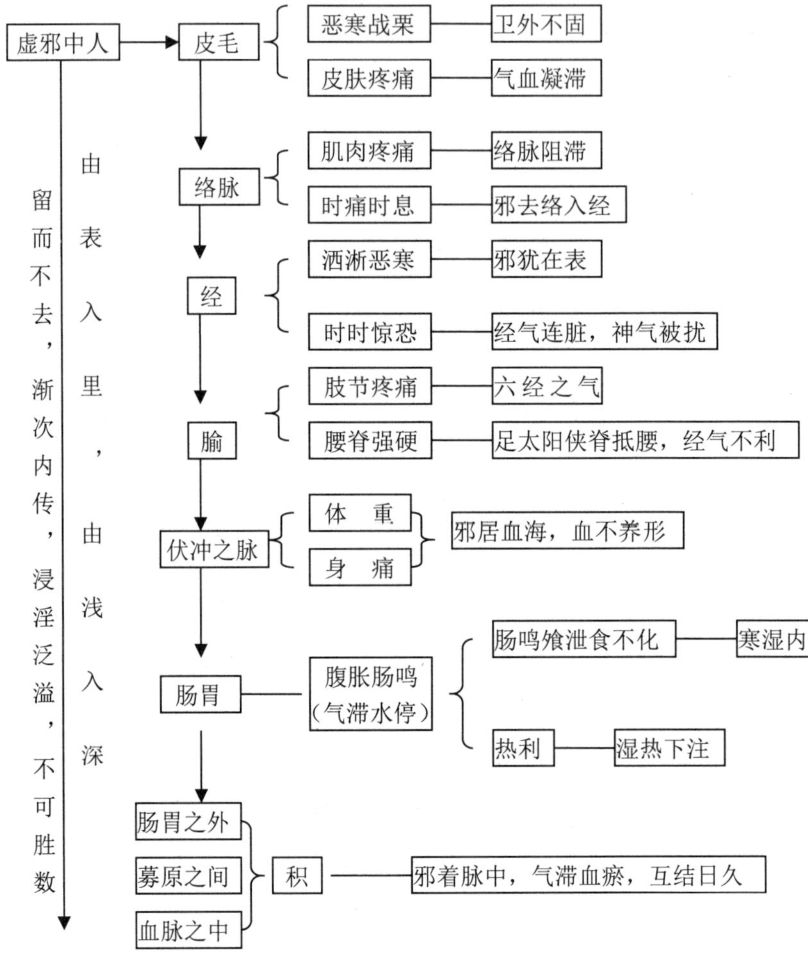
虚邪中人
皮毛
恶寒战栗
卫外不固
皮肤疼痛
气血凝滞
络脉
肌肉疼痛
络脉阻滞
时痛时息
邪去络入经
经
洒淅恶寒
邪犹在表
时时惊恐
经气连脏，神气被扰
输
肢节疼痛
六经之气
腰脊强硬
足太阳侠脊抵腰，经气不利
伏冲之脉
体重
身痛
邪居血海，血不养形
肠胃
腹胀肠鸣（气滞水停）
肠鸣飧泄食不化
寒湿内停
热利
湿热下注
肠胃之外
募原之间
血脉之中
积
邪着脉中，气滞血瘀，互结日久
留而不去，渐次内传，浸淫泛溢，不可胜数
由表入里，由浅入深

外肝病的一般传变规律及其证候表现

诸积部位、证候、病机表

邪着部位	积名	证候举例	病机
肠间孙络	孙络之积	肿块可上下移动，腹部满，肠鸣腹痛	孙络浮浅松弛，不能约束积块，寒主收引，气机凝滞，水气往来冲激
阳明之经	阳明之积	积位脐旁，饱则大，饥则小	阳明经挟脐下行，饱则阳明经气血盛，饥则阳明经气血少
缓筋	缓筋之积	积形同上，饱则痛，饥则安	足阳明经筋循腹布脐，饱则气壅，饥则气消
肠胃之募原	募原之积	痛连缓筋，饱则安，饥则痛	饱则肠胃充，津液渗，而其膏膜濡润，故安；饥则肠胃空，津液枯，而其膏膜干燥，故痛

续表

邪着部位	积名	证候举例	病机
伏冲之脉	伏冲之积	触之应手跳动、放手则自觉有热气下流于股	冲脉……其下行者……出于气街，循阴股内廉入腘中。邪盛故热
脊筋	脊筋之积	饥则积现，饱则不见	脊筋附于脊背，饥则肠胃空而积现，饱则肠胃充而积隐伏其后，故不见
输脉	输脉之积	皮毛干涩，孔窍不能	邪着输脉，脉道闭塞，津液不能宣散于皮毛、孔窍

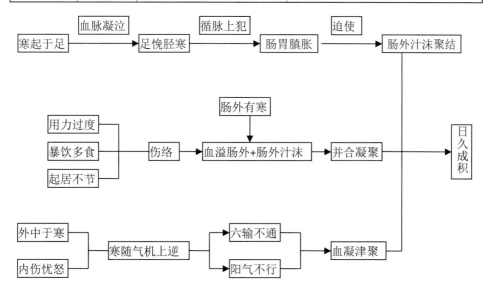

积病的病因与病机示意图

五脏所伤及治疗原则

【原文】

黄帝曰：其生于阴[1]者，奈何？岐伯曰：忧思伤心；重寒伤肺；忿怒伤肝；醉以入房，汗出当风，伤脾；用力过度，若入房汗出浴，则伤肾。此内外三部之所生病者也[2]。

黄帝曰：善。治之奈何？岐伯答曰：察其所痛，以知其应[3]，有余不足，当补则补，当写则写，毋逆天时，是谓至治[4]。（《灵枢·百病始生》）

【注释】

[1]生于阴：本篇篇首有"喜怒不节则伤藏，藏伤则病起于阴也"。故此处"生

于阴"指内伤五脏的病证。

[2]此内外三部之所生病者也：此句与篇首第一段的内容相呼应，总结上下内外的三部之气。

[3]察其所痛，以知其应：痛，此指病候；应，相应病变脏器部位。言审察病候，以定病位。

[4]毋逆天时，是谓至治：毋，勿；至，最。言治疗不要违背天时气候的原则，此为最好的治疗方法。

【解析】

经文论述了五脏所伤之病，即"生于阴者"，主要是由于七情太过、重寒、房劳、劳倦等因素造成脏病。此类病因直接损伤内脏，最初影响脏腑的气化功能，接着便可能导致器质损害，甚至形成积病（脏腑积），故病情深重，预后较差。《类经》指出："邪之中于五脏也，然必其内有所伤，而后外邪得以入之。"说明脏气不健是内伤病发病的关键因素。五脏病的致病原因各有其特点，如心肝病多伤于精神情感失调，肺多伤于寒邪，脾多伤于饮食不节，肾多伤于房室劳倦。这些都为后世的脏腑辨证提供了依据。

对积病的治疗，本篇提出了以下原则："察其所痛"，即详审病位表里浅深，决定治疗部位；辨"有余不足"，即辨别病性，确定补泻原则；"毋逆天时"，强调顺应自然，因时制宜进行治疗。

内有故邪，因加而发的病理

【原文】

黄帝曰：夫子[1]言贼风邪气[2]之伤人也，令人病焉，今有其不离屏蔽[3]，不出空穴[4]之中，卒然病者，非不离[5]贼风邪气，其故何也？岐伯曰：此皆尝有所伤于湿气，藏于血脉之中，分肉之间，久留而不去；若有所堕坠[6]，恶血[7]在内而不去。卒然喜怒不节，饮食不适，寒温不时[8]，腠理闭而不通[9]。其开而遇风寒[10]，则血气凝结，与故邪相袭[11]，则为寒痹[12]。其有热则汗出，汗出则受风，虽不遇贼风邪气，必有因加而发[13]焉。（《灵

枢·贼风》）

【注释】

[1] 夫子：犹言先生，是黄帝对岐伯的尊称。

[2] 贼风邪气：张介宾注："凡四时不正之气，皆谓之贼风邪气。"

[3] 屏蔽：即遮蔽用的屏障。

[4] 空穴：空，《甲乙经》《太素》作"室"。张介宾注："室穴者，古人多穴居也。"即上古之人居住之处——洞穴。

[5] 离：作避开解。

[6] 堕坠：即从高处跌下，此处泛指跌打闪挫。

[7] 恶血：有害于人体的血，即今之所言"瘀血"。

[8] 寒温不时：时，调也。寒温不时，指对寒温气候变化不能很好地调摄。

[9] 腠理闭而不通：泛指腠理开合功能失常。

[10] 其开而遇风寒：《甲乙经》作"而适遇风寒"五字。

[11] 与故邪相袭：故邪，指原来存在于体内的邪气，即上义所言之湿气、恶血等。袭，合也。与故邪相袭，是言风寒之邪与体内的湿气、恶血等故邪相结合而伤害人体。

[12] 寒痹：马莳注："即《痹论》之所谓寒气胜者为痛痹也。"

[13] 因加而发：张介宾注："其或有因热汗出而受风者，虽非贼风邪气，亦为外感。必有因加而发者，谓因于故而加以新也，新故合邪，故病发矣。"

【解析】

本段阐发了内有故邪，因加而发的发病机制。

故者，古也，即人们在过去的生产生活过程中感受的邪气，因其藏于血脉、分肉等隐蔽之处，久留不去，而机体又尚能代偿调节，故不表现出明显的病态。这种留宿于体内的病邪，称之为"故邪"，后世所谓"伏邪""伏气""宿疾""痼疾"等，与此同义。"故邪"的种类很多，本篇例举有"湿气""恶血""积热"等，后世还有"积寒"（陈寒）、"痰饮""虫积""斑积"等。广而言之，凡脏腑气化紊乱或形质亏损及其产生的病理产物，都可能成为"故邪"。"故邪"是许多疾病的内因之一，也是造成正气亏虚的一种因素，故不可忽视。

"故邪"藏于内，导致内虚或内乱，亦常招致外邪入侵，故名"因加而发"。如"寒痹"就是内有"湿气""恶血"停留，加之调摄不慎，偶感风寒，或气郁食积，导致血气凝结，"与故邪相袭"而成。又如素有"积热"，热则时常汗出，汗出则易受风，此即俗称之"热伤风"，患者表现为经常"感冒"。

"祝由"疗法的适应证和取效机制

【原文】

黄帝曰：今夫子之所言者，皆病人之所自知也。其毋所遇邪气，又毋怵惕之所志[1]，卒然而病者，其故何也？唯有因鬼神之事乎？岐伯曰：此亦有故邪留而未发，因而志有所恶，及有所慕，血气内乱，两气相搏。其所从来者微，视之不见，听而不闻，故似鬼神[2]。黄帝曰：其祝[3]而已者，其故何也？岐伯曰：先巫者，因知百病之胜，先知其病之所从生者，可祝而已也[4]。（《灵枢·贼风》）

【注释】

[1] 毋怵惕（chù tì）之所志：怵惕，恐惧也；所，《甲乙经》《太素》无此字。此句意为没有恐惧等过度情志刺激。

[2] 此亦有故邪留而未发……故似鬼神：马莳注："久有湿气、恶血等之故邪留而未发，因病人素所不知，因而偶有所触，或好或恶，则血气内乱，故邪与心志相搏，遂尔为病。此其所从来者甚微，非见闻之所能及，故人不知其故，而以鬼神为疑，乃似鬼神而非鬼神也。"

[3] 祝：即祝由，指上古时代通过祝说患病缘由，并给予安慰和暗示，从而治疗某些疾病的一种精神疗法。

[4] 先巫者……可祝而已也：古时的巫医，他们懂得一些疾病的治疗原则，又事先了解到病人发病的原因，所以，当遇到一些可用精神疗法的疾病时，他们就采用祝由的方法，有时病亦能治愈。张介宾注："胜者，百病五行之道，

必有所以胜之者。然必先知其病所从生之由，而后以胜法胜之，则可移精变气，祛其邪矣。病有药石所不及，非此不可者。"

【解析】

本段简要论述了"祝由"疗法的适应证和取效机制。

"祝由"是一种治疗"神"病的方法，由来已久，古代为巫所事，故多视其为巫咒之属。元代开始，"祝由"被正式列入十三科之内。由于在许多疾病的过程中，"神气"或多或少要受影响，除采用药物、针灸等法，或补精济神、或养心安神、或疏肝调气以畅神之外，通过医生对病人祝告病由、病势及其调摄方法等，也是一种直接治神的方法，应该说此法十分重要而可行，但当今临床医生知晓善用者不多。吴瑭体验很好，他说："按祝由二字，出自《素问》。祝，告也；由，病之所从出也，近时以巫家为祝由科，并列于十三科之中。《内经》谓信巫不信医不治，巫岂可列之医科中哉？吾谓凡治内伤者，必先祝由，详告以病之所由来，使病人知之，而不敢再犯；又必细体变风变雅，曲察劳人思妇之隐情，婉言以开导之，庄言以振惊之，危言以悚惧之，必使之心悦诚服，而后可以奏效如神。"可见，《内经》所谓"祝由"疗法，是有医学心理学成分的，应同后世的巫术迷信相区别。

"祝由"法的使用，必须要有"两知"，一是知"百病之胜"，二是"先知其病之所从生"。"百病之胜"主要指五行相制的规律，即"以情胜情"法。如《素问·阴阳应象大论》曰："怒伤肝，悲胜怒；喜伤心，恐胜喜；思伤脾，怒胜思；恐伤肾，思胜恐。"另外，《灵枢·师传》云："人之情，莫不恶死而乐生，告之以其败，语之以其善，导之以其所便，开之以其所苦。"则属语言之胜。《素问·移精变气论》所说的"移精变气，可祝由而已"，则是暗示法，即"以诈制诈"法。至于从药食气味考虑的，如狂证夺食，或用滋阴熄火之药，则又谓之五味相制法，等等，皆属相胜内容。但究竟采用何法相制，必"先知其病之所从生"，才能有的放矢，法到病除。总之，"祝由"疗法值得继承、发扬与提高，它是近代医学心理学、心身医学精神疗法的先导，不可因古代曾被巫所用，而斥之为迷信。

九气为病

【原文】

余知百病生于气[1]也。怒则气上，喜则气缓，悲则气消，恐则气下，寒则气收，炅则气泄，惊则气乱，劳则气耗，思则气结，九气不同，何病之生？岐伯曰：怒则气逆，甚则呕血及飧泄[2]，故气上[3]矣。喜则气和志达，荣卫通利，故气缓[4]矣。悲则心系急，肺布叶举，而上焦不通，荣卫不散，热气在中，故气消[5]矣。恐则精却[6]，却则上焦闭，闭则气还，还则下焦胀，故气不行[7]矣。寒则腠理闭，气不行，故气收[8]矣。炅则腠理开，荣卫通，汗大泄，故气泄[9]。惊则心无所倚，神无所归，虑无所定[10]，故气乱矣。劳则喘息汗出，外内皆越[11]，故气耗矣。思则心有所存，神有所归，正气留而不行[12]，故气结矣。（《素问·举痛论》）

【注释】

[1]百病生于气：张介宾注："气之在人，和则为正气，不和则为邪气。凡表里虚实，逆顺缓急，无不因气而至，故百病皆生于气。"

[2]飧泄：《甲乙经》《太素》均作"食而气逆"，义胜。

[3]气上：此指肝气上逆。张介宾注："怒，肝志也。怒动于肝，则气逆而上，气逼血升，故甚则呕血。肝木乘脾，故为飧泄。肝为阴中之阳，气发于下，故气上矣。"

[4]气缓：气和志达，营卫通利，为气机和缓的正常状态。而暴喜、过喜，则使心气涣散不收而病，如《素问·阴阳应象大论》："喜伤心""暴喜伤阳"，《灵枢·本神》："喜乐者，神惮散而不藏"等。张琦注："九气皆以病言，缓当为缓散不收之意。"

[5]气消：消，就是消耗之意。悲则心系急，肺布叶举，导致营卫之气壅遏于上焦，气郁化热，热邪耗伤胸中气血，故谓"气消"。《素问·痿论》："悲哀太甚则胞络绝，胞络绝则阳气内动，发则心下崩，数溲血也。"

[6]精却：却，退也。精却，此指肾精不能上承而下陷为病。《灵枢·本神》：

"恐惧而不解则伤精，精伤则骨酸痿厥，精时自下。"

[7] 气不行：《新校正》作"气下行"。恐则精却，气陷而无升，故气下行。

[8] 寒则腠理闭，气不行，故气收：气不行，《新校正》云："按《甲乙经》，气不行作营卫不行。"王冰注："身寒则卫气沉，故皮肤纹理及渗泄之处皆闭密而气不流行，卫气收敛于中而不发散。"

[9] 气泄：指阳气阴液皆随汗而耗泄。王冰注："热则肤腠开发，荣卫大通，津液外渗而汗大泄也。"

[10] 心无所倚，神无所归，虑无所定：此三句皆形容心神不能内守而动荡不宁。高世栻注："惊则心气动而无所倚，神气越而无所归，思虑惑而无所定。"

[11] 外内皆越：越，消散、散失。马莳注："夫喘则内气越，汗则外气越，故气以之而耗散也。"

[12] 神有所归，正气留而不行：归，归缩，有留止之意。杨上善注："专思一事，则心气驻一物，所以神务一物之中，心神引气而聚，故结而为病也。"

【解析】

本节主要通过九气为病之例，阐发了"百病生于气"的发病观点。

气，即《灵枢·决气》篇中之"一气"，当包括精血津液在内。中医学将气作为构成人体及维护生命之根本，脏腑经络的生理活动及其物质代谢过程可以视为气的正常运动及其变化的表现，一切病理过程乃是气的反常运动的结果。张介宾概括说："气之在人，和则为正气，不和则为邪气。"正气和邪气是相对概念，也即气的正常运动和反常运动。一切致病因素首先引起气的运动的紊乱，然后衍生出种种病理变化。如本节所述，怒、喜、悲、恐、惊、思，均属情志因素，寒、热属六淫范畴，劳则属于劳倦内伤因素，即不管是七情、六淫、劳倦等诸因素均可导致气机的紊乱或正气的亏耗。因此，从这一意义讲，"百病生于气"的观点具有普遍意义。

导致气机紊乱的原因很多，本篇提出的"九因"中，属六淫者二，劳伤者一，情志居六。可见七情不和是造成气机失调的主要原因，气机病变表现复杂，篇中列出"九气"病理，基本上概括了有关气的病理变化，如气滞、气陷、气脱、气逆、气虚、气闭等。这对于现代临床上分析病理、指导治疗，具有重要的实践意义。

本节所述情志过度，气机失调的病变，其"怒则气上"，指肝气逆乱；"喜则气缓"，指心气缓散不收；"悲则气消"，指上焦肺气消耗；"恐则气下"，指下焦肾气下陷；"惊则气乱"，指心神之气散乱；"思则气结"，指心神之气聚结。它与《素问·阴阳应象大论》所述"怒伤肝""喜伤心""思伤脾""悲伤肺""恐伤肾"的道理基本一致。然此则以伤气机而论，而彼则以伤脏而言，实即情志过度，损伤脏气。

惊与恐，一般多混称，但本篇分论之，确有区别。正如张从正所说："惊者为阳，从外入也；恐者为阴，从内而出。惊者为自不知，恐者自知也。"惊是短暂的，恐是长期的。治疗上，"惊者平之"，用药以镇静安神为主，也可使用精神诱导法；恐则"精却气下"不升，故用药宜补肾升阳，精神疗法当以"思胜恐"。

病机十九条及其重要性

【原文】

帝曰：善。夫百病之生也，皆生于风寒暑湿燥火，以之化之变[1]也。经言盛者写之，虚者补之，余锡[2]以方士[3]，而方士用之，尚未能十全，余欲令要道必行[4]，桴鼓相应[5]，犹拔刺雪污[6]，工巧神圣[7]，可得闻乎？岐伯曰：审察病机[8]，无失气宜[9]，此之谓也。

帝曰：愿闻病机何如？岐伯曰：诸[10]风掉眩[11]，皆[12]属于肝。诸寒收引[13]，皆属于肾。诸气膹郁[14]，皆属于肺。诸湿肿满，皆属于脾。诸热瞀瘛[15]，皆属于火[16]。诸痛痒[17]疮，皆属于心[18]。诸厥[19]固泄[20]，皆属于下[21]。诸痿喘呕，皆属于上[22]。诸禁鼓栗[23]，如丧神守[24]，皆属于火。诸痉项强[25]，皆属于湿[26]。诸逆冲上，皆属于火[27]。诸胀腹大[28]，皆属于热。诸躁狂越[29]，皆属于火。诸暴强直[30]，皆属于风。诸病有声[31]，鼓之如鼓[32]，皆属于热。诸病胕肿[33]，痛酸惊骇，皆属于火。诸转反戾[34]，水液混浊，皆属于热。诸病水液[35]，澄澈清冷^[36]，皆属于寒。诸呕吐酸，暴注下迫^[37]，皆属于热。故《大要》^[38]曰：谨守病机，各司其属^[39]，有者求之，无者求之，盛者责之，虚者责之^[40]，必先五胜^[41]，疏其血气，令其调达^[42]，而致和平，此之谓也。（《素问·至真要大论》）

【注释】

[1] 之化之变：六气之正常变化为化，异常变化为变。但前文既云"百病之生也，皆生于风寒暑湿燥火"，则必定是指六气的异常变化，故"之化之变"当作"之变化"解。张介宾注："气之正者为化，气之邪者为变，故曰之化之变也。"

[2] 锡：通赐，即给的意思。

[3] 方士：方术之士，此指医生。

[4] 余欲令要道必行：要道，重要的医学道理。全句意为，我想使这些重要的医学理论能够切实地得到推广和运用。

[5] 桴（fú）鼓相应：桴，击鼓之槌。意思是以槌击鼓，槌到鼓响。比喻治疗效果快捷，药到病除。

[6] 雪污：雪，洗也。污，原本作"汗"，诸本作"污"。污，同污。

[7] 工巧神圣：《难经·六十一难》说："望而知之谓之神，闻而知之谓之圣，问而知之谓之工，切脉而知之谓之巧。"此指医疗技术水平很高明。

[8] 病机：即病之机要，疾病发生、发展、变化的机制。张介宾注："机者，要也，变也，病变所由出也。"

[9] 无失气宜：气宜，六气主时之所宜。无失气宜，意为治疗时不要违背六气主时的规律。张介宾注："病随气动，必察其机，治之得其要，是无失气宜也。"

[10] 诸：众也。此处作"多种"解。下同。

[11] 掉眩：掉，指肢体动摇的病证。眩，指头目眩晕、视物旋转的病证。

[12] 皆：作"大多"解，以下同。

[13] 收引：收，收缩；引，拘急。收引，即身体踡缩、筋脉拘急、关节屈伸不利的病证。

[14] 膹郁：膹，通愤，闷满；郁，拂郁不畅。指胸部满闷、呼吸不利、急

迫上逆的证候。

[15] 瞀（mào）瘛：瞀，神识昏糊；瘛，四肢抽搐。

[16] 火：高世栻改作"心"。心藏神，主血脉，邪热扰乱心神则神识昏糊，热灼血脉则筋脉抽掣，皆属于心的病变。可从高注。

[17] 痒：《说文》："疡也"。

[18] 心：高世栻改作"火"。火热之邪壅遏经络，发为疮疡疼痛。可从高注。

[19] 厥：《素问·厥论》："阳气衰于下，则为寒厥；阴气衰于下，则为热厥"。厥指气逆所致的足热、足寒。

[20] 固泄：固，指二便癃闭不通；泄，指二便泻利不禁。

[21] 下：指人身下部的脏腑，如肝、肾、膀胱、大小肠等。

[22] 上：指人身上部的脏腑，如心、肺等。

[23] 禁鼓栗：禁，同噤，咬牙口噤不开；鼓，上下牙齿震颤。栗，战栗。形容恶寒之甚。

[24] 如丧神守：谓禁鼓等证乃自身不能控制，犹如失去了神明的主持一样。

[25] 痉项强：痉，病名，症见筋脉拘急，身体强直，口噤反张等；项强，是痉病的一个症状，也可单独出现，其表现为颈项强直，转动不灵。

[26] 皆属于湿：湿为阴邪，最易伤害阳气，筋脉赖阳气以温煦方能屈伸自如，今阳伤筋脉失养而发痉病，见颈项强直等证候。

[27] 诸逆冲上，皆属于火：逆冲上，指气逆突然上冲的病证，如呕吐、噫气、呃逆、吐血等。火性炎上，火逆上冲，故可见上述诸症。

[28] 胀腹大：指腹部胀满膨大之症。

[29] 狂越：躁，烦躁不宁，坐卧不安；狂，狂乱，如妄言骂詈、不避亲疏、哭笑无常等；越，谓言行举止，乖失常度。

[30] 暴强直：暴，猝然；强直，筋脉牵强，体直不能屈伸。

[31] 有声：肠鸣、干呕之类。

[32] 鼓之如鼓：前一"鼓"字系动词，叩打腹部；后一"鼓"字为形容词，言其像鼓一样空响。张介宾注："鼓之如鼓，胀而有声也。"

[33] 胕（fū）肿：胕，同腐。胕肿，皮肉肿胀溃烂。

[34] 转反戾（lì）：转，左右扭转；反，角弓反张；戾，曲也，其身曲戾不直。张介宾注："转反戾，转筋拘挛也。"

[35] 液：泛指人体代谢所产生的液体，如尿、涕、唾、痰、涎、白带等。

[36] 澄澈清冷：形容水液清稀透明而寒冷。

[37] 暴注下迫：暴注，急剧的泄泻；下迫，里急后重。

[38]《大要》：古代医学文献，已亡佚。

[39] 各司其属：司，掌握；属，隶属，归属。言掌握各种病证与病机之间的归属联系。

[40] 有者求之，无者求之；盛者责之，虚者责之：求，探求、辨别。责，追究、分析。全句是言有外邪的，当辨别是什么性质的邪气；没有外邪的，应寻找其他方面的病因。疾病表现为实证的，应研究其邪气为什么盛；表现为虚证的，应探明其正气为什么虚。一说"有者"指上文已记载的病证，"无者"指上文投有述及的病证。

[41] 必先五胜：五胜，运气学说中五运更胜。必先五胜，必须首先掌握天之五气及人之五脏之气更胜的内在联系。

[42] 调达：调，协调；达，畅达。

【解析】

本段提出病机问题，并为病机理论的运用做了大量示例，即病机十九条。

历代中医文献中有关病机的论述甚多，但现存可见突出并能示人以规矩的，当首推本节的病机十九条。十九条病机虽不能包罗万象，但它给后人的启迪绝非限于其内容的本身。

（1）掌握病机的重要性

本节指出，一般医生虽然熟谙六气致病之理，亦掌握"盛者泻之，虚者补之"的治疗大法，为何不能取效十全？其原因就是未能"审察病机"。

所谓病机，即"病之机括"，是"病变所由出也"。病机的概念简单地说，就是疾病发生、发展与变化的机制，内容应包括病因、病理、病性、病位等；

它概括地反映了人体内部阴阳失调、正邪交争、升降失常等一系列的矛盾运动，是中医认识疾病的主要着眼点；从辨证施治的内容看，应包括理、法、方、药四个方面，其中"理"置于第一位。所谓"理"，就是指病因病理，即辨析病机，它是立法选方的理论依据，《神农本草经》说："欲疗病，先察其源，先候病机。"从辨证施治的全过程来说，辨析病机是辨证的关键。

（2）病机与病证联系的多元性

病机的变化是极其复杂的，它与病证之间的联系是多元的。病机十九条告诉我们，不同病证有不同的病机，相同的病证可以有不同的病机，而不同的病证也可有相同的病机。

例如"诸风掉眩"的"掉"，"诸寒收引"的"收引"，"诸痉项强"的"痉"，"诸暴强直"的"强直"，"诸转反戾"的"转反戾"，"诸热瞀瘈"的"瘈"，"诸禁鼓栗"的"禁"，都属于颈项强急、肢体振摇、拘挛、抽搐、角弓反张、牙关紧闭等一类肢体筋脉为病的临床表现。然而这些类同的症状各由不同的病机所引起，病位或在肝，或在肾；病性或风、或湿、或热、或火等数端。这是病证同而病机异。

又如"诸热瞀瘈""诸禁鼓栗，如丧神守""诸逆冲上""诸躁狂越""诸病胕肿，疼酸惊骇"，五条病证各异，但都由同一病机"火"所导致。这是病证异而病机同。《备急千金要方·大医精诚》说："病有内同外异，亦有内异而外同"，病机与病证之间这种复杂多元的联系，为异病同治、同病异治奠定了理论基础，也为病证鉴别诊断提供了最好的示范。

（3）辨析病机的方法

十九条病机可分为五脏病机和六气病机两类，它提示我们辨析病机要从五脏定病位，从六气定病因；"有者求之，无者求之；盛者责之，虚者责之"，即通过求有无、责虚实，以确定病变的性质；还要求"无失气宜"，"必先五胜"，即应结合气候的变化来分析病机。这些均扼要地为我们提供了辨析病机的方法。

①辨五脏以定位：确定疾病发生的部位是辨析病机的重要一环。每一脏腑由于其所在部位及生理功能各不相同，当发生病变时，其临床表现亦各其

特点，因此辨病位时要抓住这些主症的特点，通过求其所属的方法以推求之。

②审六气以定因：病机十九条中的六气，是以六淫致病的认识为基础，通过分析机体对病邪的反应来确定病因概念。六气致病各有特点，"风胜则动，热胜则肿，燥胜则干，寒胜则浮，湿胜则濡泻"（《素问·阴阳应象大论》）。审察六气病机的方法，就是以六淫致病的临床表现特点为依据，通过审症以求因。

③责虚实以定性："盛者责之，虚者责之"，虚实反映了人体邪正斗争的消长情况，是确定病变态势和性质的纲领，指导施治的立法前提。《内经》时代尚未有"八纲"之论，仅以虚实为纲定病性，但张介宾说："人之疾病，无过表、里、寒、热、虚、实，只此六字，业已尽之。然六者之中，又唯虚实二字为最要。盖凡以表证、里证、寒证、热证，无不皆有虚实，能知表里寒热，而复能以虚实二字决之，则千病万病，可以一贯矣"。

④审察病机，无失气宜：即审察病机时应注意季节气候对病机转归的影响，所谓"必先五胜"，就是确定天之五气与人之五脏之气的偏盛偏衰，全面分析自然环境与机体的整体联系。现代医学气象学认为，各种气象因素，包括气温、气压、湿度、风速等对人体病理过程都有一定影响。中医对此十分强调，于此可见一斑。

（4）病机十九条对后世的影响

病机十九条为后世医家提供了分析病机的范例，对后世病机理论的发展影响很大。金代刘完素在此基础上，参考王冰注释写成了《素问玄机原病式》一书，以五运六气的理论阐发"六气都从火化"的病机，从而扩大了病机十九条火热证的范围。他还提出"诸涩枯涸，干劲皴揭，皆属于燥"的病机，补充了《内经》燥邪病机。清代喻嘉言明确提出"秋燥论"，创名方清燥救肺汤，使六气燥邪为病，臻于完善。

病情轻重与四时的关系

【原文】

黄帝曰：夫百病之所始生者，必起于燥湿寒暑风雨，阴阳喜怒[1]，饮食居处，气合而有形，得藏而有名[2]，余知其然也。夫百病者，多以旦慧、昼安、夕加、夜甚[3]，何也？岐伯曰：四时之气使然[4]。黄帝曰：愿闻四时之气。岐伯曰：春生、夏长、秋收、冬藏，是气之常也，人亦应之，以一日分为四时，朝则为春，日中为夏，日入为秋，夜半为冬。朝则人气[5]始生，病气衰，故旦慧；日中人气长，长则胜邪，故安[6]；夕则人气始衰，邪气始生，故加[7]；夜半人气入藏，邪气独居于身，故甚也[8]。

黄帝曰：其时有反者[9]何也？岐伯曰：是不应四时之气，藏独主其病者[10]，是必以藏气之所不胜时者甚[11]，以其所胜时者起[12]也。（《灵枢·顺气一日分为四时》）

【注释】

[1]阴阳喜怒：阴阳，此指男女，寓房事失节之意；喜怒，概括七情不和。

[2]气合而有形，得藏而有名：气合，指邪气犯人；有形，即有脉证之病形。得藏，指邪气客于脏腑。言邪气侵犯人体而出现病形症状，因邪气客于脏腑而各有病名。

[3]旦慧、昼安、夕加、夜甚：言一昼夜病人对病情的自我感觉的节律性变化。慧，指神情清爽；安，即感觉安适；加，病情加重；甚，病情更剧。

[4]四时之气使然：由于人体的阳气随着四时之气的消长而有盛衰之变化，因此疾病的病情亦随着人体阳气的盛衰而有慧、安、加、甚之差异。

[5]人气：这里指阳气。

[6]日中人气长，长则胜邪，故安：日中阳气正盛，盛则邪气衰，正气胜邪，所以病人感到舒适。

[7]夕则人气始衰，邪气始生，故加：傍晚阳气收敛，邪渐盛，所以病人渐感难受。

[8]夜半人气入藏，邪气独居于身，故甚也：夜间阳气潜藏，邪气充斥于身形，正不胜邪，所以病人感觉最差。张介宾注："盖邪气之轻重，由于正气之盛衰。正气者，阳气也。升则从阳，从阳则生；降则从阴，从阴则死。天人之气，一而已矣。"

[9] 其时有反者：指有时病情的变化，有与旦慧、昼安、夕加、夜甚的规律不符的情况。

[10] 藏独主其病者：意为脏腑本身的病变单独支配着病情的变化，而不受外界的影响。

[11] 以藏气之所不胜时者甚：意为受病内脏的五行属性被时日的五行属性克制时，病情就会加重。如肝病逢庚辛日、申酉时（金克木）；脾病逢甲乙日、寅卯时（木克土）；肾病逢戊己日、辰戌丑未时（土克水）；心病逢壬癸日、亥子时（水克火）；肺病逢丙丁日、巳午时（火克金）等。

[12] 以其所胜时者起：意为受病内脏的五行属性克制时日的五行属性时，病情就会减轻。如肝病逢戊己日、辰戌丑未时（木克土）；脾病逢壬癸日、亥子时（土克水）；肾病逢丙丁日、巳午时（水克火）；心病逢庚辛日、申酉时（火克金）；肺病逢甲乙日、寅卯时（金克木）等。

【解析】

本段论述了人与四时相应，其病有旦慧、昼安、夕加、夜甚的变化的道理。

一年之中，自然界的阴阳之气随四时而消长盛衰，故万物有春生、夏长、秋收、冬藏的规律。一日之中，阴阳之气随昼夜晨昏而变化，与四时相类似。人与自然相应，人体的阳气是随着自然界阳气的盛衰而发生相应变化的，一日之中"平旦人气生，日中阳气隆，日西而阳气已虚，气门乃闭"（《素问·生气通天论》）。《素问·生气通天论》曰："阳气者，若天与日。"在病理情况下，阳气盛则病气衰，阳气衰则邪气盛，由于人体阳气在昼夜的周期性变化，使正邪斗争呈现此消彼长、此长彼消的演变，因此，病情也就随人体正气的盛衰而有"旦慧、昼安、夕加、夜甚"的相应改变，这不仅证实了人体生命节律的病理学意义，而且也说明了正气在疾病过程中的决定作用，正如张介宾所说："盖邪气之轻重，由于正气之盛衰。正气者，阳气也。升则从阳，从阳则生，降则从阴，从阴则死。天人之气，一而已矣。"这种认识，充分体现了《内经》"人与天地相应"的整体观思想。这是基于古代医家长期对病情变化的仔细观察，以及对事物整体性与规律性的科学把握之上的。

可贵的是，在分析具体疾病时，古人并不拘泥于所谓的常规，认识到影响病情的因素很多，并不是所有疾病都存在这种昼轻夜重的变化，特别指出"不应四时之气，藏独主其病"的情况。

五脏疾病的传变方式及其预后

【原文】

五藏受气于其所生[1]，传之于其所胜[2]，气舍于其所生，死于其所不胜[3]。病之且死，必先传行，至其所不胜，病乃死[4]。此言气之逆行[5]也，故死。肝受气于心，传之于脾，气舍于肾，至肺而死。心受气于脾，传之于肺，气舍于肝，至肾而死。脾受气于肺，传之于肾，气舍于心，至肝而死。肺受气于肾，传之于肝，气舍于脾，至心而死。肾受气于肝，传之于心，气舍于肺，至脾而死。此皆逆死[6]也。一日一夜五分之，此所以占死生之早暮也[7]。

黄帝曰：五藏相通，移皆有次，五藏有病，则各传其所胜[8]。不治，法三月，若六月，若三日，若六日，传五藏而当死[9]，是顺传所胜之次。故曰：别于阳者，知病从来；别于阴者，知死生之期[10]。言知至其所困而死[11]。（《素问·玉机真脏论》）

【注释】

[1] 五藏受气于其所生：受气，遭受病气；所生，指我生之脏。五藏受气于其所生脏，从其所生的子脏接受病气，即子病传母。

[2] 传之于其所胜：所胜，即我克之脏。本句为插入语，言五脏疾病的一般传变规律是相克而传，即下文所说的顺传，如肝病传脾等。

[3] 气舍于其所生，死于其所不胜：舍，留止也。所生，此处指生我之脏，即母脏。所不胜，指克我之脏。全句言病气的留舍按子病传母的方式传变，若传至克我之脏时，就有死亡的可能。如肝病气留舍于母脏肾，进而传至肺，因肺金克肝木，故肝病传至肺时就有死亡的可能。

[4] 病之且死，必先传行，至其所不胜，病乃死：疾病发展到将要死亡之时，一般来说，病气将传克我之脏。如肝病传肾，再传至肺，肺为肝之所不胜，

故肝病传至肺，就有死亡的可能。

[5] 气之逆行：指上文子病传母的疾病传变方式，与一般相克而传的顺传方式不同，故曰"逆行"。

[6] 逆死：逆行传变至克我之脏，预后不良，有死亡的可能。

[7] 一日一夜五分之，此所以占死生之早暮也：占，预测；死生，偏义复词，即死亡；朝暮，即早晚，这里引申为时辰。全句言一昼夜十二时辰分属五脏，据此可以预测出五脏病气逆传至其所不胜而死的大约时辰。

[8] 五藏相通，移皆有次，五藏有病，则各传其所胜：此言五脏疾病相克而传的顺传方式。五脏之气相互贯通，五脏之气的转移有一定的次序，故五脏有病一般传其所胜之脏，如肝病传脾等。《新校正》云："上文既言逆传，下文所言乃顺传之次也。"

[9] 不治，法三月，若六月，若三日，若六日，传五藏而当死：此指五脏病气各传其所胜，推测其死期的约略时数。张介宾注："病不早治，必至相传，远则三月、六月，近则三日、六日，五脏传遍，于法当死：所谓三六者，盖天地之气，以六为节，如三阴三阳，是为六气，六阴六阳，是为十二月，故五脏相传之数，亦以三六为尽。若三月而传遍，一气一脏也；六月而传遍，一月一脏也；三日者，昼夜各一脏也；六日者，一日一脏也。脏唯五而传遍以六者，假令病始于肺，一也；肺传肝，二也；肝传脾，三也；脾传肾，四也；肾传心，五也；心复传肺，六也。是谓六传。六传已尽，不可再传，故《难经·五十三难》曰：'一脏不再伤，七传者死也。'"

[10] 别于阳者，知病从来，别于阴者，知死生之期：吴昆注："阳，至和之脉，有胃气者也。阴，至不和之脉，真脏偏胜，无胃气者也。言能别于阳和之脉者之从来；别于真脏五阴脉者，则其死生之期可预知也。"至和之脉，有胃气者则一部不和便知其病。

[11] 至其所困而死：至其所困，指至其所不胜的脏气当旺之时令则死，如脾病至肝当旺之时，则土不胜木克，故死。张介宾注："至其所困而死，死于其所不胜也，凡年、月、日、时，其候皆然。"

【解析】

本段主要论述五脏疾病的两种传变方式及其预后。

五脏疾病的两种传变方式：一为逆行传变，即子病传母的疾病传变方式，如肝传肾、肾传肺、肺传脾、脾传心。因与相克而传的顺传方式不同，故曰"逆行"，若进一步传变至克己之脏，脏气被克，正气更虚，则预后差。如肝病传到肺、肺病传到心、心病传到肾、肾病传到脾、脾病传到肝等。二为顺传，即按相克关系而传变的方式，如肝传脾、脾传肾、肾传心、心传肺、肺传肝等。待五脏传遍，脏气已竭，就要死亡。这是以五行生克关系说明人体是一个统一的整体，五脏之间在生理病理上都有着密切的联系，任何一脏发病，皆能传变至其他脏腑，所以诊治疾病应随时注意疾病的发展趋势，防止其传变，避免病情恶化。

关于"一日一夜五分之，此所以占死生之早暮也"的问题，结合《素问·生气通天论》有关阳气昼夜消长变化的论述来看，一日之间阴阳消长变化与人体的机能活动确有密切关系，尤其在病理过程中表现更为明显，如"旦慧、昼安、夕加、夜甚"（《灵枢·顺气一日分为四时》）。因此，如何正确把握疾病发展的规律，是古今医家研究的重要课题。在此基础上，预测疾病的死生，是完全有可能的。

外邪侵犯人体的传变规律及其治疗

【原文】

是故风者，百病之长[1]也。今风寒客于人，使人毫毛毕直，皮肤闭而为热[2]，当是之时，可汗而发也。或痹不仁、肿痛[3]，当是之时，可汤熨及火灸刺而去之[4]。弗治，病入舍于肺，名曰肺痹[5]，发欬上气。弗治，肺即传而行之肝，病名曰肝痹，一名曰厥[6]，胁痛出食[7]，当是之时，可按若刺[8]耳。弗治，肝传之脾，病名曰脾风[9]，发瘅[10]，腹中热，烦心，出黄[11]，当此之时，可按可药可浴。弗治，脾传之肾，病名曰疝瘕[12]，少腹冤热[13]而痛，出白[14]，一名曰蛊[15]，当此之时，可按可药。弗治，肾传之心，病筋脉相引而急，病名曰瘕[16]，当此之时，可灸可药。弗治，满十日，法当死[17]。肾因传之心，心即复反传而行之肺，发寒热，法当三岁死[18]，此病之次[19]也。

然其卒发者，不必治于传[20]，或其传化有不以次，不以次入者，忧恐悲喜怒[21]，令不得以其次，故令人有大病矣。因而喜，大虚，则肾气乘矣[22]，怒则肝气乘矣[23]，悲则肺气乘矣[24]，恐则脾气乘矣[25]，忧则心气乘矣[26]，此其道也[27]。故病有五，五五二十五变[28]，及其传化。传，乘之名也[29]。（《素问·玉机真脏论》）

【注释】

[1] 风者，百病之长：长，首也。风为六淫之首，常为外邪致病的先导，又善行数变，故称百病之长。

[2] 皮肤闭而为热：寒邪束表，腠理闭塞，阳气内郁，故发热。

[3] 痹不仁、肿痛：风寒留舍经脉，闭阻脉道，气血运行不畅，故见麻痹不仁、肿痛诸症。

[4] 可汤熨及火灸刺而去之：汤，用热水洗浴；熨，用布裹热药在体表来回温熨；火灸，用火熏灼；刺，针刺；去之，即祛除病邪。

[5] 肺痹：病证名。指肺气闭阻不通，以发咳上气为主症的病证。

[6] 病名曰肝痹，一名曰厥：肝痹，病证名。此指以胁痛、食入而出为主症的病证。张介宾注："肝气善逆，故一名曰厥。"

[7] 胁痛出食：胁痛，肝病也；出食，食入而出，脾病也。胁痛出食，肝病传脾之兆。

[8] 可按若刺：按，按摩；若，与也。言肝痹可用按摩和针刺进行治疗。

[9] 脾风：病证名。此指以发瘅、腹中热、烦心、出黄为主症的病证。王冰注："肝气应风，木胜脾土，土受风气，故曰脾风。盖为风气通肝而为名也。"

[10] 发瘅（疸）：瘅，通疸，黄疸。张志聪注："风淫湿土而成热，故湿热而发瘅也。"

[11] 出黄：指小便色黄。

[12] 疝瘕：病证名。此指脾经湿热下注于肾，湿热结聚少腹，气机被阻而

以少腹烦热而痛、小便白浊为主症的病证。

[13] 冤热：吴昆："冤热，烦热也。"

[14] 出白：张介宾注："溲出白浊也。"

[15] 蛊（gǔ）：病证名。张介宾注："热结不散，亏蚀真阴，如虫之吸血，故亦名曰蛊。"

[16] 瘛（chì）：筋脉抽搐之证。心主血脉，心血不足，不能濡养筋脉，筋脉失养而为瘛。

[17] 满十日，法当死：吴昆注："满十天则天干一周，五脏生意皆息，故死。"

[18] 法当三岁死：滑寿《读素问钞》注："三岁，当作三日。"此时病气由心再传至肺，使肺气更衰，甚至败绝，故曰三日而死。

[19] 此病之次：高世栻注："上文五脏相通，移皆有次者，相生之次也；此病之次，乃相胜之次也。"

[20] 然其卒发者，不必治于传：卒。同猝；猝发，突然发作，指暴发的急病。此类疾病的发病急骤，不按一般的传变规律，故治疗当根据病因、症状具体分析，不必拘泥于相传之次。

[21] 不以次入者，忧恐悲喜怒：忧恐悲喜怒等情志致病，直接损伤五脏之气，故不依次相传。王冰注："忧恐悲喜怒，发无常分，触遇则发，故令病气亦不次而生。"

[22] 因而喜，大虚，则肾气乘矣：乘，以强凌弱也。吴昆注："喜则气缓，故过于喜，令心火虚，虚则肾气乘之，水胜火也。"

[23] 怒则肝气乘矣：怒为肝志，大怒则肝气横逆乘脾，为木克土。

[24] 悲则肺气乘矣：悲为肺志，过悲则肺气郁而乘肝，为金克木。

[25] 恐则脾气乘矣：恐为肾志，过恐则肾气虚被脾乘，为土克水。

[26] 忧则心气乘矣：忧为肺志，过忧则肺气虚被心乘，为火克金。

[27] 此其道也：这是疾病不依次相传的原因。张介宾注："或以有余而乘彼，或以不足而被乘，皆乘所不胜，此不次之道也。"

[28] 故病有五，五五二十五变：人有五脏，一脏有病则兼传其他四脏。每

一脏病变有五，故五脏病变谓五五二十五变。

[29] 传，乘之名也：传，传变；乘，以强凌弱。疾病传变往往乘虚而传，含有以强凌弱的意思。吴昆注："言传者，亦是相乘之异名耳。"

【解析】

本段论述了外邪侵犯人体的传变规律及其治疗。

本段阐述了外邪侵犯人体是由表入里，病情由轻及重。并以顺传为例，说明五脏疾病相互传变的规律。提示对于疾病要做到及时诊断、及时治疗，当病邪尚在浅表时，就积极采用针刺、艾灸、按摩、药物、汤浴、熨敷等各种治疗方法恢复正气，祛邪外出。一旦病邪入里入脏，更要既病防变，在掌握五脏疾病相克而传的规律的基础上，进行有针对性的治疗。后世医家张仲景所说的"见肝之病，知肝传脾，当先实脾"，就是基于五脏疾病相克而传的规律提出来的。

但是，临床上疾病多种多样，人的体质又有差异，证候表现不一，病情十分复杂。《内经》已经认识到，疾病的发展变化不是"逆行""顺传"两种方式所能涵盖的。骤然发生的疾病，并没有由表入里的过程，如伤寒直中、瘟疫暴发等，所以说"然其卒发者，不必治于传"。再如，七情致病，由内而发，随触而动，故发病亦不以其次。提示临床诊治疾病不可拘泥于五行关系下的"逆行""顺传"，更要从实际出发，灵活运用。

参考经文撷萃

"夫百病之始生也，皆生于风雨寒暑，阴阳喜怒，饮食居处，大惊卒恐，则血气分离，阴阳破散，经络厥绝，脉道不通，阴阳相逆，卫气稽留，经脉空虚，血气不次，乃失其常。"（《灵枢·口问》）

"故春秋冬夏，四时阴阳，生病起于过用，此为常也。"（《素问·经

脉别论》）

"风寒伤形，忧恐忿怒伤气。气伤藏，乃病藏；寒伤形，乃应形；风伤筋脉，筋脉乃应。此形气外内之相应也。"（《灵枢·寿夭刚柔》）

"夫邪之生也，或生于阴，或生于阳。其生于阳者，得之风雨寒暑；其生于阴者，得之饮食居处，阴阳喜怒。"（《素问·调经论》）

"苍天之气，不得无常也。气之不袭，是谓非常，非常则变矣……变至则病，所胜则微，所不胜则甚，因而重感于邪，则死矣。"（《素问·六节藏象论》）

"故天之邪气，感则害人五藏；水谷之寒热，感则害于六府；地之湿气，感则害皮肉筋脉。"（《素问·阴阳应象大论》）

"虚邪者，八正之虚邪气也。正邪者，身形若用力，汗出，腠理开，逢虚风，其中人也微，故莫知其情，莫见其形。"（《素问·八正神明论》）

"虚邪之中身也，洒淅动形。正邪之中人也微，先见于色，不知于身，若有若无，若亡若存，有形无形，莫知其情。"（《灵枢·邪气脏腑病形》）

"正气者，正风也，从一方来，非实风，又非虚风也。邪气者，虚风之贼伤人也，其中人也深，不能自去。正风者，其中人也浅，合而自去，其气来柔弱，不能胜真气，故自去。"（《灵枢·刺节真邪》）

"疠者，有荣气热腑，其气不清，故使其鼻柱坏而色败，皮肤疡溃，风寒客于脉而不去，名曰疠风，或名曰寒热。"（《素问·风论》）

"是故怵惕思虑者则伤神，神伤则恐惧流淫而不止。因悲哀动中者，竭绝而失生。喜乐者，神惮散而不藏。愁忧者，气闭塞而不行。盛怒者，迷惑而不治。恐惧者，神荡惮而不收。心怵惕思虑则伤神……脾忧愁而不解则伤意……肝悲哀动中则伤魂……肺喜乐无极则伤魄……肾盛怒而不止则伤志……恐惧而不解则伤精。"（《灵枢·本神》）

"故悲哀愁忧则心动，心动则五藏六府皆摇。"（《灵枢·口问》）

"久视伤血，久卧伤气，久坐伤肉，久立伤骨，久行伤筋，此五久劳所病也。"（《灵枢·九针论》）

"形乐志苦，病生于脉……形乐志乐，病生于肉……形苦志乐，病生于筋……形苦志苦，病生于咽嗌……形数惊恐，经络不通，病生于不仁……是谓五形志也。"（《素问·血气形志》）

"饮食自倍，肠胃乃伤。"（《素问·痹论》）

"黄帝问于少俞曰：五味入于口也，各有所走，各有所病。酸走筋，多食之，令人癃。咸走血，多食之，令人渴。辛走气，多食之，令人洞心。苦走骨，多食之，令人变呕。甘走肉，多食之，令人悗心。余知其然也，不知其何由，愿闻其故。少俞答曰：酸入于胃，其气涩以收，上之两焦，弗能出入也，不出即留于胃中，胃中和温，则下注膀胱，膀胱之胞薄以懦，得酸则缩绻，约而不通，水道不行，故癃。阴者，积筋之所终也，故酸入而走筋矣。黄帝曰：咸走血，多食之，令人渴，何也？少俞曰：咸入于胃，其气上走中焦，注于脉，则血气走之，血与咸相得，则凝，凝则胃中汁注之，注之则胃中竭，竭则咽路焦，故舌本干而善渴。血脉者，中焦之道也，故咸入而走血矣。黄帝曰：辛走气，多食之，令人洞心，何也？少俞曰：辛入于胃，其气走于上焦，上焦者，受气而营诸阳者也，姜韭之气熏之，营卫之气，不时受之，久留心下，故洞心。辛与气俱行，故辛入而与汗俱出。黄帝曰：苦走骨，多食之，令人变呕，何也？少俞曰：苦入于胃，五谷之气，皆不能胜苦，苦入下脘，三焦之道，皆闭而不通，故变呕。齿者，胃之所终也，故苦入而走骨，故入而复出知其走骨也。黄帝曰：甘走肉，多食之，令人悗心，何也？少俞曰：甘入于胃，其气弱小，不能上至于上焦，而与谷留于胃中者，令人柔润者也，胃柔则缓，缓则虫动，虫动则令人悗心。其气外通于肉，故甘走肉。（《灵枢·五味论》）

"正气存内，邪不可干。"（《素问·刺法论》）

"邪之所凑，其气必虚。"（《素问·评热病论》）

"黄帝曰：五藏之中风奈何？岐伯曰：阴阳俱感，邪乃得往。"（《灵枢·邪气脏腑病形》）

"故邪之所在，皆为不足。"（《灵枢·口问》）

"以身之虚，而逢天之虚，两虚相感，其气至骨，入则伤五藏，工候救之，

弗能伤也，故曰天忌不可不知也。"（《素问·八正神明论》）

"愿闻人之有不可病者，至尽天寿，虽有深忧大恐，怵惕之志，犹不能减也。甚寒大热，不能伤也。其有不离屏蔽室内，又无怵惕之恐，然不免于病者，何也，愿闻其故。岐伯曰：五藏六府，邪之舍也，请言其故。五藏皆小者，少病，苦焦心，大愁忧。五藏皆大者，缓于事，难使以忧。五藏皆高者，好高举措。五藏皆下者，好出人下。五藏皆坚者，无病。五藏皆脆者，不离于病。五藏皆端正者，和利得人心。五藏皆偏颇者，邪心而善盗，不可以为人，平反复言语也。"（《灵枢·本脏》）

"帝曰：病成而变何谓。岐伯曰：风成为寒热，瘅成为消中，厥成为巅疾，久风为飧泄，脉风成为疠，病之变化，不可胜数。"（《素问·脉要精微论》）

"黄帝问曰：何谓虚实？岐伯对曰：邪气盛则实，精气夺则虚。"（《素问·通评虚实论》）

"夫实者，气入也；虚者，气出也；气实者，热也；气虚者，寒也。"（《素问·刺志论》）

"阴胜则阳病，阳胜则阴病。阳胜则热，阴胜则寒。"（《素问·阴阳应象大论》）

"帝曰：经言阳虚则外寒，阴虚则内热，阳盛则外热，阴盛则内寒，余已闻之矣，不知其所由然也。岐伯曰：阳受气于上焦，以温皮肤分肉之间。今寒气在外，则上焦不通，上焦不通，则寒气独留于外，故寒栗。帝曰：阴虚生内热奈何？岐伯曰：有所劳倦，形气衰少，谷气不盛，上焦不行，下脘不通，胃气热，热气熏胸中，故内热。帝曰：阳盛生外热奈何？岐伯曰：上焦不通利，则皮肤致密，腠理闭塞，玄府不通，卫气不得泄越，故外热。帝曰：阴盛生内寒奈何？岐伯曰：厥气上逆，寒气积于胸中而不写，不写则温气去，寒独留，则血凝泣，凝则脉不通，其脉盛大以濇，故中寒。"（《素问·调经论》）

第七讲

诊法

学术旨要疏义

诊察病情的方法包括望、闻、问、切四诊，是通过感觉器官的直观感觉，对疾病进行比较全面的观察和了解。例如通过对精神、形态、五官、齿舌、肤色、毛发、二便等的望诊，可了解病人全身和局部的情况；通过闻诊，了解呼吸、语言、声音、气息、嗅味的变化；通过问诊，了解病人的发病经过，以及自觉症状和生存环境、饮食等相关情况；通过切诊，了解病人脉象、肌肤、胸腹、手足等处的变化。《内经》中诊察病情的方法遍及全身上下内外，内容相当广泛而丰富。四诊方法在《内经》中大部分已被述及，其中以望、切二诊内容较全面。

《内经》中的望诊重在五色诊和颜面分部望诊以及身形动态望诊，对眼和舌等官窍的察验也有一定的记述。切诊内容最为丰富，提出了诊尺肤、切脉、扣按局部等多种方法。脉诊，根据其切诊的操作，分三部九候诊法、寸口诊法和人迎寸口合诊法；根据其脉学理论依据，又分为运气脉法、脏腑脉法、经络脉法等。脉象已提出浮（毛）脉、沉（石）脉、迟脉、数脉、滑脉、涩脉、缓脉、急脉、弦脉、钩（洪）脉、长脉、短脉、大脉、小脉、细脉、弱脉、代脉、散脉、紧脉、坚脉、横脉、喘脉、虚脉、实脉、躁脉、静脉等20余种，还形象地描述了五脏气绝、胃气全无的各种"真脏脉"脉象。对脉象与时节的关系也有较深入的论述，详细描述了四时五脏平脉、病脉、死脉的判断标准及脉体形象。问诊中既有问病史（"所始病"），也有问现症状（"所方病"），重视了解病人的生活环境、精神状态和病人的喜恶（"临病人问所便"）。闻诊涉及听声音和嗅气味两方面，但内容较少，且散在。

《内经》四诊的理论根据，是建立在整体观念基础上的。即从研究人体内外各部分之间在病理上的联系，以及其与外环境之间的关系出发，来把握人体内部的变化规律。人体的外部表征和内部变化是密切联系的，所谓"有诸内必形诸外"，因此《内经》提出用"以我知彼，以表知里"（《素问·阴阳应象大论》）的方法去认识人体内部的病变。所谓"以我知彼"，即是以常测变，"以表知里"，即是从外知内。它要求医生在临证时，要按照正常人的生理标准去衡量病人的情况，通过对比鉴别，去发现微小的变化。同时，通过观察了解病人表现于外的各种病理表象，根据它们之间的内在联系，去分析认识人体内部病理变化。《内经》从人体阴阳内外相互联系的整体观念出发，认为有素养的医生，能对各种临床表现加以综合考察，并运用阴阳理论进行归纳分析，洞察病情像清水明镜反映物体形象那样真切，所谓"合而察之，切而验之，见而得之，若清水明镜之不失其形也"（《灵枢·外揣》）。

　　分析病情的方法，则是运用中医理论进行抽象思辨，把四诊所获得的感性材料进行理性的思维加工，透过现象把握疾病的本质，对疾病做出正确的判断。《内经》在讨论分析病情的方法时强调"切脉动静，而视精明，察五色，观五脏有余不足，六腑强弱，形之盛衰，以此参伍，决生死之分"（《素问·脉要精微论》）。所谓"参伍"，是指对四诊所得进行归纳分析，比较印证，从而了解疾病机转以及预后好坏。《内经》认为必须"四诊合参"才能正确辨证，避免发生错误，所谓"能合色脉，可以万全"（《素问·五脏生成》），"见其色，知其病，命曰明；按其脉，知其病，命曰神；问其病，知其处，命曰工……故知一则为工，知二则为神，知三则神且明矣"（《灵枢·邪气脏腑病形》），"卒持寸口，何病能中，妄言作名，为粗所穷"（《素问·徵四失论》）。

　　以"天人相应"的整体观为指导，根据人体与外在环境之间的关系，《内经》认为时空环境因素对人体的影响，决定了疾病的发生、发展，分析病情时必须结合时令季节，气候变化进行考察，才能对疾病的机转做出正确的判断。所谓"无失天信，无逆气宜"（《素问·六元正纪大论》）。例如《素问·玉机真脏论》说："于春夏而脉沉涩，秋冬而脉浮大，命曰逆四时也。"春夏阳旺而脉反见沉涩,秋冬阴盛而脉反见浮大,说明人体与外界气候不相适应,内外环境不能保持统一协调,会导致难治之证。所以《内经》明确指出:"得一之情,以知死生"(《素问·脉要精微论》),只有掌握人与外在环境相互统一协调的情况,才能了解疾病预后的好坏,这是《内经》在诊法上的一个显著特点。下面我们重点选读部分篇段,以观大概。

代表经文注析

诊脉独取寸口的原理及诊病的注意事项

【原文】

帝曰:气口[1]何以独为五藏主?岐伯曰:胃者,水谷之海,六府之大源也。五味入口,藏于胃,以养五藏气,气口亦太阴也。是以五藏六府之气味,皆出于胃,变见于气口[2]。故五气入鼻,藏于心肺,心肺有病,而鼻为之不利也。

凡治病必察其下[3],适其脉,观其志意,与其病也。拘于鬼神者,不可与言至德[4];恶于针石者,不可与言至巧[5];病不许治者,病必不治,治之无功矣。(《素问·五脏别论》)

【注释】

[1]气口:指两手桡骨头内侧桡动脉的诊脉部位。又称脉口、寸口,张介宾注:"气口之义,其名有三:手太阴肺,肺经脉也,肺主气,气之盛衰见于此,故曰气口;肺朝百脉,脉之大会聚于此,故曰脉口;脉出太渊,其长一寸九分。故曰寸口。是名虽三,其实则一耳。"

[2]变见于气口:见,同"现",表现的意思。指脏腑气血的变化可以在气口部位表现出来。

[3]必察其下:下,《太素》作"上下"。杨上善注:"疗病之要,必须上察人迎,下诊寸口,适于脉候,又观志意有无,无志意者,不可为至。"

[4] 至德：至，极、最的意思。至德，指科学的医学理论。

[5] 至巧：巧，技巧、技术。指高超的医疗技术。

【解析】

本段论述了诊脉独取寸口的原理及诊病的注意事项。

独取寸口脉诊察脏腑疾病的机制在于：①因气口的部位是手太阴肺经所过的动脉，肺主气，所谓"诸气者，皆属于肺"，肺又为诸脏之长，主治节，即通过肺的宣发肃降，使全身的五脏六腑得以充养，生理功能得以治理调节。②肺朝百脉，脉会太渊。全身的大经小络中的气血都要汇聚于肺，然后敷布周身，所以全身各部的血脉都要直接或间接与肺相联系；而各脏腑的盛衰情况，也必然在肺经上有所反映，所以在气口的部位可以诊断全身，以及经脉、五脏六腑的气血盛衰情况。③脉以胃气为本，有胃气则生，无胃气则死，胃气失常则病，气口可以反映脉之胃气情况，这是因为手太阴肺的经脉起于中焦，下络大肠，还循胃口，上膈属肺，十二经气血的运行起于肺终于肺，所以脉之胃气的盛衰以及有无胃气，在气口部位可以很好地反映出来。

经文还强调了全面诊察的重要性："凡治病，必察其下，适其脉，观其志意，与其病也。"除诊脉之外，还应观察周身上下症状、体征以及病人的精神情志变化等。医生全面诊察是对疾病做出正确诊断的基础，也是治疗疾病的前提。经文特别告诫不可拘于鬼神，要破除迷信，相信科学，患者要积极接受治疗，运用医学科学的方法是治愈疾病的唯一途径。这些观点对于当今临床仍然有着重要意义。

经文"观其志意"，即了解患者的精神意志，有两方面的诊断与治疗意义：一是从精神意志是否聪慧，可辨别五脏精气的盛衰，判断预后吉凶。《素问·移精变气论》云："得神者昌，失神者亡。"《灵枢·本神》也说："凡刺之法，先必本于神"。二是了解病家是否相信医学科学和医生，以便接受并积极配合治疗，若"拘于鬼神""恶于针石""病不许治"，则是不利于疾病治疗的精神意志因素。

"心肺有病，而鼻为之不利"，是以"五气入鼻藏于心肺"为基础而提出的临床表现和诊断要点。心肺居上焦胸中，五气由鼻而入，先藏于心肺，然后由心主之血脉、肺主之宣发布于周身。若二脏有病，受纳清气功能不足，不仅会出现胸闷、短气等症状，且可表现为"鼻不利"。其症状或表现为呼吸不畅，或为嗅觉失灵。

诊病的原则与方法

【原文】

黄帝问曰：诊法何如？岐伯对曰：诊法常以平旦[1]，阴气未动，阳气未散[2]，饮食未进，经脉未盛，络脉调匀，气血未乱，故乃可诊有过[3]之脉。

切脉动静，而视精明[4]，察五色，观五藏有余不足，六府强弱，形之盛衰，以此参伍[5]，决死生之分[6]。（《素问·脉要精微论》）

【注释】

[1]平旦：清晨太阳刚出地平线时。

[2]阴气未动，阳气未散：动，扰动；散，耗散。此二句可作互文理解。因清晨时分，人们醒而未起，阴阳之气均处于相对平静状态。

[3]过：过错，在此引申为病变。

[4]精明：指眼睛。视精明，观察眼睛的眼神、视力强弱及瞳子、黑眼、白眼、眼睑等部位的各种情况。

[5]参伍：以多种事物彼此参验互证。张介宾："参伍之义，以三相较谓之参，以五相类谓之伍。盖彼此反观，异同互论，而必欲搜其隐微之谓。"

[6]决死生之分：决，判决、判断；死生，言预后的吉凶；分，分别，区别。

【解析】

本段指出诊病的原则有二：一是诊断的时间以平旦为宜；二是多种诊法合参。

平旦是诊病特别是切脉的最佳时间，因为经过一夜的休息，人体内阴阳气血正处于相对平静的状态，并且尚未进食和运动，则外界的干扰亦被排除，所以有病的脉象最容易被诊察出来。其实质是诊病必须保持"静"，以使病人气血不受其他因素干扰而相对平静，加以环境的安静，这样才便于分辨出病脉。对平旦诊脉的时间规定不必拘泥，而只宜守其法度。临床上不可能对每个患者均采用平旦诊脉法，但应尽可能让病人处于相对安静的状态，排除内、外环境对脉象的干扰，使脉象能反映病人的真实情况。临床上有许多检查疾病的方法亦常选择清晨空腹时进行，如基础体温、血脂、血糖、肝功能、基础代谢等，其道理是相同的。

多种诊法合参，是《内经》诊法学的一贯思想。切脉、察神、望色，以及审察脏腑的强弱和形体的盛衰，多法并用，彼此相参互证，才能全面把握病情，正确判断病势及预后的吉凶。经文提纲挈领地归纳了诊法的诸多内容：切脉、视精明、察五色、观五脏六腑之强弱及形之盛衰等。以本节内容为纲领，下文围绕着这几方面展开论述，具体地说明如何通过望闻问切等方法达到"以此参伍，决死生之分"的目的。

切脉、察色、闻声、观形诊病法

【原文】

夫脉者，血之府也。长则气治[1]，短则气病[2]，数则烦心[3]，大则病进[4]，上盛则气高，下盛则气胀[5]，代则气衰，细则气少[6]，涩则心痛[7]，浑浑革至如涌泉，病进而色弊[8]，绵绵其去如弦绝[9]，死。

夫精明五色者，气之华[10]也。赤欲如白裹朱，不欲如赭[11]；白欲如鹅羽，不欲如盐[12]；青欲如苍璧之泽，不欲如蓝[13]；黄欲如罗裹雄黄[14]，不欲如黄土；黑欲如重漆色[15]，不欲如地苍[16]。五色精微象见矣，其寿不久也[17]。夫精明者，所以视万物，别白黑，审短长。以长为短，以白为黑，如是则精衰矣。

五藏者，中之守[18]也，中盛藏满，气胜伤恐者，声如从室中言，是中气之湿也[19]。言而微，终日乃复言者，此夺气也[20]。衣被不敛，言语善恶不避亲疏者，此神明之乱也[21]。仓廪不藏者，是门户不要也[22]。水泉不止者，是膀胱不藏也[23]。得守者生，失守者死[24]。

夫五藏者，身之强也[25]。头者，精明之府[26]，头倾视深，精神将夺矣[27]；背者，胸中之府，背曲肩随，府将坏矣[28]；腰者，肾之府，转摇不能，肾将惫矣[29]；膝者，筋之府，屈伸不能，行则偻附，筋将惫矣[30]；骨者，髓之府，不能久立，行则振掉[31]，骨将惫矣。得强则生，失强则死[32]。（《素问·脉要精微论》）

【注释】

[1] 长则气治：长，指脉体应指而长，超越本位。治：正常；气治，气血平和正常。

[2] 短则气病：短，指脉体应指而短，不及本位；气病，气血有病变的脉象。如气滞、血凝，其脉短涩；气血不足，其脉短而细弱。

[3] 数则烦心：数脉为热，无论实热或虚热，热甚则心烦不安，故见数脉者大多兼有心烦症状。

[4] 大则病进：大，脉象满指而大；病进，病情在继续发展。实证见大脉，说明邪正斗争激烈，病势尚在发展；虚证见大脉，如《金匮要略》"脉大为劳"，说明虚证有进一步深重趋势。

[5] 上盛则气高，下盛则气胀：上、下，寸口脉的前部与后部。张介宾注："上为寸，上盛者，邪壅于上也；气高者，喘满之谓；关尺为下，下盛者，邪滞于下，故腹为胀满。"又一说，上、下指人体上部的头面部动脉及下部的足背部的动脉，详见《素问·三部九候论》。

[6] 代则气衰，细则气少：代，代脉，脉来缓弱而有规则的间歇，主脏气衰弱。《灵枢·根结》指出："五十动而不一代者，五藏皆受气；四十动一代者，一藏无气；三十动一代者，二藏无气；二十动一代者，三藏无气；十动一代者，四藏无气；不满十动一代者，五藏无气。"细，细脉，脉形细如丝状，主诸虚劳损，气血虚少。

[7] 涩则心痛：涩，涩脉，脉来艰涩不滑利，主气血虚少或气滞血瘀。心痛多因心血不足或心血瘀阻，故见涩脉，然涩脉并非只主心痛。

[8] 浑浑革至如涌泉，病进而色弊：浑浑，即滚滚；革，急也。《甲乙经》《脉经》均作"浑浑革革，至如涌泉"，即脉来滚滚而急，如泉水般涌出，主邪气亢盛，病情危重。弊，弊，败坏。色弊，气色败坏。

[9] 绵绵其去如弦绝：绵绵，脉象微细，似有似无。如弦绝，是死候。

[10] 气之华：华，外荣，五脏精气的荣华。眼睛可反映五脏精气之盛衰，《灵枢·大惑论》："五脏六腑之精气皆上注于目而为之精。"面色亦是五脏精气之荣华的反映，《素问·五脏生成》论五色是"五藏所生之外荣也。"

[11] 赤欲如白裹朱，不欲如赭：欲，应当；白，通"帛"，帛为白色丝织物；朱，朱砂；赭，代赭石，色赤而灰暗沉滞。张介宾注："白裹朱，隐然红润而不露也。"呈现出白里透红的明润色泽。"如赭"则面色枯槁，夭然不泽。

[12] 如盐：盐，色虽白，但粗糙不润泽。

[13] 青欲如苍璧之泽，不欲如蓝：苍璧，青色的玉石，翠绿欲滴，明润有光泽；蓝草，可用以染布，其色蓝而暗滞。

[14] 罗裹雄黄：罗，罗缎，丝织物。以罗缎包裹雄黄，亦呈现出黄而明润之光泽。

[15] 重漆色：重，重复，反复。漆器之黑而油亮乃重复上漆之故，以重漆色比喻黑而亮泽。

[16] 地苍：地上的尘土，枯暗不泽。

[17] 五色精微象见矣，其寿不久也：五色精微，言五脏精微之气；象，败象，五脏精微之气应含藏不露，今显露于外，是为败象。见，同"现"，表现。五脏精微之气显露在外，则患者的寿命已不长久，属死候。

[18] 中之守：中，体内；守，职守。五脏居于体内，各司其职守。

[19] 中盛藏满，气胜伤恐者，声如从室中言，是中气之湿也：中盛藏满，指腹中邪盛，脏气胀满；气胜，气机壅盛；伤恐，善伤于恐；声如从室中言，指言语声重浊不清；中气之湿，谓中焦之气为湿邪所困，使气机上下交通受阻，故出现上述诸症。

[20] 言而微，终日乃复言者，此夺气也：言语声低微无力，且话语重复，属"郑声"，为虚证；夺气，肺气劫夺，肺脏功能失守的表现。

[21] 衣被不敛，言语善恶不避亲疏者，此神明之乱也：吴昆注："衣被不敛，去其衣被，无有羞恶也。言语善恶不避亲疏，虽亲亦骂詈也，此神明内

乱所为。"为心神失守的表现。

[22] 仓廪不藏者，是门户不要也：仓廪，贮藏粮食的仓库，在此指脾胃运化水谷的功能；不藏，言功能失守；门户不要，张介宾注："要，约束也：幽门、阑门、魄门皆仓廪之门户，门户不能固，则肠胃不能藏，所以泄利不禁，脾藏之失守也。"言脾胃运化失司，魄门失去约束，泄泻不止。

[23] 水泉不止者，是膀胱不藏：水泉不止，指小便不禁；膀胱不藏，张介宾注："膀胱与肾为表里，所以藏津液。水泉不止而遗溲失禁，肾藏失守也。"

[24] 得守者生，失守者死：五脏职守得以维护的，则有生机；五脏职守失司，不得维持的，则预后凶险。

[25] 五藏者，身之强也：身，形体。五脏是形体强壮的基础。张介宾注："此下言形气之不守而内应乎五藏也，藏气充则形体强，故五藏为身之强也。"

[26] 头者，精明之府：精明之府，精气神明之府。头有五官七窍，其生理功能皆五脏精气所化，故头为精明之府。

[27] 头倾视深，精神将夺矣：头倾，头低垂不能举；视深，目光深陷无神。两者皆为五脏精气与神气虚竭欲脱之象，故曰精神将夺，夺，脱也。

[28] 背者，胸中之府，背曲肩随，府将坏矣：背部为五脏腧穴所在，而内系五脏，故为胸中之府。张志聪注："心肺居于胸中，而腧在肩背，故背为胸中之府。"曲，弯曲；随，垂。背曲不能伸，肩随不能举，是脏气精微不能营于肩背、心肺败坏之象。

[29] 腰者，肾之府，转摇不能，肾将惫矣：肾之府，肾位于腰中，故腰为肾之府。转，旋转；摇，摆动、摇动；惫，衰惫、败坏。若腰部活动失灵，多为肾中精气衰惫，不能充养腰府所致。

[30] 膝者，筋之府，屈伸不能，行则偻附，筋将惫矣：筋之府，言膝是筋脉汇聚之所。偻，伛偻，即形体屈曲不伸，不能挺立；附，依附，因形体伛偻，须依附拐杖之类以行步。惫，衰惫、败坏；肝主筋，言筋将衰惫，实指肝之精气衰惫。

[31] 行则振掉：掉，摇；振掉，震颤动摇不稳。这是肾主骨生髓功能减退，肾气衰惫所致。

[32] 得强则生，失强则死：得强，形体强健，说明五脏精气旺盛，虽病，

预后良好，故生；失强，形体败坏，提示脏腑精气虚惫，预后极差，故曰死。

【解析】

本节承上文"以此参伍"之意，进一步介绍了有关诊法的原理及应用。

（1）"脉者，血之府也""精明五色者，气之华也""五脏者，中之守也""五脏者，身之强也"，分别为切脉、望五色、察眼神、闻声音、问病状和望形态提供了充分的理论依据。无论是多种脉象主病，还是五色之欲与不欲，以及五脏失守、失强的各种表现，皆为诊法之范例，至今仍有较高的参考价值。

由于脉为气血的藏聚流通之处，所以脉象的变化可反映气血的病变。经文主要从脉象的动静变化来判断各种不同的病变。从脉体应指部位的长短可以了解气血的运行正常与否；从脉的频率速度可以得知其热而烦心的程度；从脉体的大小可以掌握病势发展的情况；从脉的前后分部以知病位的上下；从脉的节律可以判断脏气的正常与衰败；从脉形的粗细可观察病证的虚实；从脉的滑利艰涩可了解气血的运行情况。经文对危重、临终的脉象亦有描述，"浑浑革至如涌泉""绵绵其去如弦绝"等，这两种脉象在《内经》中均属真脏脉，说明五脏真气败露，胃气衰败，再参以"色弊"，则诊断为死候无疑。这些内容都紧密地联系临床，故为中医脉诊的重要理论渊源。

目之精光神气和颜面五色，是脏腑精气荣华于外，且易于诊察，故望色为临证所常用。经文详细地举例各种事物的颜色，形象化地提示了望面色中的要领：凡色诊，明润含蓄，有光泽的面色均提示五脏精气未衰，胃气未败，疾病预后尚佳，可称为"胃气色"；反之，夭然不泽、枯暗晦滞的面色则提示脏腑精气衰败，胃气欲竭，预后凶险，称为"真脏色"。学习时可结合《素问·五脏生成》篇中有关诊面色的论述，可加深理解。望眼睛也是望诊的内容之一，眼睛的视觉功能是五脏精气盛衰的反映，望目之神气、视觉变化、目之各个部位的异常等情况，可以了解五脏不同的病理变化。本节着重论述的是视觉的异常改变，是五脏精气衰竭的表现。

察五脏得守与失守，可通过望、闻、问诊了解其病证表现：声音重浊，系中气为湿邪所困，为脾失守；声低息微，言不接续，系气被劫夺，为肺失守；不知羞耻，骂詈不避亲疏，系神明之乱，为心失守；泄利不禁，门户不固，系肠胃失调，为脾失守；小便失禁，系膀胱失约，为肾失守。经文提出五脏"得守者生，失守者死"的论断，以强调五脏及其所藏的精、气、神的重要性。正如《灵枢·本神》所指出的"五藏主藏精者也，不可伤，伤则失守而阴虚，阴虚则无气，无气则死矣"。

察五脏得强与失强，可审身体的头、胸、腰、膝、胫（骨）"五府""形之盛衰"以了解五脏精气的盛衰：头颅内藏脑髓，外通七窍，若头低垂不举，目陷无光，耳闭失聪，则五脏精气已衰，神气将失；胸背内藏心肺，若背曲肩垂，为心肺精气衰败、不能上营肩背之象。腰部为肾所居，腰痛转侧困难，为肾气败坏之征；肝主筋，膝为诸筋所聚，膝关节屈伸不利，走路弯腰扶物，为肝气败坏之征；骨中藏髓，不耐久立，行则摇摆，为骨气败伤、肾脏失强之征。这些仅是望形态内容的举例而已，揭示中医的诊法是根据藏象表里相应的理论，从表知里，以判断五脏六腑的病变及其预后。

（2）关于"头者，精明之府"句，近人多以精气神明之府作解，并据此推出《内经》的脑主神明说。这种观点既不合《内经》之旨，也与古代诸注家的意见相殊。《内经》中"精明"一称凡四见，本篇有三，"视精明"为首见，"精明五色"为二见，本句"精明之府"为三见，第四见载于《灵枢·大惑论》的"是故，瞳子黑眼法于阴，白眼赤脉法于阳也，故阴阳合传而精明也"句中。诸"精明"皆指目睛，本句也不当例外。《灵枢·大惑论》还特别强调指出："目者，五脏六腑之精也，营卫魂魄之所常营也，神气之所生也。"故本篇谓"精神将夺"的证候仅言"头倾视深"，全未涉及神志之乱。因此，"精明之府"不能与神明之府等同，对此，古代注家已有明鉴。明代吴昆注："六阳清气上升于头，故头为精明之府。盖七窍皆以神用，故同谓之精明。"明代张介宾注："五脏六腑之精气皆上升于头，以成七窍之用，故头为精明之府。"清代高世栻注："人身精气上会于头，神明上出于目，故头者，精明之府。若头倾视深，则精气神明不上行于头，而精神将夺矣。"诸注多以脏腑精气上注七窍为解，精明又为七窍的代表，所以精明之府实即七窍之府。

四时脉法

【原文】

帝曰：脉其四时动奈何？知病之所在奈何？知病之所变奈何？知病乍在内奈何？知病乍在外奈何？请问此五者，可得闻乎？岐伯曰：请言其与天运转大也[1]！万物之外，六合[2]之内，天地之变，阴阳之应，彼春之暖，为夏之暑，彼秋之忿[3]，为冬之怒[4]，四变之动，脉与之上下[5]，以春应中规[6]，夏应中矩[7]，秋应中衡[8]，冬应中权[9]。是故冬至四十五日，阳气微上，阴气微下；夏至四十五日，阴气微上，阳气微下[10]。阴阳有时，与脉为期，期而相失，知脉所分[11]，分之有期，故知死时[12]。微妙在脉，不可不察，察之有纪，从阴阳始，始之有经，从五行生，生之有度，四时为宜[13]，补写勿失，与天地如一，得一之情，以知死生[14]。是故声合五音[15]，色合五行，脉合阴阳[16]。

是知阴盛则梦涉大水恐惧，阳盛则梦大火燔灼，阴阳俱盛则梦相杀毁伤，上盛则梦飞，下盛则梦堕；甚饱则梦予，甚饥则梦取，肝气盛则梦怒，肺气盛则梦哭；短虫[17]多则梦聚众，长虫[18]多则梦相击毁伤。

是故持脉有道，虚静为保[19]。春日浮，如鱼之游在波；夏日在肤，泛泛乎万物有余；秋日下肤，蛰虫将去[20]；冬日在骨，蛰虫周密[21]，君子居室[22]。故曰：知内者按而纪之，知外者终而始之[23]。此六者[24]，持脉之大法。（《素问·脉要精微论》）

【注释】

[1] 其与天运转大也：高世栻："人之阴阳升降，如一运之环转广大，故曰请言其与天运转大也。"

[2] 六合：此指上下及东南西北四方。

[3] 忿：王冰："忿，一为急。言秋气劲急也。"

[4] 怒：王冰："秋仇为冬怒，言阴少而之壮也。"此喻冬寒凛冽。

[5] 四变之动，脉与之上下：四变之动，指春夏秋冬四季的变动；上下指脉象的浮沉。张介宾注："春生夏长，秋收冬藏，是即阴阳四变之动。"

[6] 春应中规：规，作圆之器，如圆规。形容春季脉象圆滑之象。

[7]夏应中矩：矩：作方之器，如矩尺。形容夏季脉象方盛之象。

[8]秋应中衡：衡，秤杆。秋季脉象如秤杆，不上不下，平衡于中。

[9]冬应中权：权，秤锤。形容冬季脉象如秤锤下沉于里。

[10]是故冬至四十五日，阳气微上，阳气微下：张介宾："冬至一阳生，故冬至后四十五日以至立春，阳气以渐而微上，阳微上则阴微下矣；夏至一阴生，故夏至后四十五日以至立秋，阴气以渐而微上，阴微上而阳微下矣。此所谓阴阳有时也。"

[11]期而相失，知脉所分：是指四时脉象与上述规矩衡权的法度不相适应，据此而知脉所分属的脏腑病变。张介宾："期而相失者，谓春规，夏矩，秋衡，冬权，不合于度也。知脉所分者，谓五脏之脉，各有所属也。"

[12]分之有期，故知死时：是根据五脏四时之气的旺衰规律推求，可以知死生之时，如《素问·脏气法时论》："病在肝，愈于夏，夏不愈，甚于秋，秋不死，持于冬，起于春。"

[13]察之有纪，从阴阳始，始之有经，从五行生，生之有度，四时为宜：经、纪、度三字意思相同，纲领为纪，规范为经，标准为度。从阴阳始，即《素问·阴阳应象大论》"阴阳者……万物之纲纪""察色按脉先别阴阳"之意。从五行生，生与始的意思相同。五行代表五脏，言在脉分阴阳的基础上，还需再分五脏。四时为宜，脉以应四时为安。

[14]补写勿失，与天地如一，得一之情，以知死生：补泻勿失，与天地如一，谓虚则补之，实则泻之，才能适应自然的变化规律；得一之情，以知死生，谓根据人与自然界相应如一的变化情况，如下文脉是否应阴阳、色是否合五行等，以判断死生。

[15]声和五音：声，即呼、笑、歌、哭、呻五声；音即宫、商、角、徵、羽五音。言五声要和自然界的五音相应。

[16]色合五行，脉合阴阳：言五脏之色，以应五行之色；脉之浮沉以应四时阴阳之气。王冰："色见青黄赤白黑，故合五行，脉彰寒暑之休王，故合阴阳之气也。"

[17] 短虫：蛲虫，《说文》："蛲，腹中短虫也。"

[18] 长虫：即蛔虫。

[19] 虚静为保：虚，无欲也；静，宁也，指思想与形体均需安静；保，丹波元简曰："盖保、葆、宝，古通用。"意谓虚静是诊脉时医生应持的状态。

[20] 蛰虫将去：蛰虫指藏伏土中越冬之虫。吴昆："秋日阳气下降，故脉来下于肌肤，像蛰虫将去之象也。"

[21] 蛰虫周密：李中梓："冬令闭藏，沉伏在骨，如蛰虫畏寒，深居密处。"

[22] 君子居室：这里的君子，指掌握养生之道的人。谓冬脉沉伏，如君子畏寒深居于室内。

[23] 知内者按而纪之，知外者终而始之：内，指内脏；外，指经脉。张介宾注："气，藏象有位，故可按而纪之；外言经气，经脉有序，故可终而始之。"

[24] 六者：指上文春、夏、秋、冬、内、外6种脉象或脉法。

【解析】

本段重点论述了四时脉象，再次强调指出了脉诊的大法。

经文先从天人相应整体观的大背景出发，阐述了脉应阴阳四时的道理，形象地描述了四时脉气的动象。人生活在自然界之中，不但依赖自然界所提供的物质而生存，而且"天地之变，阴阳之应，彼春之暖，为夏之暑，彼秋之忿，为冬之怒"等自然界的各种变化，对人体有着十分重要的影响，脉象搏动是人体生理活动的表现之一，同样要受自然界的影响。这就是脉应四时的理论基础。人在"与天运转"过程中，其生命节律会与宇宙节律达到某些近似或一致。自然界阴阳四时的变化是有一定规律的，一年之中阴阳二气的消长决定了春温、夏热、秋凉、冬寒的变化，受此影响，人的脉象也随季节更迭而有春天圆滑、夏天方大、秋天浮毛、冬天沉石的不同。冬至和夏至是阴阳消长的两个转折点，冬至一阳生，冬至后四十五日以至立春，阳气渐长，阴气渐消；夏至一阴生，夏至后四十五日以至立秋，阴气渐长，阳气渐消。阴阳消长，四季更迭，循环往复，年年如此。脉象规矩衡权，相期而至，是为正常，否则为病、为死，并可依此周期推断病死之时。在诊脉时要认识到四时气候对脉象的影响，把脉诊和望五色、闻五音等相互"参伍"，才能全面把握病情，所以经文指出"声合五音，色合五行，脉合阴阳"，只有把声音、五色、脉搏变化都与自然界的阴阳五行变化规律结合起来，才能"以知死生"。

经文强调指出"持脉有道，虚静为保"，医生诊脉要做到虚心静虑，这样才能全神贯注，从微妙的脉象变化之中找出病脉，就能正确地了解病情，集中精力遣方用药，故将"虚静"作为医生诊脉时应持的最佳精神状态。经文"春日浮""冬日在骨"等句，不能仅从脉应四时去理解。这是在论述应四时的前提下，提出如何判断四时不同的脉象，用多大的指力，着力的深浅度，讲诊脉方法。具体而言，春脉浮，显现部位浅表，诊脉时应轻取，指力不宜过重，能感受到脉浮于皮肤，有滑利之象；夏日泛泛有余，即要用中等指力取脉，因脉在肤，较春日在"波"稍深，则可感受脉来洪大有余的脉象；秋日"下肤"，诊脉时要轻轻深按，才能正确体会秋脉如"蛰虫将去"之象；冬脉部位最深，非深按之不得，故须重按至骨乃得。部位在内的须重按之；病位在经络者，始用浮取法，终用沉取法，浮沉相比较，才能得知病在外否。总之，春、夏、秋、冬、内、外这六个方面，是诊脉的重要法则，作为医生必须掌握。

梦境与疾病究竟有何关系，这是为古今中外学者所关注且又争论颇多的问题。《内经》跳出了"梦是鬼神作祟"的圈子，把梦与人的生理病理状态紧密地联系起来，作为对不同病证诊断的方法，依据患者所产生的不同梦境，推测其阴阳脏腑气血的盛衰状态。梦境是大脑在睡眠时对外界事物刺激的一种再现，同机体任何机能活动一样，梦也受体内脏腑经络、气血阴阳的盛衰变化影响，不同的内在变化就会产生相应的不同的机能活动，进而出现不同的梦境。诊断可运用类比方法：如：水属阴，所以阴盛可梦见大水；火为阳，所以阳盛可梦见大火燃烧；阴阳俱盛，互相争斗制约力加强，故梦见互相厮杀之状。还可根据不同病位所在脏腑组织的生理特征归类，如肝"在志为怒"，所以"肝气盛则梦怒"；肺"在志为悲"，故"肺气盛则梦哭"等；此外，"梦飞""梦堕""梦取""梦予"等，都是结合机体内在阴阳盛衰变化去认识的，体现了唯物论的观点。

尺肤脏腑分部诊法

【原文】

尺内[1]两傍，则季胁[2]也，尺外[3]以候肾，尺里[4]以候腹。中附上[5]，左外以候肝，内以候鬲；右外以候胃，内以候脾。上附上[5]，右外以候肺，内以候胸中；左外以候心，内以候膻中。前以候前，后以候后。上竟上[6]者，胸喉中事也；下竟下[6]者，少腹腰股膝胫足中事也。（《素问·脉要精微论》）

【注释】

[1] 尺内：谓尺泽之内，即尺肤。在前臂内侧自肘至腕的皮肤。

[2] 季胁：胸肋之下部，又名软肋。

[3] 尺外：尺部外侧，即拇指侧。

[4] 尺里：尺部内侧，即小指侧。

[5] 中附上、上附上：从尺泽至鱼际的皮肤分为三段：中即中段，上即上段，上文尺外、尺里为下段。

[6] 上竟上，下竟下：竟，尽也。上竟上，即尽于腕部，下竟下，即尽于尺部。

【解析】

本段论述了尺肤诊的内容。

从腕至尺泽的内侧皮肤称为尺肤，通过诊察尺肤的不同部位可以分候脏腑和全身。尺肤诊亦同中医诊法中舌诊、脉诊、色诊一样，是人体内部脏腑信息变化的窗口，是我国古代常用的诊法。方法是将尺肤分为三个部分，五脏六腑各有分部，主要诊察尺肤的寒热、滑涩及络脉色泽，以诊疾病的寒热、津液的盈亏及气血的盛衰。具体分部可见图。从尺肤诊可以了解全身的情况。《内经》中有关尺肤诊的记载有多处，除本篇外，尚见于《素问·平人气象论》《灵枢·邪气脏腑病形》和《灵枢·论疾诊尺》等篇。目前，尺肤诊在临床已甚少应用，但对某些病证特别是温热病，仍有一定的临床价值，值得进一步发掘和研究。

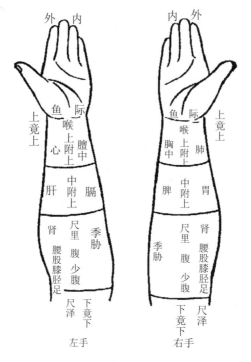

尺肤切诊部位示意图

调息察脉和辨别平脉、病脉、死脉的基本方法

【原文】

黄帝问曰：平人何如？岐伯对曰：人一呼脉再动，一吸脉亦再动，呼吸定息[1]脉五动，闰以太息[2]，命曰平人。平人者，不病也。常以不病调[3]病人，医不病，故为病人平息[4]以调之为法。

人一呼脉一动，一吸脉一动，曰少气。人一呼脉三动，一吸脉三动而躁，尺热曰病温，尺不热脉滑曰病风，脉涩曰痹。人一呼脉四动以上曰死，脉绝不至曰死，乍疏乍数曰死。（《素问·平人气象论》）

【注释】

[1] 定息：气出为呼，气入为吸，一呼一吸称为一息，一息之余称为定息。

[2] 闰以太息：闰，有余的意思，这里指脉搏多跳一次，太息，一息的时间较长。

[3] 调：这里是衡量的意思。

[4] 平息：均匀呼吸。

【解析】

本段论述了调息察脉至数和辨别平脉、病脉、死脉的基本方法。还介绍了按尺肤和诊脉相结合的方法来鉴别温病、风病、痹病。

本节论述了调息察脉，并以此来辨别正常脉象、病理脉象、死亡脉象的基本方法与主病意义。所谓"以不病调病人"，虽说是限于当时历史条件的一种方法，但是在今天仍然可以借用，而且它的主要意义还在于揭示出了中医学"以我知彼"和"知常达变"的方法论。即首先要掌握正常的生理现象与规律，才能通晓异常的病理现象和规律。以正常的为标准，去衡量异常的，两相对比分析，从而把握疾病的变化和本质，这是中医学最基本的方法。其实，西医学诊断疾病绝大多数情况下，也是以各种检查、化验的正常数据为标准，再根据病变数据的升高或降低来确诊疾病的，从方法学的意义上讲如出一辙。尤其需要指出的是，本节确认正常人呼吸与脉搏的比例是 1：4，从今天生理学的标准，正常人每分钟呼吸 18 次左右、心率 72 次左右来看，无疑是正确的。而呼吸一次脉来仅有 2 次或 8 次以上，或者忽然很慢、忽然又很快，又与西医学各种心律失常的病变颇多相似。《内经》早在二千多年前就能有如此科学的认识，确实了不起。

脉以胃气为本的意义，以及虚里的诊法

【原文】

平人之常气[1]禀于胃，胃者，平人之常气也，人无胃气曰逆，逆者死[2]。春胃微弦曰平[3]，弦多胃少曰肝病，但弦无胃曰死[4]；胃而有毛曰秋病，毛甚曰今病[5]，藏真散于肝，肝藏筋膜之气也[6]。夏胃微钩曰平[7]，钩多胃少曰心病，但钩无胃曰死；胃而有石曰冬病，石甚曰今病[8]，藏真通于心，心藏血脉之气也。长夏胃微耎弱曰平[9]，弱多胃少曰脾病，但代无胃曰死[10]；耎弱有石曰冬病，弱甚曰今病[11]，藏真濡于脾，脾藏肌肉之气也[12]。秋胃微

毛曰平,毛多胃少曰肺病,但毛无胃曰死[13];毛而有弦曰春病,弦甚曰今病[14],藏真高于肺,以行营卫阴阳也[15]。冬胃微石曰平,石多胃少曰肾病,但石无胃曰死[16];石而有钩曰夏病,钩甚曰今病[17],藏真下于肾,肾藏骨髓之气也[18]。

　　胃之大络,名曰虚里[19],贯鬲络肺,出于左乳下,其动应衣,脉宗气也[20]。盛喘数绝者,则病在中[21];结而横,有积矣[22];绝不至,曰死[23]。乳之下,其动应衣,宗气泄也[24]。(《素问·平人气象论》)

【注释】

[1] 常气:正常人的脉气,即胃气。

[2] 人无胃气曰逆,逆者死:张介宾注:"土得天地中和之气,长养万物,分王四时,而人胃应之。凡平人之常,受气于谷,谷入于胃,五脏六腑皆以受气,故胃为脏腑之本。此胃气者,实平人之常气,有不可以一刻无者,无则为逆,逆则死矣。胃气之见于脉者,如《玉机真脏论》曰:'脉弱以滑,是有胃气。'《终始》篇曰:'邪气来也紧而疾,谷气来也徐而和。'是皆胃气之谓。大都脉代时宜无太过,无不及,自有一种雍容和缓之状者,便是胃气之脉。"

[3] 春胃微弦曰平:指春季脉有胃气而略带弦,是正常的脉。下文"夏胃微钩""长夏胃微软弱"等,义皆仿此。

[4] 弦多胃少曰肝病,但弦无胃曰死:弦多胃少,是肝木偏胜而失其冲和之气,故为肝病。但有弦急之脉,更无冲和之气,是失其生道,故死。下文"钩多胃少""弱多胃少"及"但钩无胃"等,义皆仿此。

[5] 胃而有毛曰秋病,毛甚曰今病:张介宾注:"毛为秋脉属金,春时得之,是谓贼邪,以胃气尚存,故至秋而后病。春脉毛甚,则木被金伤,故不必至秋,今即病矣。"毛,明代马莳《黄帝内经素问注证发微》对本条解释为:"轻虚似浮谓之毛也。"可从。

[6] 藏真散于肝,肝藏筋膜之气:藏真,指五脏所藏的真气。吴昆注:"肝气喜散,春时肝木用事,故五脏天真之气,皆散于肝。"肝主筋,故肝藏筋膜之气。

[7] 夏胃微钩曰平:钩,即洪大脉,有来盛去衰如钩端微曲之象。张琦注:"钩即洪也,浮盛隆起,中虚而圆滑,故曰钩。"吴昆注:"言夏脉宜钩,

必于冲和胃气之中脉来微钩，是曰平调之脉。"

[8] 胃而有石曰冬病，石甚曰今病：石，即沉脉。张介宾注："石为冬脉属水，夏时得之，为贼邪。以胃气尚存，故至冬而后病。夏脉石甚则无胃气，火被水伤已深，故不必至冬，今即病矣。"

[9] 长夏胃微缦弱曰平：吴昆注："软弱脾之脉也。长夏属土，脉宜软弱，必于冲和胃气之中微带软弱，谓之平调之脉。"

[10] 但代无胃曰死：高世栻注："代，软弱之极也。软弱极而无胃气，则曰死脉。"

[11] 缦弱有石曰冬病，弱甚曰今病：张介宾注："石为冬脉属水，长夏阳气正盛而见沉石之脉，以火土气衰，而水反乘也，故至冬而病。弱，当作石。长夏石甚者，火土大衰，故不必至冬，今即病矣。"

[12] 藏真濡于脾，脾藏肌肉之气也：吴昆注："濡，泽也。脾气喜濡泽，长夏之时，脾土用事，故五脏真气皆濡泽于脾。若脾之所藏，则藏肌肉之气也。"

[13] 胃微毛曰平，毛多胃少曰肺病，但毛无胃曰死：毛，似浮脉。王冰注："谓如物之浮，如风吹毛也。"即脉来轻虚以浮，有如按在毛上之感。吴昆注："秋脉宜毛，必于冲和胃气之中，脉来微毛，是曰平调之脉。毛多胃少是肺金偏胜，而失冲和之气也，是曰肺病。但有浮毛之脉，更无冲和胃气，是肺之真脏脉见，生道丧矣，故死。"

[14] 毛而有弦曰春病，弦甚曰今病：张介宾注："弦为春脉属木，秋时得之，以金气衰而木反乘也，故至春脉旺时而病。秋脉弦甚，是金气大衰，而木寡于畏，故不必至春，今即病矣。"

[15] 藏真高于肺，以行荣卫阴阳也：吴昆注："肺气喜高，秋时肺金用事，故五脏天真之气同高于肺。肺主治节，是行营卫通阴阳，非徒清高而已。"

[16] 冬胃微石曰平，石多胃少曰肾病，但石无胃曰死：石，即沉脉。马蒔注："冬时肾脉必主于石，如石之沉于水也。"冬主闭藏，肾气与之相通应，脉当有胃气而兼微沉之象，故曰平。张介宾注："石多胃少，是水气偏胜反乘土也，故为肾病。但石无胃，是冬时胃气已绝，而肾之真藏见也，故死。"

[17] 石而有钩曰夏病，钩甚曰今病：张介宾注："钩为夏脉属火，冬时得之，以水气衰而火反侮也，故至夏火王时而病。冬脉钩甚，是水气大衰而火寡于畏，故不必至夏，今即病矣。"

[18] 藏真下于肾，肾藏骨髓之气也：下，下藏的意思。高世栻注："盖肝主疏泄，故曰散。心主血脉，故曰通。脾主灌溉，故曰濡。肺位居上，故曰高。肾为水藏，故曰下也。"张介宾注："冬水用事，其气闭藏，故藏真之气下于肾，而肾之所藏，则骨髓之气也。"

[19] 虚里：位于左乳下，心尖搏动处。

[20] 其动应衣，脉宗气也：衣，《甲乙经》作"手"。脉，动词，测候的意思。宗，聚也。虚里为众脉之所聚，故曰宗气。

[21] 盛喘数绝者，则病在中：张介宾注："若虚里动甚而如喘，或数急而兼断绝者，由中气不守而然，故曰病在中。"

[22] 结而横，有积矣：《难经·十八难》："结者，脉来无常数，时一止，名曰结也。"吴昆注："横，横格于指下也。言虚里之脉结而横，是胃中有积。"积，指积聚之证。

[23] 绝不至，曰死：指宗气绝，故曰死。马莳注："绝而不至，则胃气已绝，所以谓之曰死。"

[24] 乳之下，其动应衣，宗气泄也：吴昆注："宗气宜藏不宜泄，乳下虚里之脉，其动应衣，是宗气失藏而外泄也。"

【解析】

本段阐发了脉以胃气为本的意义，指出了四时五脏的平脉、病脉和死脉，以及虚里的诊法。

经文论述了春、夏、长夏、秋、冬中五脏的正常、病理和死亡的脉象，强调指出平脉、病脉和死脉的鉴别，关键在于胃气的有无和多少，即各种脉象是否具有柔和的征象。胃气少则病，胃气绝则死。这种脉以胃气为本的理论，对后世脉学的发展有十分深远的影响，所谓"胃、神、根"的理论，即本源于此。文中提到的季节之间交叉的发病，属于"脉逆四时"的内容，应以五脏之间相互制约的关系进行分析和诊断。

诊察虚里，是中医一种特殊的诊法，属于切诊的内容。中医学认为心脏的搏动和血液的运行与脉中宗气的推动作用有关。宗气，是由肺从自然界吸入的清气和脾胃运化的水谷精微之气组成，能助肺以行呼吸、助心以行气血；其具体循行在《灵枢·五味》《灵枢·邪客》《灵枢·刺节真邪》中有散在论述。本节指出了宗气推动心脏搏动、调节心率和心律的功能，临床常以心尖的搏动情况结合脉象来诊察宗气的盛衰。诊察虚里实际上就是通过触摸心前区，直接了解心脏搏动的情况，与西医的心脏听诊有着相似的意义。只不过一个用手摸，一个用耳听，方法虽异，但目的相同。例如先天性心脏病或风湿性心脏病，轻重的程度不同，心前区的搏动，确有"应手"与"应衣"的区别。

寸口脉象与主病，以及与尺肤诊合参的方法

【原文】

欲知寸口太过与不及，寸口之脉中手短者，曰头痛。寸口脉中手长者，曰足胫痛[1]。寸口脉中手促上击者，曰肩背痛[2]。寸口脉沉而坚者，曰病在中。寸口脉浮而盛者，曰病在外[3]。寸口脉沉而弱，曰寒热及疝瘕少腹痛。寸口脉沉而横，曰胁下有积，腹中有横积痛[4]。寸口脉沉而喘，曰寒热[5]。脉盛滑坚者，曰病在外。脉小实而坚者，病在内[6]。脉小弱以涩，谓之久病。脉滑浮而疾者，谓之新病[7]。脉急者，曰疝瘕少腹痛[8]。脉滑，曰风。脉涩，曰痹[9]。缓而滑曰热中。盛而紧曰胀[10]。脉从阴阳，病易已；脉逆阴阳，病难已[11]。脉得四时之顺，曰病无他[12]；脉反四时及不间藏[13]，曰难已。

臂多青脉，曰脱血[14]；尺脉缓涩，谓之解㑊安卧[15]；脉盛，谓之脱血[16]；尺涩脉滑，谓之多汗[17]。尺寒脉细，谓之后泄[18]。脉尺粗常热者，谓之热中[19]。

肝见庚辛死，心见壬癸死，脾见甲乙死，肺见丙丁死，肾见戊己死，是谓真藏见，皆死。

颈脉动喘疾咳[20]，曰水。目裹微肿，如卧蚕起之状[21]，曰水。溺黄赤安卧者，黄疸[22]。已食如饥者，胃疸[23]。面肿曰风[24]。足胫肿曰水[25]。目黄者

曰黄疸。妇人手少阴脉动甚[26]者，妊子也。

脉有逆从四时，未有藏形[27]，春夏而脉瘦[28]，秋冬而脉浮大，命曰逆四时也。风热而脉静，泄而脱血脉实，病在中脉虚，病在外脉涩坚者，皆难治，命曰反四时也[29]。（《素问·平人气象论》）

【注释】

[1]欲知寸口太过与不及，寸口之脉中手短者，曰头痛。寸口脉中手长者，曰足胫痛：寸口，即气口。中手，指脉动应指。高世栻注："欲知寸口太过与不及之病脉，须以长短浮沉之脉而知之。寸口之脉中于手指之下，脉气短者，短则气虚，不及于上，故头痛。头痛，正虚于上也。寸口脉中手指之下，脉气长者，长则气盛，太过于下，故足胫痛。足胫痛，邪实于下也。"

[2]寸口脉中手促上击者，曰肩背痛：姚止庵注："促上击者，洪大急数之脉也，阳盛火炽之候。人身以背为阳，阳火太过，故肩背痛。"

[3]寸口脉沉而坚者，曰病在中。寸口脉浮而盛者，曰病在外：中，即内。张介宾注："沉为在里，坚为阳实，故病在中。浮为在表，盛为阳强，故病在外。"

[4]寸口脉沉而横，曰胁下有积，腹中有横积痛：横，与上文横同义，谓脉实有力也。吴昆注："沉为在里，横为有积，故主胁下及腹中有积痛。"

[5]寸口脉沉而喘，曰寒热：张介宾注："喘，急促也。脉沉而喘，热在内也。热在内而为寒热，即'诸禁鼓栗，皆属于火'之谓"。

[6]脉盛滑坚者，曰病在外。脉小实而坚者，病在内：王冰注："盛滑为阳，小实为阴。阴病，病在内。阳病，病在外也。"

[7]脉小弱以涩，谓之久病。脉浮滑而疾者，谓之新病：张介宾注："小弱者气虚，涩者血少，气虚血少，病久而然。滑而浮者，脉之阳也，阳脉而疾，邪之盛也。邪盛势张，是为新病。"

[8]脉急者，曰疝瘕少腹痛：张介宾注："弦急者，阴邪盛，故为疝瘕少腹痛。"

[9]脉滑，曰风。脉涩，曰痹：高世栻注："风为阳邪，善行数变，故脉滑也。脉涩为痹者，痹主闭拒，血气凝滞，故脉涩也。"

[10]缓而滑曰热中。盛而紧曰胀：热中，这里指胃火盛。王冰注："缓谓

纵缓之状，非动之迟缓也。"马莳注："脉来缓而滑者，缓为脾脉有余，滑为胃火甚盛，故为热中。"紧脉为寒，盛则邪胜，寒实于内，故腹胀。王冰注："寒气痞满，故脉盛紧也。"

[11]脉从阴阳，病易已；脉逆阴阳，病难已：张介宾注："阴病得阴脉，阳病得阳脉谓之从，从者易已；脉病相反者为逆，逆者难已。"

[12]脉得四时之顺，曰病无他：病无他，即虽有病而无其他危险。张介宾注："春得弦，夏得钩，秋得毛，冬得石，谓之顺四时，虽曰有病，无他虞也。"

[13]不间藏：《难经·五十三难》说："间藏者，传其所生也。"不间藏，即传其所克。

[14]臂多青脉，曰脱血：脱血，即大出血。手臂多青脉，是由于失血血亏。马莳注："臂多青脉者，大凡筋脉之中皆血也，血多则赤，血少则青，故知脉青为脱血之证耳。"

[15]尺脉缓涩，谓之解㑊安卧：高世栻注："㑊，犹懈怠；安卧，犹嗜卧也。"脉缓为气衰，脉涩为血少，故懈怠、安卧。一说尺脉缓涩为尺缓脉涩之误。尺缓，指尺肤弛缓。

[16]脉盛，谓之脱血：马莳注："脉盛者，火愈炽也。火热则血妄行，故亦谓之脱血。盖上文脱血有数脱之义，非一时火盛而暴脱，故其脉不甚，其脉当青。此曰脱血者，有火盛而暴脱之义。"

[17]尺涩脉滑，谓之多汗：张介宾注："尺肤涩者，营血少也。尺脉滑者，阴火盛也。阳盛阴虚，故为多汗。《阴阳别论》曰：'阳加于阴谓之汗。'"

[18]尺寒脉细，谓之后泄：后泄，指大便泄泻。张介宾注："尺肤寒者，脾之阳衰，以脾主肌肉四肢也。尺脉细者，肾之阳衰，以肾主二阴下部也。脾肾虚寒，故为后泄。"

[19]脉尺粗常热者，谓之热中：高世栻注："脉粗肤热，则阳气有余，故谓之热中。"

[20]颈脉动喘疾咳：颈脉，即人迎脉，属足阳明胃经。张介宾注："水气上逆，反侵阳明则颈脉动。水溢于肺，则喘急而疾咳。"

[21]目裹微肿，如卧蚕起之状：张介宾注："目裹者，目下之胞也，胃脉之所至，脾气之所主，若见微肿如卧蚕起之状，是水气淫及脾胃也。"

[22]黄疸：病证名，又称黄瘅。身黄、目黄、小便黄是其三大主症。多由湿热或寒湿内阻中焦，迫使胆汁不循常道所致。

[23]胃疸：疸，与瘅通，热也。王冰注："是则胃热也。热则消谷，故食已如饥也。"

[24]面肿曰风：吴昆注："六阳之气聚于面，风之伤人也，阳先受之，故面肿为风。"

[25]足胫肿曰水：吴昆注："脾胃主湿，肾与膀胱主水，其脉皆行于足胫，故足胫肿者为水。"

[26]手少阴脉动甚：王冰注："手少阴脉，谓掌后陷者中，当小指动而应手者也。"系指神门穴部位。

[27]未有藏形：藏形，即五脏结合四时的正常脉象。未有藏形，是指不见本脏应时的脉象。

[28]脉瘦：指沉细脉象。

[29]风热而脉静，泄而脱血脉实，病在中脉虚，病在外脉涩坚者，皆难治，命曰反四时也：马莳注："此言脉与病反者，是亦脉与时反之意也。病由风热，脉宜浮大而反沉静，则阳病见阴脉也。泄利脱血二证，脉宜沉细而反实大，则阴病见阳脉也。病在中者，脉为有力，则中气方盛，今脉反虚；病在外者，脉宜浮虚，则表病易瘥，今脉反涩坚，是皆难治之证，犹脉之反四时也。"

【解析】

本段主要论述了寸口脉的变化和主病，以及与尺肤合参的诊法。

文中指出从寸口太过与不及所表现的脉象变化，来辨别病位之上下内外，病情之轻重新久，病因之属风属寒属热，主病之或痹或痛或胀，以及辨脉之顺逆以判断病之预后，此正与"气口成寸，以决死生"的理论相印证。从阴阳的性质来判断脉象与疾病，凡是浮、洪、大、长、滑、数之类的脉象与表、热、实证都属于阳；而沉、弱、细、短、涩、迟之类的脉象与里、寒、虚证都属于阴。一般说来，阳证出现阳脉、阴证出现阴脉，这叫脉证相应，表示正气未衰或邪气已退，所以预后较好；相反，阳证出现阴脉、阴证出现阳脉，这叫脉证不应，表示正气大衰，甚至外脱，而邪气仍然猖盛，所以预后较差。

经文论述了真脏脉出现后的死亡日期。真脏脉来全无柔和之象，只显本脏脉的形象，表示胃气全无。有关具体的日期，本节是从五脏相互制约（即"相克"）关系上推断的。各脏都有主气的日期，既病之脏（如肝）到了相制约之脏（如肺）主气的日子里，由于遭到了更为严重的制约，由生理上的制约转变为病理意义上的损害，所以容易死亡。当然，这是一种理论上的推断，疾病本来就千变万化，各种意外因素也难以把握，因而临床上并不尽都如此，所以只宜把它作为一种可能性来预测，不宜认定就是那一天。

经文列举的水肿、胃热、黄疸等病的诊察，以说明切摸颈动脉、手少阴动脉，望面目、形体、小便等的临床意义。颈脉动而喘咳急、目肿如卧蚕、尿黄目黄等的描述，与西医的肺心病、肾炎水肿、黄疸等的体征颇多相似。而妇女手少阴脉动甚，表示怀孕之征，如能结合夫妇同居一起，妇女月经停止，又见恶心呕吐、口味改变（即妊娠反应）等情况，加以综合分析，其准确度是比较高的。至于后世有人提出左手脉动甚是怀的儿子，右手脉动甚是怀的女儿，则纯属无稽之谈，不可听信。

四时五脏的平脉、病脉、死脉

【原文】

人以水谷为本，故人绝水谷则死，脉无胃气亦死。所谓无胃气者，但得真藏脉[1]，不得胃气也。所谓脉不得胃气者，肝不弦，肾不石[2]也。

太阳脉至，洪大以长[3]；少阳脉至，乍数乍疏，乍短乍长[4]；阳明脉至，浮大而短[5]。

夫平心脉来，累累如连珠，如循琅玕[6]，曰心平，夏以胃气为本[7]；病心脉来，喘喘连属，其中微曲[8]，曰心病；死心脉来，前曲后居，如操带钩[9]，曰心死。

平肺脉来，厌厌聂聂，如落榆荚[10]，曰肺平，秋以胃气为本；病肺脉来，不上不下，如循鸡羽[11]，曰肺病；死肺脉来，如物之浮，如风吹毛[12]，曰肺死。

平肝脉来，缓弱招招，如揭长竿末梢[13]，曰肝平，春以胃气为本；病肝脉来，盈实而滑，如循长竿[14]，曰肝病；死肝脉来，急益劲，如新张弓弦[15]，曰肝死。

平脾脉来，和柔相离，如鸡践地[16]，曰脾平，长夏以胃气为本；病脾脉来，实而盈数，如鸡举足[17]，曰脾病；死脾脉来，锐坚如乌之喙，如鸟之距，如屋之漏，如水之流[18]，曰脾死。

平肾脉来，喘喘累累如钩[19]，按之而坚，曰肾平，冬以胃气为本；病肾脉来，如引葛[20]，按之益坚，曰肾病。死肾脉来，发如夺索，辟辟如弹石[21]，曰肾死。（《素问·平人气象论》）

【注释】

[1] 真藏脉：即真脏脉，是脉无胃气而真脏之气独见的脉象，如但弦无胃、但钩无胃等之类。

[2] 肝不弦，肾不石：张介宾注："但弦、但石虽为真脏，若肝无气则不弦，肾无气则不石，亦由五脏不得胃气而言，与真脏无胃者等耳。"

[3] 太阳脉至，洪大以长：太阳主五月、六月。张介宾注："此言人之脉气，必随天地阴阳之化，而为之卷舒也。太阳之气旺于谷雨后六十日，是时阳气大盛，故其脉洪大而长也。"

[4] 少阳脉至，乍数乍疏，乍短乍长：少阳主正月、二月，是时阳气尚微，阴气未退，出现乍数乍疏，乍短乍长，阴阳互见的脉象。长数为阳，疏短为阴。

[5] 阳明脉至，浮大而短：阳明主三月、四月，是时其气未盛，阴气尚存，故脉虽浮大而仍兼短象。浮大为阳，短则为阴。

[6] 如循琅玕(lán ān)：琅玕，即玉之似珠者。这里形容脉来有柔滑之意。张介宾注："脉来中手如连珠，如琅玕者，言其盛满滑利，即微钩之义也。是谓心之平脉。"

[7] 夏以胃气为本：指心脉旺于夏，须有冲和之胃气，不得太过。下文"秋

以胃气为本"等义仿此。

[8] 喘喘连属，其中微曲：吴昆注："喘喘连属，言脉来如喘人之息，急促之状也，其中微曲，则不能如琅玕之滑利矣。是失冲和之气，为心病也。"

[9] 前曲后居，如操带钩：明代张介宾《类经·脉色类》解释为："前曲者，谓轻取则坚强而不柔。后居者，谓重取则牢实而不动。如持革带之钩，而全失充和之气。"本句形容心脉失却冲和之气，但钩无胃。

[10] 厌厌聂聂，如落榆荚：榆荚，俗称榆钱。张介宾注："如落榆荚，轻浮和缓貌，即微毛之义也。是谓肺之平脉。"

[11] 不上不下，如循鸡羽：张志聪注："不上不下，往来涩滞也。如循鸡羽，较之榆荚，更属轻虚。"马莳注："如循鸡羽，则鸡羽两旁虽虚，而中央颇有坚意，所以谓之病也。"

[12] 如物之浮，如风吹毛：张介宾注："如物之浮，空虚无根也。如风吹毛，散乱无绪也。亦但毛无胃之义，故曰肺死。"

[13] 绠（ruǎn）弱招招，如揭长竿末梢：张介宾注："招招，犹迢迢也。揭，高举也。高揭长竿，梢必柔软，即和缓弦长之义，是为肝之平脉。"

[14] 盈实而滑，如循长竿：张介宾注："盈实而滑，弦之过胜也。如循长竿，无末梢之和软也，亦弦多胃少之义。"

[15] 急益劲，如新张弓弦：张介宾注："劲，强急也。如新张弓弦，弦之甚也。亦但弦无胃之义，故曰肝死。"

[16] 和柔相离，如鸡践地：张介宾注："和柔，雍容不迫也。相离，匀净分明也。如鸡践地，从容轻缓也。此即充和之气，亦微软弱之义，是为脾之平脉。"

[17] 实而盈数，如鸡举足：张介宾注："实而盈数，强急不和也。如鸡举足，轻疾不缓也。"

[18] 锐坚如鸟之喙，如鸟之距，如屋之漏，如水之流：距，成年公鸡在脚踝内侧长出的角质钩刺状物，锐利。王冰注："鸟喙鸟距，言锐坚也。"张介宾注："如屋之漏，点滴无伦也。如水之流，去而不返也。是皆脾气绝而怪脉见，亦但代无胃之义，故曰脾死。"

[19]喘喘累累如钩：喘喘累累，形容脉象圆滑连贯。张介宾注："喘喘累累如心之钩，阴中藏阳，而得微石之义，是谓肾之平脉。"

[20]如引葛：葛，即葛藤。如引葛，是形容脉来沉紧弹指，如按在牵引着的葛藤上面一样。张介宾注："脉如引葛，坚搏牵连也，按之益坚，石甚不和也。亦石多胃少之义，故曰肾病。"

[21]发如夺索，辟辟如弹石：发如夺索，形容脉来坚劲如按在两人争夺着的绳索上一样。弹石，是形容脉来坚实，如指弹石，圆硬不软。吴昆注："夺索，两人争夺其索，引长而坚劲也。辟辟如弹石，石之至也，更无冲和胃气，是其死征也。"

【解析】

本段生动而形象地描述了四时五脏之平脉、病脉、死脉的不同脉象。借助各种具体事物作了生动的比喻，从各自特点的比较中突出了共同的征象——柔和，这就是脉有胃气的象征。而正常、病理与死亡脉象的区别，根本点就在于这种柔和之象的有无和多少。

与前节相比，彼处提纲挈领，此处形象具体，精神意义一致，相得益彰。所谓胃气，在这里指整个脾胃功能在脉象上的一种反映。脾胃为后天的根本，气血精津的源泉，脾胃功能旺盛，精气充盈，五脏强盛，也就生机勃勃，反映于脉象，自然和调。而脾胃衰败，精血竭绝，五脏一蹶不振，生机全无，脉象当然失于和调。这就是《内经》反复强调以胃气为根本的道理和意义之所在。因此，无论是何时、何脏，也无论何病、何脉，只要脉来具有柔和之象就表示胃气尚在，或者无病，或者既病也很轻浅、易治；而柔和之象越少，则表示胃气越虚衰，疾病越是深重难治；倘若毫无柔和之象，则表示胃气衰败不复，也就难逃一死。这种"脉以胃气为本"的理论，对后世脉学以及诊治预后的影响都非常重大，实践中也确有很高的价值。例如，西医的高血压、动脉硬化类疾病多出现中医的弦紧脉象，心律失常多见中医的躁疾促结脉象，全身衰竭时多见中医的细小软弱脉象；而且病情越严重，所谓弦、紧、躁疾、细软也越明显；而当高血压出现危象，心律失常、全身衰竭濒临死亡之际，脉象的搏动则表现为非常弦紧坚硬、特别躁乱急疾、极端地细软微弱，足见《内经》脉无胃气者死的论断确实有实践的依据。

经文所论有关三阳经的脉象，意在阐明人与天地相应，经脉也同样有着相应的季节性变化。少阳主一月二月，阳明主三月四月，太阳主五月六月，少阴主七月八月，太阴主九月十月，厥阴主十一月十二月，由于气候不同，具体的脉象表现也就不同。它的学术依据与医学意义同五脏与四时相适应及其脉象变化完全一致，均属于《内经》"天人相应"观念的具体内容。有关三阴经的脉象，可参见《难经·七难》。

真脏脉的脉形及其致死的机制

【原文】

真肝脉至，中外急，如循刀刃，责责然[1]，如按琴瑟弦，色青白不泽，毛折乃死[2]。真心脉至，坚而搏，如循薏苡子，累累然[3]，色赤黑不泽[4]，毛折乃死。真肺脉至，大而虚，如以毛羽中人肤[5]，色白赤不泽[6]，毛折乃死。真肾脉至，搏而绝，如指弹石辟辟然[7]，色黑黄不泽[8]，毛折乃死。真脾脉至，弱而乍数乍疏[9]，色黄青不泽[10]，毛折乃死。诸真藏脉见者，皆死不治也。

黄帝曰：见真藏曰死，何也？岐伯曰：五藏者，皆禀气于胃，胃者五藏之本也；藏气者，不能自致于手太阴，必因于胃气，乃至于手太阴也[11]。故五藏各以其时，自为而至于手太阴也[12]。故邪气胜者，精气衰也，故病甚者，胃气不能与之俱至于手太阴，故真藏之气独见，独见者，病胜藏也，故曰死[13]。帝曰：善。（《素问·玉机真脏论》）

【注释】

[1] 如循刀刃，责责然：责责然，锐利而可畏的样子。这里形容肝真脏脉的弦急坚硬无胃之象。

[2] 色青白不泽，毛折乃死：青为肝之色，白为肺之色，肝病色青为真脏色现，兼白色为金克木之象。肝气将绝，故面色无华不润泽。折，即焦枯易折断，乃卫气败绝，皮毛失养所致。

[3] 坚而搏，如循薏苡子，累累然：坚而搏，坚短搏动有力。累累然，连

续不断的样子。此形容心的真脏脉，切之如按薏苡仁，短实坚硬，连续不断，毫无和缓从容之象。

[4] 色赤黑不泽：赤为心之色，黑为肾之色，心病色赤为真脏色现，兼黑色为水克火之象。心气将绝，故面色无华不润泽。

[5] 大而虚，如以毛羽中人肤：形容肺之真脏脉，脉来浮大，虚而无根，轻浮无力，如羽毛触人皮肤。

[6] 色白赤不泽：白为肺之色，赤为心之色，肺病色白为真脏色现，兼赤色为火克金之象。肺气败绝，故面色无华不润泽。

[7] 搏而绝，如指弹石辟辟然：绝，极甚的意思。辟辟然，坚硬的样子。此形容肾的真脏脉，切之如指弹石，沉而有力，坚硬不柔和。

[8] 色黑黄不泽：黑为肾之色，黄为脾之色，肾病色黑为真脏色现，兼黄色为土克水。肾精败绝，故面色无华不润泽。

[9] 弱而乍数乍疏：乍数乍疏，即脉动忽快忽慢，节律紊乱。此指脾之真脏脉象，按之弱而无力，忽快忽慢，节律不一，毫无和缓从容之象。

[10] 色黄青不泽：黄为脾之色，青为肝之色，脾病色黄为真脏色现，兼青色为木克土。脾气败绝，故面色无华不润泽。

[11] 藏气者，不能自致于手太阴，必因于胃气，乃至于手太阴也：手太阴，指寸口脉。胃气至于手太阴，则变见于寸口。

[12] 五藏各以其时，自为而至于手太阴也：指五脏在各自所主的时令，分别以弦、钩、毛、石等脉至于手太阴之寸口。

[13] 病胜藏也，故曰死：病，病邪；藏，脏气，即正气。病邪战胜正气，而见真脏死脉。

【解析】

本段论述了真脏脉的脉形及其致死的机制，指出其关键在于胃气的盛衰有无，再申脉象有胃气的重要意义。

真脏脉，即无胃气的脉象。真脏脉多见于疾病后期，属脏腑之气衰竭、胃气败绝的病证。其特点是没有从容和缓、柔和有力、节律一致的冲和之象，为真脏之气独见，无胃气之脉。因其藏真之气独见于脉，故名"真脏脉"。五脏都可能出现真脏脉，其脉象特征，经文作了比喻描述，真脏脉出现的同时多伴有真脏色的外露，故对真脏脉的判断，应色脉合参才能提高其准确度。"恶色"的特征有二：一是与所不胜之脏的病色同见，如肝病见青白色，以金克（乘）木也；二是色"不泽"，即不明润光泽。真脏脉形成的机制，主要是邪气过盛，胃气衰败。因脾胃所化生的水谷精气（胃气）能滋养五脏，鼓动藏真之气行于经脉，达于气口，同时也能制约邪气。所以胃气充实，五脏之气才能充沛，手太阴寸口部位才能反映出肝脉微弦、心脉微钩等从容和缓有力的胃气脉象，正如经文所说："胃者，五脏之本也，脏气者，不能自致于手太阴，必因于胃气，乃至于手太阴也。"反之，若胃气衰败，不能化生和敷布水谷精气，五脏失养，脏气虚弱，此时或表现出"不弦、不石"的虚弱性真脏脉；也可表现出"邪气胜，精气衰"，邪胜正虚的真脏脉，即"中外急如循刀刃，责责然，如按琴瑟弦"等"但弦、但石"的脉象。所以无论真脏脉象的太过或不及，都是胃气衰亡、藏真之气独见的结果，不及为正气衰竭，太过为正虚邪胜，皆为疾病垂危、预后不良的死象。

通过审察人体各种征象辨别疾病预后的方法

【原文】

黄帝曰：凡治病，察其形气色泽，脉之盛衰，病之新故，乃治之，无后其时。形气相得[1]，谓之可治；色泽以浮[2]，谓之易已；脉从四时[3]，谓之可治；脉弱以滑[4]，是有胃气，命曰易治，取之以时[5]。形气相失[6]，谓之难治；色夭不泽，谓之难已；脉实以坚，谓之益甚；脉逆四时，为不可治。必察四难[7]，而明告之。

黄帝曰：余闻虚实以决死生，愿闻其情。岐伯曰：五实死，五虚死。帝曰：愿闻五实、五虚。岐伯曰：脉盛、皮热、腹胀、前后[8]不通、闷瞀[9]，此谓五实；脉细、皮寒、气少、泄利前后、饮食不入，此谓五虚。帝曰：其时有生者何也？岐伯曰：浆粥入胃，泄注止，则虚者活[10]；身汗得后利，则实者活[11]。此其候也。（《素问·玉机真脏论》）

【注释】

[1] 形气相得：形，指人体形貌之肥瘦刚脆；气，言脏腑气血之功能强弱。王冰注："气盛形盛，气虚形虚，是相得也。"

[2] 色泽以浮：泽，润泽；浮，明亮。色泽以浮，即颜色明润的意思。

[3] 脉从四时：王冰注："脉春弦、夏钩、秋浮、冬营，谓顺四时。从，顺也。"

[4] 脉弱以滑：脉弱，相对于下文"脉实"而言；滑，滑利。脉弱以滑，此指从容和缓之象。

[5] 取之以时：谓根据不同时令采用不同的治法。吴昆注："取之以时，如春刺散腧，夏刺络腧，秋刺皮肤，冬刺腧窍于分理之类。"

[6] 形气相失：王冰注："形盛气虚，气盛形虚，皆相失也。"

[7] 四难：即上文"形气相失""色夭不泽""脉实以坚""脉逆四时"。

[8] 前后：指大小便。

[9] 闷瞀：即胸中郁闷，眼目昏花。

[10] 浆粥入胃，泄注止，则虚者活：五脏之气都是由胃气资生，饮食能入，泄泻得止为胃气来复的表现，所以五虚证预后转好。

[11] 身汗得后利，则实者活：实证治疗当用泻法，身汗可解在表之实，后利能去在里之实，邪去则正安，所以五实证预后转好。

【解析】

本段从整体观念出发，指出了诊治疾病时，必须观察人的形体、神气、色泽、脉象等各种征象，才能辨别疾病的易治与难治。

《内经》判断疾病顺逆死生的方法多种多样，而且是灵活辨证的，就本篇所言，有以下几个方面。

①形气得失。"形气相得，谓之可治""形气相失，谓之难治"。说明病人形体的盛衰与正气强弱一致，则预后较好，反之则预后较差。

②面色泽夭。"色泽以浮，谓之易已""色夭不泽，谓之难已"。色泽是人体精气神的外荣，面色的明润枯晦，直接反映着人体精气神的盛衰存亡，故色泽明润有神预后好，色夭然不泽预后差。

③脉象有无胃气。"脉弱以滑，是有胃气，命曰易治"，"脉实以坚，谓之益甚"，病难治，如上述真脏脉即是。

④脉与时的从逆。"脉从四时，谓之可治""脉逆四时，为不可治"。

⑤证候之虚实。"邪气盛则实，精气夺则虚"，虚实两方相互联系，相互影响，故无论邪气过盛或精气耗夺，都可能危及生命。经文所列举的"五实死"，是邪气过盛、气机闭塞所致；"五虚死"则是精气过耗、正气虚脱所致。两者预后皆差，但亦非必然，只要救治及时、得法，也可以使之"活"。"实者活"的关键，是使其"身汗得后利"，邪有出路，则闭阻得解；"虚者活"的转机在于"浆粥入胃，泄注止"，即要抓住胃气这个后天之本，进行补益调理。

颜面分部和面部色诊的机制

【原文】

雷公问于黄帝曰：五色独决于明堂[1]乎？小子[2]未知其所谓也。黄帝曰：明堂者鼻也，阙[3]者眉间也，庭者颜也[4]，蕃者颊侧也，蔽者耳门也[5]，其间欲方大[6]，去之十步，皆见于外[7]，如是者，寿必中[8]百岁。

雷公曰：五官之辨奈何？黄帝曰：明堂骨高以起，平以直[9]，五藏次于中央，六府挟其两侧[10]，首面上于阙庭[11]，王宫在于下极[12]，五藏安于胸中，真色以致，病色不见，明堂润泽以清，五官恶得无辨乎。雷公曰：其不辨者，可得闻乎？黄帝曰：五色之见也，各出其色部。部骨陷者[13]，必不免于病矣。其色部乘袭[14]者，虽病甚，不死矣。

雷公曰：官五色[15]奈何？黄帝曰：青黑为痛，黄赤为热，白为寒，是谓五官。（《灵枢·五色》）

【注释】

[1] 明堂：即鼻部。

[2] 小子：指少年，自谦词。张介宾注："诸臣之中，唯雷公独少，故自称小子。"

[3] 阙：两眉的中间。

[4] 庭者颜也：指额部。

[5] 蕃者颊侧也，蔽者耳门也：蕃，通藩。形容颊侧与耳门好像藩篱屏蔽于四旁。

[6] 方大：指端正、宽大、丰隆之意。

[7] 去之十步，皆见于外：谓在十步以外看，都显得明朗清楚者。

[8] 中（zhòng）：此义为"得"。

[9] 明堂骨高以起，平以直：鼻骨高而隆起，平正而端直。

[10] 五藏次于中央，六府挟其两侧：次，依次、排列的意思。即五脏依次排列在面部的中央，六腑则挟于五脏的两旁。

[11] 首面上于阙庭：指额部和两眉间的部位，为头面所主。

[12] 王宫在于下极：张介宾注："下极居两目之中，心之部也。心为君主，故曰王宫。"

[13] 部骨陷者：部，指五脏分属于面部的各个部位。部骨陷，五脏分属于面部的各个部位凹陷不端正宽大的意思。

[14] 乘袭：指子色见于母位。张志聪注："承（乘）袭者，谓子袭母气也。如心部见黄，肝部见赤，肺部见黑，肾部见青，此子之气色，承（乘）袭于母部。"

[15] 官五色：官，主的意思。官五色，即五色所主的证候。

【解析】

本段论述了颜面分部和面部色诊的机制。

《内经》从整体观出发，认为青、黄、赤、白、黑五色分属于五脏，而五脏六腑在面部的反映各有其一定的部位，根据面部各个相应部位色泽的变化，可以推测脏腑的病变、转归、预后等。并联系脉诊，以色脉合参，来诊察病，这在诊法中是有其重要意义的。文中所述青黑色主痛证、黄红色主热证、白色主寒证的五色主病，讲的是一般规律。临床应用时，还应结合脏腑、结合病位进一步分析，才能做出正确诊断。如张仲景在《金匮要略》中提出"内有干血，肌肤甲错，两目黯黑""膈间支饮，其人喘满，心下痞坚，面色黧黑"，就说明黑色不全是主痛证。

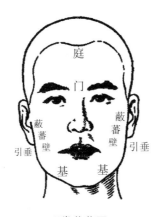

明堂蕃蔽图

卒死之证的色诊表现

【原文】

雷公曰：人不病卒死[1]，何以知之？黄帝曰：大气[2]入于藏府者不病而卒死矣。雷公曰：病小愈而卒死者，何以知之？黄帝曰：赤色出两颧，大如母指者，病虽小愈，必卒死。黑色出于庭，大如母指，必不病而卒死。雷公再拜曰：善哉！其死有期乎？黄帝曰：察色以言其时。（《灵枢·五色》）

【注释】

[1] 人不病卒死：卒死，即不感患病而突然死亡。

[2] 大气：即大邪之气，极厉害的病邪。张介宾注："大气，大邪之气也。大邪之入者，未有不由元气太虚而后邪得袭之，故致卒死。"

【解析】

本段所论在临床中出现的几种突然死亡的色诊表现，是古人从实践中总结出的经验，这些色候，多是脏气脱绝、阴阳离决的征象，故主病危，有一定的指导意义，值得做进一步研究。

颜面的五脏六腑、肢节分部

【原文】

黄帝曰：庭者[1]，首面也；阙上者，咽喉也[2]；阙中者，肺也[3]；下极者，心也[4]；直下者，肝也[5]；肝左者，胆也[6]；下者，脾也[7]；方上者，胃也[8]；中央者，大肠也；挟大肠者，肾也[9]；当肾者，脐也[10]；面王以上者，小肠也[11]；面王以下者，膀胱子处也[12]；颧者，肩也[13]；颧后者，臂也[14]；臂下者，手也[15]；目内眦上者，膺乳也[16]；挟绳而上者，背也[17]；循牙车以下者，股也[18]；中央者，膝也[19]；膝以下者，胫也[20]；当胫以下者，足也[21]；巨分者，股里也[22]；巨屈者，膝膑也[23]。此五藏六府肢节之部也，各有部分[24]。有部分，用阴和阳，用阳和阴，当明部分，万举万当，能别左右，是谓大道[25]，男女异位，故曰阴阳[26]，审察泽夭，谓之良工。（《灵枢·五色》）

【注释】

[1] 庭者，首面也：庭，指额部，是主头面的部位。

[2] 阙上者，咽喉也：指眉心之上，是主咽喉的部位。

[3] 阙中者，肺也：指两眉之间，是主肺的部位。

[4] 下极者，心也：指两目之间，是主心的部位。

[5] 直下者，肝也：指下极的直下方，是主肝的部位。

[6] 肝左者，胆也：指鼻柱左面，是主胆的部位。

[7] 下者，脾也：指鼻柱以下至鼻准之端，是主脾的部位。

[8] 方上者，胃也：指鼻准两旁的鼻隧，是主胃的部位。

[9] 中央者，大肠也；挟大肠者，肾也：指鼻隧至颊部之间的中央（颧骨之下），是主大肠的部位；由此外开的颊部，是主肾的部位。

[10] 当肾者，脐也：指肾脏所属颊部的下方，是主脐部的部位。

[11] 面王以上者，小肠也：面王，即鼻准之端。指鼻准之端的上方两侧，鼻与颧之间，是主小肠的部位。

[12] 面王以下者，膀胱子处也：指鼻准之端下方的人中，是主膀胱和子宫的部位。

[13] 颧者，肩也：颧部，是主肩的部位。

[14] 颧后者，臂也：指颧部的后方，是主臂的部位。

[15] 臂下者，手也：指臂部的下方，是主手的部位。

[16] 目内眦上者，膺乳也：指眼内角的上方，是主胸膺和乳房的部位。

[17] 挟绳而上者，背也：绳，即耳边。指近耳边直上之处，是主背的部位。

[18] 循牙车以下者，股也：牙车，即牙床，颊车穴部位。指沿牙床颊车穴以下主大腿部位。

[19] 中央者，膝也：指两牙床的中央部，是主膝的部位。

[20] 膝以下者，胫也：指两牙床的中央向下的部位，是主足胫的部位。

[21] 当胫以下者，足也：指上述足胫部以下，是主足的部位。

[22] 巨分者，股里也：指口吻旁和颊车前肉之空软处，是主大腿内侧部位。

[23] 巨屈者，膝膑也：指颊下曲骨处，是主膝盖骨的部位。

[24] 有部分：指人体五脏六腑及肢体等在面部的反映，都有其相应的部位。

[25] 能别左右，是谓大道：指能够辨阳左阴右的属性，就是符合阴阳相对的规律。

[26] 男女异位，故曰阴阳：指男女病色的转移，其位置是不同的，所以说，必须了解阴阳的规律。

【解析】

本段阐述了颜面的五脏六腑肢节分部。

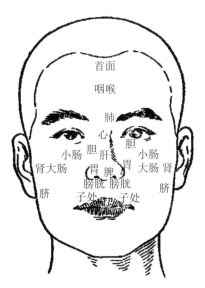

面部色诊分属部位图

本段详细地叙述了五脏六腑和四肢关节在面部的相应部位,其与脏腑肢节在耳郭上的所属联系是一致的。因此临床治疗时,不仅可用耳针刺激耳穴来调治内在脏腑疾病,也可以将脏腑肢节在颜面的所属部位作为相应的穴位进行治疗。如:有医家用巴豆朱砂膏贴在与咽喉相应的眉心上部以防治白喉,取得了较好的疗效;按摩两眉心与肺相应的部位,可缓解针刺麻醉手术时出现的内脏牵拉疼痛;针刺此处对治疗呼吸麻痹有一定的疗效等,值得深入研究。

五色主病的原则以及疾病五色变化的鉴别

【原文】

沉浊为内,浮泽为外[1],黄赤为风,青黑为痛[2],白为寒[3],黄而膏润为脓,赤甚者为血[4],痛甚为挛,寒甚为皮不仁[5]。五色各见其部,察其浮沉,以知浅深[6];察其泽夭,以观成败[7];察其散抟,以知远近[8];视色上下,以知病处[9];积神于心,以知往今[10]。故相气不微,不知是非;属意勿去,乃知新故[11]。色明不粗,沉夭为甚;不明不泽,其病不甚。其色散,驹驹然[12]未有聚;其病散而气痛,聚未成也。(《灵枢·五色》)

【注释】

[1]沉浊为内,浮泽为外:面色沉滞晦浊的为病在里在脏,轻浮光泽的为病在表在腑。

[2]黄赤为风,青黑为痛:色见黄赤的多属风热一类疾病。青黑色多为血气凝滞,故属于疼痛一类的疾病。

[3]白为寒:白色属寒,故为寒病。

[4]黄而膏润为脓,赤甚者为血:此指疮疡言。马蒔注:"黄色而如膏之泽者为有脓,赤甚者为有血。"

[5]痛甚为挛,寒甚为皮不仁:张志聪注:"痛在筋骨,故甚则为拘挛。寒伤皮肤,故甚为皮不仁。"

[6]察其浮沉,以知浅深:色浮者主病浅,色沉者主病深。

[7]察其泽夭,以观成败:其色润泽者则预后良,如色枯晦者则预后不良。

[8]察其散抟(tuán),以知远近:抟,结聚不散的意思。指色散而不聚

的为病程短暂；色抟而不散的为病久远。

[9] 视色上下，以知病处：马莳注："视其色在上而可知病于上，若在下则病在下矣。"

[10] 积神于心，以知往今：指医生全神贯注地察色辨证，使之心中有数，就可以知道疾病的既往与现况。

[11] 相气不微，不知是非；属意勿去，乃知新故：指诊察病人气色不够精细入微，就不知道疾病的是非，只有专心致志，不分散注意力，就可以知道疾病过去和新近的情况。

[12] 驹驹然：驹，稚马。驹驹然，比喻病色有如稚马一样奔驰无定，散而不聚。

【解析】

本节论述五色主病的原则及疾病五色变化的鉴别，其关键在于"泽夭"二字，也就是面部五色是否明润而有光泽。皮肤的光泽是脏腑精气盛衰的表现，对判断病情轻重及预后有重要意义。再参以五色各自所主及部位分属，即可成为一个较光整的五色诊体系。除本节外，《素问·脉要精微论》《素问·五脏生成》等篇中亦有较详细的论述，可参考学习。

论医疗中易犯的"五过"

【原文】

黄帝曰：呜呼远哉！闵闵乎[1]若视深渊，若迎浮云，视深渊尚可测，迎浮云莫知其际。圣人之术，为万民式[2]，论裁志意[3]，必有法则，循经守数[4]，按循医事，为万民副[5]。故事有五过四德，汝知之乎？雷公避席再拜曰：臣年幼小，蒙愚以惑，不闻五过四德，比类形名，虚引其经，心无所对[6]。

帝曰：凡未诊病者，必问尝贵后贱[7]，虽不中邪，病从内生，名曰脱营[8]；尝富后贫，名曰失精[9]；五气留连，病有所并。医工诊之，不在藏府，不变躯形，诊之而疑，不知病名；身体日减，气虚无精，病深无气，洒洒然[10]时惊，病深者，以其外耗于卫，内夺于营。良工所失，不知病情，此亦治之一过也。

凡欲诊病者，必问饮食居处，暴乐暴苦，始乐后苦，皆伤精气，精气竭绝，形体毁沮[11]。暴怒伤阴，暴喜伤阳，厥气上行，满脉去形[12]。愚医治之，不知补泻，不知病情，精华日脱[13]，邪气乃并[14]，此治之二过也。

善为脉者，必以比类奇恒，从容知之[15]，为工而不知道[16]，此诊之不足贵，此治之三过也。

诊有三常[17]，必问贵贱，封君败伤[18]，及欲侯王[19]。故贵脱势[20]，虽不中邪，精神内伤，身必败亡。始富后贫，虽不伤邪，皮焦筋屈，痿躄为挛。医不能严，不能动神[21]，外为柔弱，乱至失常[22]，病不能移，则医事不行[23]，此治之四过也。

凡诊者，必知终始[24]，有知余绪[25]，切脉问名，当合男女[26]。离绝菀结[27]，忧恐喜怒，五藏空虚，血气离守，工不能知，何术之语。尝富大伤[28]，斩筋绝脉，身体复行，令泽不息[29]。故伤败结，留薄归阳，脓积寒炅[30]。粗工[31]治之，亟刺阴阳[32]，身体解散，四支转筋，死日有期，医不能明，不问所发，唯言死日，亦为粗工，此治之五过也。凡此五者，皆受术不通[33]，人事[34]不明也。（《素问·疏五过论》）

【注释】

[1] 闵闵乎：闵，深远，闵闵乎，感叹医道玄妙深远！

[2] 万民式：万民，大众；式，榜样、楷模。

[3] 论裁志意：裁，裁断；志意，此指对医道的看法。

[4] 循经守数：数，术也。循古经，守医术。

[5] 副：助也，帮助。

[6] 比类形名，虚引其经，心无所对：比类，类比分析；形名，疾病的形证名称；虚引，空泛地引用；心无所对，心中没有明了经文含义，所以不能正确回答问题。

[7] 尝贵后贱：过去曾地位高贵，后来沦为下贱的庶民。

[8] 脱营：病名。为情志抑郁忧思而致的营血不足、经脉空虚的病证。张介宾注："尝贵后贱者，其心屈辱，神气不伸，虽不中邪，而病生于内。营者，阴气也，营行脉中，心之所主，心志不舒则血无以生，脉日以竭，故为脱营"。

[9] 失精：病名。为情感抑郁忧思而致精气耗损的病证。张介宾："尝富后贫者，忧煎日切，奉养日廉，故其五藏之精，日加消散，是为失精。"

[10] 洒洒然：恶寒的样子。

[11] 沮：败坏。

[12] 满脉去形：满脉，逆乱之气盈满于经脉；去形，神气浮越，神离形骸。

[13] 精华日脱：精华，言五脏精气的荣华，发面色、眼神、头发的光泽、爪甲的色泽、肌肉的壮盛等都是五脏精华的反映。日脱，一天天虚少。

[14] 邪气乃并：并，聚也。邪并聚而侵入之处，正是正气虚弱的地方。

[15] 比类奇恒，从容知之：比类、奇恒、从容，都是古代诊经的书名。马莳注："古经有《比类》《奇恒》《从容》诸篇，皆至道之要。"

[16] 知道：知，掌握；道，医学理论。

[17] 三常：指诊病问诊的三个常规：问贵贱、贫富、苦乐。

[18] 封君败伤：封君，古代王者以土地与人，分封诸侯；败伤，降位削职，权势败落。

[19] 及欲侯王：想要取得诸侯王位。

[20] 故贵脱势：与上文"封君败伤""尝贵后贱"同义。

[21] 医不能严，不能动神：严，严格，医生为患者治病时应严格要求，不能随患者自己的意愿而行事。动神，医生应当做到用自己的精神引导患者的神气，使他能服从医者的医嘱和指导，有利于疾病的痊愈。

[22] 外为柔弱，乱至失常：外，外在；柔弱，软弱无能；乱，医生的举止紊乱；常，法也，在此指治疗的法度。全句说明医生手足无措的表现。

[23] 医事不行：医事，医疗活动；不行，不起作用，没有疗效。

[24] 终始：在此指疾病开始发生和整个过程。

[25] 有知余绪：有，通"又"；余绪，即末端，枝节。张介宾注："谓察其本，知其末也"。

[26] 当合男女：言切脉诊病要注意性别差异。

[27] 离绝菀结：离，离愁别恨；绝，绝望；菀，同郁，情怀抑郁；结，情结难以释怀。皆为致病的情感因素。

[28] 尝富大伤：曾经富贵，一旦衰败，精神受到极大创伤。

[29] 身体复行令泽不息：泽，在此指津液；息，生长。张介宾注："泽，精液也；息，生长也"。言身体虽仍然照常行动，但津液不再滋生了。

[30] 故伤败结，留薄归阳，脓积寒炅：故伤，旧伤；留薄，留着而内迫；

归阳，化热；炅，热。意为旧伤的败血结于体内，留着而内迫化热，脓液积聚而产生寒热。

[31] 粗工：医疗技术低劣的医生。

[32] 亟刺阴阳：亟，频数，屡次；刺阴阳，针刺泻阴阳经脉。意谓滥用针刺泻法。

[33] 受术不通：对医术尚不精通。

[34] 人事：人情事理。如前所述贵贱、贫富、苦乐、医患关系等。

【解析】

本段详述了医者临证易犯的 5 种过失。

《素问》的《疏五过论》《着至教论》《示从容论》《征四失论》《阴阳类论》《方盛衰论》和《解精微论》，即《素问》的第 75 篇至第 81 篇，所载皆以医事教育为主，采用雷公问道、黄帝授道的形式，发挥古经，阐述医理，分析案例，指导治学及临证。本篇的"五过""四德"与《征四失论》的"四失"等，皆示人以规矩，堪称古代的医疗法规。

《内经》认为，为医必须"上知天文，下知地理，中知人事"。天地自然之事在《内经》多篇已有很多记载，唯人事则在授道七篇中较为集中。本篇所言"五过"，就是围绕着人的社会性与疾病的关系，反复深入地加以讨论。医生在诊治疾病过程中出现了五过，则既不能做到早期诊断，以救其萌芽，面临"不在脏腑，不变躯形"而精神日损之证，茫然无措；又不能做到正确治疗，及至病成，或束手无策，"唯言死日"或"亟刺阴阳"，滥用驱邪之法，亦实速其死。可见，五过之戒是从惨痛的教训中总结出来的。

医生临证时易犯的 5 种过失如下：

一是不善于通过问诊收集病史资料，未能了解病人社会生活的变迁，没有注意到"尝贵后贱""尝富后贫"可能给患者精神情感上带来的巨大创伤，而情感的抑郁不伸又可影响五脏气机的升降出入、血气的运行，从而导致血气不足、经脉空虚、精气日损的种种病证。这种从内而生的病证应引起医生的关注，在问诊时应全面了解其社会生活改变的情况。

二是诊病时没有全面了解患者的饮食情况、居处条件、精神情感变化等。从《内经》理论所述，了解饮食情况应当包括饮食的寒温、五味的偏嗜、饥饱等。"水谷之寒热，感则害于六腑"，"阴之所生，本在五味；阴之五宫，伤在五味"，饮食因素是致病因素中的重要方面。居处条件亦当注意了解，如居处潮湿阴暗，易患痹证。精神情感的变化尤要详细问讯，《素问·举痛论》曰："余知百病皆生于气也，怒则气上，喜则气缓，悲则气消，恐则气下……惊则气乱。"喜怒哀乐轻则伤气，日久"皆伤精气"，使形体日渐败坏；重则"厥气上行，满脉去形"。所以饮食居处苦乐之情，问诊时不可遗漏。

三是"为工而不知道"。医生是给人治病的，而人又是天地间最为珍贵的生命，所以对医生的要求很高，医生应"上知天文，下知地理，中傍人事"，对医学理论更是要全面掌握，如果初涉医学，就贸然给人治病，难免有误诊误治之虞，所以本段着重强调医生自身知识修养的提高。

四是医生既未掌握"三常"，更未抓住"治病尤要治人"这一要素而导致医疗的失败。医患之间应该相互配合，共同的目标是治愈疾病。如果医生对患者漠然处之，或面对王公大人战战兢兢，害怕不已，则不能以医生之神情调动患者精神，使患者服从医嘱。医生应对患者充满同情心和责任心，还要有自信心。因为"人之情，莫不恶死而乐生，告之以其败，语之以其善，导之以其所便，开之以其所苦，虽有无道之人，恶有不听者乎？"因此医生除了要全面掌握病情，了解病人社会生活中的贵贱、贫富、苦乐等情况外，还要"动之以情，晓之以理"，用医生的"严"以打动病人的"神"，则有利于病人遵从医嘱和提高疗效。

五是诊病之时，没有明了发病的全过程，没能注意病人男女之别，以及情绪之变给脏腑气血带来的损害，生活境遇之变给形体带来的影响等；治病之时，不察表里虚实，草率施针，使已虚之体更耗其气，导致全身懈堕、筋脉拘挛的严重后果。此时医误而不知误，仍不能正确治疗，而只说病患将死于某日了事。

总之，5种过失的发生，都是由于医者学业不精，既没掌握诊疗技术，也未细心了解全部情况所致。经文提示医生当注意病之"余绪"。因为病情是在不断地变化的，当时可能认为是次要的矛盾，随着病情变化或治疗影响，可能会上升为主要矛盾，作为一个医术高明的医生，全面掌握病情是最起码的要求，这确然是经验之法。

诊治中应遵循的常规

【原文】

故曰：圣人之治病也，必知天地阴阳，四时经纪，五藏六府，雌雄表里，刺灸砭石，毒药所主，从容人事[1]，以明经道[2]，贵贱贫富，各异品理[3]，问年少长，勇怯[4]之理，审于分部[5]，知病本始，八正九候[6]，诊必副[7]矣。治病之道，气内为宝[8]，循求其理，求之不得，过在表里。守数据治[9]，无失俞理[10]，能行此术，终身不殆。不知俞理，五藏菀熟[11]，痈发六府。诊病不审，是谓失常。谨守此治，与经[12]相明，上经下经，揆度阴阳，奇恒五中[13]，决以明堂[14]，审于终始[15]，可以横行[16]。（《素问·疏五过论》）

【注释】

[1] 从容人事：从容地了解患者的人情事理。

[2] 以明经道：经，常也；道，规律。在此指诊治疾病的常规。

[3] 各异品理：品理，品质。言贫富贵贱，各有不同的品质。

[4] 勇怯：勇敢和懦怯。在此指体质的强弱是为关键。

[5] 分部：五脏在面部的五色分部。

[6] 八正九候：八正，指八个节气，即冬至、夏至、春分、秋分、立春、立夏、立秋、立冬；九候，指脉诊的三部九候。

[7] 副：相称，相符合。《汉书·礼乐志》颜注："副，称也"。

[8] 气内为宝：气内，体内的元气；宝，重要，关键。大凡治病，探求体内元气的强弱是为关键。

[9] 守数据治：数，指表里阴阳，脏腑经络，均有常数和正常生理功能；守，遵守；据治，根据这些常数和常规进行治疗。

[10] 俞理：俞，通"腧"。吴昆注："穴腧所治之旨也。"

[11] 五藏菀熟：菀，同"郁"；熟，疑"热"之误。言五脏郁热。

[12] 经：此指经旨。

[13] 上经下经，揆度阴阳，奇恒五中：据考证，均为古代医经，有《上经》《下经》《揆度》《阴阳》《奇恒》《五中》等。

[14] 明堂：面部诊法以鼻为明堂，此泛指面部色诊。

[15] 终始：疾病发生发展全过程。

[16] 横行：原指纵横驰骋，所向无阻，这里指诊治水平达到了极高的境界。即如张介宾《类经》十二卷论治类十八《五过四德》中解释本条曰："夫如是则心通一贯，应用不穷，目牛无全，万举万当，斯则高明无乱于天下，故可横行矣。"

【解析】

本节继"五过"之后，又提出了诊治疾病应遵循的规范。

经文提出诊治疾病必须知晓"天地阴阳，四时经纪"及与之相关的社会环境，熟悉人体自身的结构与功能，还要善于运用诊察手段和治疗方法，才能获得理想的疗效，才可以说医疗技术达到了高超的水平。这实质上是提出了一个比较完整的医学模式——自然 - 社会 - 心理 - 生物医学模式。这种自然、社会、人身并重的医学思想，在中国古代无疑是先进的，时至今日，依然有着实际意义。

对于医生的"四德"，根据经文内容可归纳如下：

一是"必知天地阴阳，四时经纪"。医生必知天地阴阳，是因为天地之间，"上下之位，气交之中，人之居也""气交之分，人气从之"（《素问·六微旨大论》），人居于自然之中，自然界天体的运行，风雨寒暑燥湿的变化，无疑会影响到人的生理病理，因此作为医生就不能仅仅局限于对人体本身生理病理的认识。

二是知"五脏六腑，雌雄表里，刺灸砭石，毒药所主"。医生应掌握扎实的医学知识，"五脏六腑，雌雄表里"是指对藏象学说、阴阳五行学说的了解；"刺灸砭石、毒药所主"是指对针灸、药物等治法的掌握。

三是"从容人事，以明经道"。医生要对"人事"充分重视。人之贵贱、贫富、苦乐等因素所致的伤害，有的早期症状不明显，然而病势却在不断发展，待出现"脱营""失精"时，治疗已相当棘手，如能在诊病之始就"从容人事"，可以早期治疗，取得良效。

四是"审于分部，知病本始，八正九候，诊必副矣"。医生必须全面掌握诊病方法，熟练运用望、闻、问、切各种诊疗技术，细致入微地观察色泽、脉象的变化，深入探求疾病的本源，使诊断明确，为治疗打好基础。

经文还提到了治病的原则，这亦是医生必须遵循的法则。

①"治病之道，气内为宝"。治病要以气的强弱盛衰为重。正气虚少则外邪容易侵袭，邪正交争时则易转化为邪盛正衰的不利局面；元气亏损可使五脏功能减退，气虚血少，神气不足等诸多内伤病证出现，故病以"气内为宝"，注意保护元气。

②"守数据治，无失腧理"。医生治病要以理论指导实践，要依据藏象、精气神、经络、阴阳五行、腧穴主治等理论进行施治，才不至于发生妄补妄泻、虚虚实实，或头痛医头、脚痛医脚等情况。

参考经文撷萃

"以我知彼，以表知里，以观过与不及之理，见微得过，用之不殆。善诊者，察色按脉，先别阴阳；审清浊，而知部分；视喘息，听音声，而知所苦；观权衡规矩，而知病所主。按尺寸，观浮沉滑涩，而知病所生；以治无过，以诊则不失矣。"（《素问·阴阳应象大论》）

"日与月焉，水与镜焉，鼓与响焉。夫日月之明，不失其影，水镜之察，不失其形，鼓响之应，不后其声，动摇则应和，尽得其情。黄帝曰：窘乎哉，昭昭之明不可蔽，其不可蔽，不失阴阳也。合而察之，切而验之，见而得之，若清水明镜之不失其形也。五音不彰，五色不明，五藏波荡，若是则内外相袭，若鼓之应桴，响之应声，影之应形。故远者司外揣内，近者，司内揣外，是谓阴阳之极，天地之盖。"（《灵枢·外揣》）

"睹其色、察其目、知其散复、一其形、听其动静者，言上工知相五色于目，有知调尺寸大小缓急滑涩，以言所病也。"（《灵枢·小针解》）

"见其色，知其病，命曰明；按其脉，知其病，命曰神；问其病，知其处，命曰工。余愿闻见而知之，按而得之，问而极之，为之奈何？岐伯答曰：夫色脉与尺之相应也，如桴鼓影响之相应也，不得相失也，此亦本末根叶之出候也，故根死则叶枯矣。色脉形肉不得相失也，故知一则为工，知二则为神，知三则神且明矣。"（《灵枢·邪气脏腑病形》）

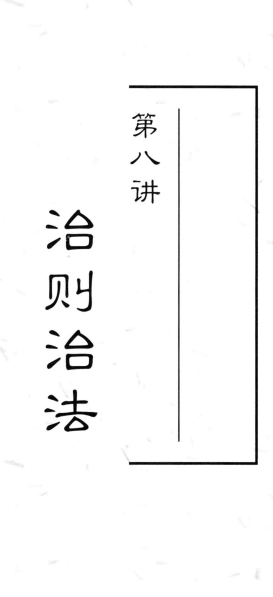

第八讲

治则治法

学术旨要疏义

　　治则,是治疗疾病的原则,也就是《素问·移精变气论》所说的"治之大则"。治则是在整体观念的指导下,以四诊收集的材料为依据,针对不同的病情所制订的不同治疗原则。《内经》提出了许多重要的治则,如"治病求本"、"正治反治"、"标本缓急"、"虚实补泻"、"三因制宜"等,这些都是中医基础理论体系的重要内容。治法,是在治则的指导下,根据不同的具体病情,所制定的具体治疗方法。所以治法隶属于治则,是治疗法则所规定,并从属于一定的治疗法则的治疗措施。如"实则泻之"治则中的解表法、涌吐法、消导法、攻下法;"虚则补之"治则中的益气法、滋阴法、温阳法、补血法等。治法是医生组方用药的依据,直接关系到治疗效果的好坏,所以拟定正确的治法也是临床医生的基本功之一。本讲内容,除了《内经》中有关治则、治法的一些篇章外,还选择了有关制方基本法则的一些内容,这些法则为后世方剂学的发展奠定了基础。

　　《内经》认为,协调阴阳,纠正人体阴阳的偏盛偏衰是总的治疗原则,可以通过采取"寒者热之,热者寒之""虚则补之,实则泻之"的治疗手段,恢复阴阳的动态平衡,达到治愈疾病的目的,即所谓"谨察阴阳所在而调之,以平为期"。"治寒以热,治热以寒"是治疗阴阳偏盛,邪气盛实的方法,适用于实热证或实寒证。如果由于阴阳偏虚,正气不足而产生的虚寒证或虚热证,则应采取"补阴"或"补阳"的治法,即所谓"诸寒之而热者取之阴,诸热之而寒者取之阳"。总之,调整阴阳,不仅要辨明寒热,而且要分清虚实,对阴阳偏盛的实证,当以祛邪为主,即所谓"损其有余";对阴阳偏衰的虚证,当以扶正为主,即所谓"补其不足"。如果只凭现象而不探求疾病的本质,就会犯"虚虚实实"的错误。

由于病邪所在部位不同，病理变化的趋势，以及病邪的出路不一样，因此，《内经》强调在治疗上，除了考虑疾病的阴阳寒热虚实之外，还应根据病邪所在的部位、邪正斗争的形势，采取相应的具体治法。如《素问·阴阳应象大论》所谓"其高者，因而越之；其下者，引而竭之；中满者，泻之于内；其有邪者，渍形以为汗；邪在皮者，汗而发之；其慓悍者，按而收之；其实者，散而泻之"等，都是根据病理变化趋势所采取的因势利导治疗方法，用之得当，可以提高临床疗效。后面我们重点选读部分篇段，以观大概。

代表经文注析

治法逆从和阴虚阳虚之治的理论及其应用

【原文】

寒者热之，热者寒之[1]，微者逆之，甚者从之[2]，坚者削之[3]，客者除之[4]，劳者温之[5]，结者散之[6]，留者攻之[7]，燥者濡之[8]，急者缓之[9]，散者收之[10]，损者温之[11]，逸者行之[12]，惊者平之[13]，上之下之[14]，摩之浴之[15]，薄之劫之[16]，开之发之[17]，适事为故。

帝曰：何谓逆从？岐伯曰：逆者正治，从者反治[18]，从少从多，观其事也。帝曰：反治何谓？岐伯曰：热因热用，寒因寒用[19]，塞因塞用[20]，通因通用[21]，必伏其所主，而先其所因[22]，其始则同，其终则异[23]，可使破积，可使溃坚，可使气和，可使必已。

帝曰：善。气调而得者，何如？岐伯曰：逆之，从之，逆而从之，从而逆之，疏气令调，则其道也。

帝曰：论言治寒以热，治热以寒，而方士不能废绳墨[24]而更其道也。

有病热者，寒之而热，有病寒者，热之而寒。二者皆在，新病复起，奈何治？
岐伯曰：诸寒之而热者取之阴[25]，热之而寒者取之阳[26]，所谓求其属[27]也。
（《素问·至真要大论》）

【注释】

[1]寒者热之，热者寒之：寒病用温热法治疗，热者用寒凉法治疗。

[2]微者逆之，甚者从之：微，指病势轻浅，病情单纯无假象者，如寒病现寒象、热病见热象。逆之，指用与病象相反性质的药物治疗，如寒病用热药、热病用寒药之类。甚，指病势较重，病情复杂出现假象者，如真寒假热，真热假寒。从之，指用顺从其假象而治疗，如内真寒外假热者，用热药顺从其假象治疗。

[3]坚者削之：坚，指坚实有形的肿物，如症瘕积聚。削之，用削伐推荡法，如化瘀消症法。

[4]客者除之：客，指外邪侵袭所致的病证。除之，用驱除外邪的方法，如邪客于表的用解表法，邪客于里的用攻下法。

[5]劳者温之：劳，指虚劳虚损一类病证；温之，用温补法治疗。

[6]结者散之：结，指气滞、瘀停、痰凝等邪气郁结一类病证；散之，用消散法治疗。

[7]留者攻之：留，指留饮、蓄血、停食、便闭一类病证；攻之，用攻逐法祛除留邪。

[8]燥者濡之：燥，指津液干燥一类病证；濡之，用滋润救燥法治疗。

[9]急者缓之：急，指筋脉拘急挛缩一类病证；缓之，用舒缓法治疗。

[10]散者收之：散，指精气耗散一类病证，如自汗、盗汗、滑精等；收之，用收敛固涩法治疗。

[11]损者温之：损，指亏损虚弱一类病证；温之，用温补法治疗。

[12]逸者行之：逸，指痿痹、瘫痪等运动障碍一类病证；行之，用行气活血法治疗。

[13]惊者平之：惊，指惊悸不安一类病证；平之，用镇惊安神法治疗。

[14] 上之下之：上之，病邪在上部，治疗使病邪上越，如涌吐法；下之，病邪在下部，治疗使病邪下出，如攻下法、利尿法。

[15] 摩之浴之：指按摩法、药浴法。

[16] 薄之劫之：薄之，用药物侵蚀患处，如以膏药外敷消蚀赘生物；劫之，用峻猛之药劫夺病邪。

[17] 开之发之：指开泄、发散法。

[18] 逆者正治，从者反治：逆病象用药的治疗方法，如寒者热之，热者寒之，属于常法，故称正治；顺从病象用药的治疗方法，如寒因寒用，热因热用，属于特殊方法，故称反治法。

[19] 热因热用，寒因寒用：原本作"热因寒用，寒因热因"，据下文"塞因塞用，通因通用"之例改。意即以热药治疗真寒假热证，以寒药治疗真热假寒证。

[20] 塞因塞用：意即用补益药治疗正虚所致痞寒不畅之证。

[21] 通因通用：意即用通利药治疗结实下利之证。

[22] 必伏其所主，而先其所因：伏，制伏；主，指疾病的本质；因，疾病的原因。全句意思是说，要抓住疾病的根本加以制伏，首先要搞清疾病发生的原因。

[23] 其始则同，其终则异：以热药治假热，寒药治假寒，其始药性与假象相同；待假象消失真象显现，药性与病象相反。

[24] 绳墨：准则的意思。

[25] 寒之而热者取之阴：用寒药治热病而热势不减的，为阴虚发热，当用补阴法治疗。

[26] 热之而寒者取之阳：用热药治寒病而寒象不减的，为阳虚生寒，当取补阳法治疗。

[27] 求其属：推究疾病的本质，究属于阴，属于阳。

【解析】

本节集中讨论了治法逆从和阴虚阳虚之治的理论及其应用。

"微者逆之""逆者正治"，言正治法的应用对象和方法。正治法又称逆治法，是逆疾病征象而治，即所选药物的属性与疾病的性质相反。适用于病情轻浅而单纯无假象的疾病，所谓"微者逆之"。如：寒者热之，热者寒之，坚者削之，客者除之，劳者温之，结者散之，留者攻之，燥者濡之，急者缓之，散者收之，损者温之，逸者行之，惊者平之等。运用时应把握"适事为故"的原则。

"甚者从之""从者反治"，言反治法的应用对象和方法。反治法也称从治法，顺从疾病假象而治。适用于病势较重、病情复杂并出现假象的疾病，如寒因寒用、热因热用、塞因塞用、通因通用等。反治法虽属顺其病象用药，但从本质上来说，药性与疾病的性质还是相反的，与正治法无区别。在运用时应注意"必伏其所主，而先其所因""从多从少，观其事也"，也即先求病因，再治其病本，至于从药多少，视病情而定。适用于病情复杂出现假象的疾病，所选用药物的属性与病象（假象）一致。

治法逆从是《内经》治法理论的重要组成部分。病情单纯，则病象属性与本质一致；疾病复杂有假象出现时，其病象与本质相反。为适应这两种不同的情况，《内经》制定了正治和反治两种方法。诚如张介宾在《类经·论治类》中所说："治有逆从者，以病有微甚；病有微甚者，以证有真假也。寒热有真假，虚实亦有真假。真者正治，知之无难，假者反治，乃为难耳。"他列举假寒的"阳证似阴，火极似水"，假热的"阴证似阳，水极似火"，假实的"至虚有盛候"，假虚的"大实有赢状"的种种表现，谓"见有不的，则死生系之，此其所以宜慎也"。医者遇真假错杂之证，必须做到谨慎行之而又当机立断。

"治寒以热，治热以寒"的法则，是治疗实寒、实热的常法。但对因阳气不足，无以配阴的虚寒证，或阴气不足、无以制阳的虚热证，仅治其相对偏盛的阴盛或阳亢，则愈伤其本来不足之阴阳，从而导致阴更盛或阳更亢。故必须补阳以配阴，或滋阴以制阳，即王冰所谓"益火之源，以消阴翳；壮水之主，以制阳光"，最终达到阴平阳秘，疾病痊愈。这种补阳抑阴、滋阴制阳的法则，是治疗寒热证的变法，也为后世辨识和治疗虚寒证、虚热证树立了楷模。

五方的不同情况和相应治疗

【原文】

黄帝问曰：医之治病也，一病而治各不同[1]，皆愈，何也？岐伯对曰：地势[2]使然也。故东方之域[3]，天地之所始生也[4]。鱼盐之地，海滨傍水，其民食鱼而嗜咸，皆安其处，美其食[5]。鱼者使人热中[6]，盐者胜血[7]，故其民皆黑色疏理，其病皆为痈疡[8]，其治宜砭石[9]。故砭石者，亦从东方来。

西方者，金玉之域，沙石之处，天地之所收引也[10]。其民陵居[11]而多风，水土刚强，其民不衣而褐荐[12]，其民华食而脂肥[13]；故邪不能伤其形体，其病生于内，其治宜毒药[14]。故毒药者，亦从西方来。

北方者，天地所闭藏之域[15]也。其地高陵居，风寒冰冽，其民乐野处而乳食[16]，藏寒生满病，其治宜灸焫，故灸焫者，亦从北方来。

南方者，天地所长养[17]，阳之所盛处也。其地下[18]，水土弱，雾露之所聚也，其民嗜酸而食胕[19]，故其民皆致理[20]而赤色，其病挛痹[21]，其治宜微针[22]，故九针者，亦从南方来。

中央者，其地平以湿，天地所以生万物也众[23]，其民食杂而不劳[24]，故其病多痿厥寒热[25]，其治宜导引按跷[26]，故导引按跷者，亦从中央出也。

故圣人杂合以治，各得其所宜[27]，故治所以异而病皆愈者，得病之情，知治之大体[28]也。（《素问·异法方宜论》）

【注释】

[1]治各不同：指各种不同的治法。如下文的砭石、毒药、灸焫、九针、导引按跷等。

[2]地势：指东、南、中、西、北五方的地理形势。

[3] 域：区域、地域。

[4] 天地之所始生也：天地之气，从东而升，为阳生之始，所以发生之气，始于东方，在时则为春。

[5] 安其处，美其食：指久居而能适应，对吃的食物也感到习惯、味美。

[6] 热中：热积于体中而痛发于体外。

[7] 盐者胜血：盐味咸，《灵枢·五味》篇说："咸走血，多食之令人渴。"

[8] 痈疡：居于东方的人，血弱而腠理疏松，易致热邪结聚于疏松处，久而肉腐。

[9] 砭石：以石制成的尖石或石片，用以刺痈疽以排除脓血。

[10] 金玉之域，沙石之处，天地之所收引也：地之刚在西方，故多金玉砂石。由于天地之气，自西而降，故为天地之收引。

[11] 陵居：依丘陵而居住。

[12] 褐荐：褐，毛布；荐，草席。指披毛布铺草席而不讲究衣着的生活习惯。

[13] 华食而脂肥：华谓鲜美，酥酪骨肉之类。由于食物鲜美，故人体多脂肥。

[14] 病生于内，其治宜毒药：病生于内，指饮食七情之病；毒药，总括药饵而言。病生于内，非针灸按摩所能治，故宜用内服药。

[15] 闭藏之域：北方严寒，应冬令闭藏之象，故称"闭藏之域"。

[16] 乐野处而乳食：习惯于野外流动夜宿，吃牛羊乳汁。

[17] 天地所长养：南方阳气充足，适宜于长养万物。

[18] 地下：指地势低下。

[19] 胕（fǔ）：同"腐"，指经过发酵的食物。

[20] 致理：即腠理致密。

[21] 挛痹：由于湿热之邪不除，内着筋脉而生挛痹。伤筋则挛，伤脉则痹。

[22] 微针：即毫针。

[23] 生万物也众：土体平，土性湿，土旺于四方之中，而为万物之母，故其生物。

[24] 食杂而不劳：食物品种繁杂，生活安逸而少劳动。

[25] 多痿厥寒热：土气通于脾而主四肢，湿滞则为痿，寒热则为厥。

[26] 导引按跷（qiāo）：即现在所称之气功、按摩等，是古代用来保健和治病的方法。

[27] 杂合以治，各得其所宜：把各种治法综合起来，根据具体病情，灵活运用，使之得到最适宜的治疗。

[28] 得病之情，知治之大体：了解具体的病情，掌握治疗大法。

【解析】

本段详述了五方的不同情况和相应的治疗原则。

经文论述由于地区不同，人们的生活环境和生活习惯各异，因而治病方法必须因地制宜。其所论的各种治疗方法，是从各地劳动人民在实践中总结出来的经验。我国地域辽阔，气候不同，民情各异，体质有别，发病各有特点，故治疗时就必须根据不同的情况，或砭石、或灸焫、或毒药、或按跷，采取与之最相适宜的治法，才能收到最佳的效果，这就是本篇的基本精神。后世将之发展为"三因（因人、因地、因时）制宜"的治疗原则。

文中虽分五方，实际可分三方。西北高寒，民食脂膏肉类为主，体质壮实，多表寒内热之证，治宜散寒泄热为主；东南低下潮湿，气温较高，湿热较重，民食酸咸易损肠胃，体质较弱，病多挛痹瘘躄，治宜清透湿热，疏通经络；中央多是首府之地，气候宜人，物资供应丰盛，居民好逸恶劳，饮食精美，情欲较高，精神内伤较大，体质柔弱，病多虚中夹实之证，其治多喜导引按摩，流通气血。

事实上，不同的地方、季节、群体，不仅有着独特的地方病、多发病、常见病，就是相同的疾病，它的表现也不完全相同。如北方人的感冒，多见风寒，常用麻黄、桂枝等辛温药物；而南方人的感冒，多见风热，常用金银花、连翘等辛凉药物；以及老人感冒多兼虚，小儿感冒多夹食，青年人感冒多实证等，就是例证。这就是《内经》具体问题具体分析的辩证思想在治疗学中具体体现的一个方面。医生必须结合不同的自然环境及人的个体差异等具体情况，掌握因时制宜、因地制宜、因人制宜的治疗原则。

标本逆从的概念、意义和临床应用

【原文】

黄帝问曰：病有标本[1]，刺有逆从[2]，奈何？岐伯对曰：凡刺之方，必别阴阳，前后相应[3]，逆从得施[4]，标本相移[5]。故曰：有其在标而求之于标，有其在本而求之于本；有其在本而求之于标，有其在标而求之于本。故治有取标而得者，有取本而得者，有逆取而得者，有从取而得者。故知逆与从，正行无问[6]，知标本者，万举万当，不知标本，是谓妄行。

夫阴阳逆从，标本之为道也。小而大[7]，言一而知百病之害；少而多，浅而博[7]，可以言一而知百也。以浅而知深，察近而知远，言标与本，易而勿及[8]。

治反为逆，治得为从[9]。先病而后逆者治其本[10]，先逆而后病者治其本[11]，先寒而后生病者治其本，先病而后生寒者治其本，先热而后生病者治其本，先热而后生中满者治其标[12]，先病而后泄者治其本，先泄而后生他病者治其本[13]，必且调之，乃治其他病，先病而后生中满者治其标，先中满而后烦心者治其本[14]。人有客气有同气。小大不利治其标[15]，小大利治其本。病发而有余，本而标之[16]，先治其本，后治其标；病发而不足，标而本之[17]，先治其标，后治其本。谨察间甚，以意调之，间者并行，甚者独行[18]。先小大不利而后生病者，治其本。（《素问·标本病传论》）

【注释】

[1]标本：标，末也；本，原也。犹树木之根为本，枝叶为标。此指先病为本，后病为标。

[2]刺有逆从：逆，逆治法，如病在本而治标，病在标而治本；从，从治法，如病在本而治本，病在标而治标。

[3]前后相应：指治疗中先病后病相互照应。

[4]逆从得施：正确运用逆治法或从治法，施治得当。

[5] 标本相移：对标本的治疗不是一成不变的，根据病情或先治标，或先治本。

[6] 正行无问：正行，正确的治法；无问，没有疑问。

[7] 小而大，少而多，浅而博：谓掌握了阴阳逆从标本的道理，就可以使人们对疾病的认识由小到大，由少到多，由浅薄到广博。

[8] 言标与本，易而勿及：谈论标本理论，理解尚容易，而要恰当运用，不易掌握。

[9] 治反为逆，治得为从：治疗违反标本之理为逆，符合标本之理为顺。逆，指治疗失败；从，指治疗成功。

[10] 先病而后逆者治其本：先病而后逆者，先病为本，故治其本。逆，指气血逆乱。

[11] 先逆而后生病者治其本：先逆而后病者，先逆为本，故治其本。逆，指气血逆乱。

[12] 先热而后生中满者治其标：先热而后生中满者，先热为本，中满为标，中满病急，故治其标。

[13] 先泄而后生他病者治其本：先泄而后生他病者，先泄为本，故治其本。

[14] 先中满而后烦心者治其本：先中满而后烦心者，中满为本，烦心为标，中满病急，故先治本。

[15] 小大不利治其标：小大不利，大小便不通利。此虽属标病，因为危急之候，故急则先治其标。

[16] 病发有余，本而标之：邪气有余的实证，当先治病本的实邪，然后再治标病。

[17] 病发不足，标而本之：正气不足的虚证，当先治标证，然后再缓缓调补正气之本。

[18] 间者并行，甚者独行：间，病轻；甚，病重；并行，标本同治；独行，单治标或单治本。张介宾注："病浅者可以兼治，故曰并行；病甚者难容杂乱，故曰独行。"

【解析】

本段论述病的标本和刺法的逆从，列举了泄泻、中满、烦心、大小便不利等病证的缓急证治，说明"治病必求于本"的基本原则和"急则治标，缓则治本"或"标本同治"的治疗法则。充分体现了中医针对疾病本质进行治疗和具体情况具体处理的辨证论治精神。

"标本"的最初含义，《辞源》指出"凡草木之根皆曰本"，后起者为标，原始者为本。《内经》引申其义，并赋予医学的涵义，其所指不一。如《素问·汤液醪醴论》有"病为本，工为标"；《素问·水热穴论》提出水肿病"其本在肾，其末在肺"；《素问·天元纪大论》以六气为本，三阴三阳为标；《灵枢·卫气》以经脉所起为本，所出为标。本节标本指发病之先后，先病为本，后病为标，张介宾说得很透彻："病之先受者为本，病之后受者为标。生于本者，言受病之原根；生于标者，言目前之多变也"。

由上可见，《内经》关于标本的含义甚多，应用的范围甚广。它既可以表示相互对应的两种事物，也可以表示一事物内部存在的两种相对的属性。大凡具有根本的、主要的、内在的、本质的、开始的、中心的等特性多属于"本"；而具有次要的、外在的、枝节的、现象的、后起的、终极的、周围的等特性多属于"标"。据此，后世也有广泛应用，如以天地言，天为本，地为标；以人身言，脏腑经络为本，体窍为标；以病理而言，病因为本，症状为标；以病证言，先病为本，后病为标；以治疗言，治法为本，方药为标；以药物言，气味为本，形色为标等。《素问·至真要大论》称"标本之道，要而博，小而大"，正说明标本可以作为多种事物的抽象属性，具有一定的普遍意义。但《内经》运用标本理论的根本目的，不仅是为了解释某些病理现象，更重要的是立足于指导治疗原则的确定。标本所代表的双方，必有一方是主要的、本质的，而另一方是次要的、现象的。因而在治疗时必须根据标本的特性等具体情况，确立先标后本、或先本后标、或标本兼治等治疗原则。这在临床上面对纷繁复杂的病情，有助医生能执简驭繁，把握疾病的本质，并据此进行有效的治疗。故本节说："知标本者，万举万当，不知标本，是谓妄行。"

标本代表两种属性，阴阳也是表示两种相关事物的属性。因此，从某种意义上说，两种概念有类似之处。例如，从内外言，内属阴，也属本；外属阳，也属标。从人身言，内脏属阴，也属本；外窍属阳，也属标等。它们的不同之处是，阴阳属于中国古代哲学的范畴，古人用于概括宇宙万物运动变化的总规律；阴阳所代表的事物有属阴或属阳的特定属性，阴阳双方是平等的关系，没有主次之分。而标本虽在一定程度上具有抽象的意义，《内经》称为"标本之道"说明了事物本质与现象之间的关系，但其含义远不如阴阳概念的广泛而深刻；标本所代表的双方存在着主次关系，即"根"与"末"的关系。本为主，标为客；本为体，标为用；本为源，标为流。因此，标本之间没有阴阳的消长转化、互根互用等联系。阴阳学说作为一种世界观和方法论，能朴素地解释各种事物的产生及其变化的原理，而标本理论仅仅在某些方面解释事物矛盾的主次关系，因此两者不可相提并论。但标本理论作为阴阳学说的补充，尤其在医学领域中还有一定的价值，这也是不可否认的。

标本理论的理解不难，但结合实际灵活应用并非易事，经文具体论述了标本理论的临床应用方法，归纳起来有以下5点。

①先治本病。本节指出："先病而后逆者治其本，先逆而后病者治其本，先寒而后生病者治其本，先病而后生寒者治其本……必且调之，乃治其他病。"一般地说，标根于本，病本能除，标亦随之而解。所谓"治病必求于本"，是治疗中的根本大法。如肺结核的咳嗽，其本多为肺肾阴虚，故治疗不应用一般的止咳法治其标，而应用滋养肺肾阴液的方法去治其本。又如，在急性热病的中、后期，阴液耗伤时，应用养胃滋肾之法固其本。这些都是缓则治其本的具体应用。

②急则治标。标本先后的治疗原则并不是一成不变的，必须根据病情的缓急灵活处置。本节指出"先热而后生中满者治其标""先病而后生中满者治其标""小大不利治其标"，对此，张介宾解释说："诸病皆先治本，

而惟中满者先治其标，盖以中满为病，其邪在胃，胃者脏腑之本也，胃满则药食之气不能行，而脏腑皆失其所禀，故先治此者，亦所以治本也。""盖二便不通，乃危急之候，虽为标病，此所谓急则治其标也"。一般来说，在疾病的发展演变过程中，标病将要危及生命，或在诸多病理矛盾中，标病成为突出的重要矛盾时，当先治标，否则恐贻误病机，甚则危及生命。本节提出的"中满"及"小大不利"只是示范而已。如肝硬化病人，当腹水大量增加、腹部胀满、呼吸急促、二便不利的时候，就应当先治疗标病的腹水，大小便不利的，可用利水、逐水法，待腹水减轻，病情稳定后，再调理肝脾，以治其本病。再如大出血病人，无论属于何种出血，均应采取紧急措施，先止血以治其标，待出血停止，病情缓解后，再治出血之因的本病。

③间者并行。即病情轻缓者，应标本兼治。也就是说，病轻缓者未必独治其本。从临床实际情况看，病证属纯阳纯阴、纯虚纯实者少，虚实夹杂、表里相兼、新旧同病者多。在病势不甚急危的情况下，多数应标本同治。当分析标本偏颇的侧重，或治标顾本，或治本顾标，或标本齐顾。如临床表现有身热、腹满硬痛、大便燥结、口干渴、舌红苔焦黄等症，此为邪热里结为标，阴液受伤为本，标本俱急，治当标本兼顾，可用养阴攻下的增液承气汤治疗，泻下与滋阴并举，泻其实热可以存阴，滋阴润燥则有利于通下，标本同治可收相辅相成之功。如素体气虚之人患感冒，治当益气解表，益气为治本，解表是治标。又如表证未除，里证又现，则应表里双解。这些都是标本同治之例。

④甚者独行。即指疾病严重者，必须根据实际情况，标急则独治其标，本急独治其本，是谓"独行"。如《伤寒论》第93条有"伤寒，医下之，续得下利清谷不止，身疼痛者，急当救里；后身疼痛，清便自调者，急当救表"。按先病为本，后病为标分，表证身疼痛为先病，属本；里证下利清谷为后病，属标。现标病为急故先以四逆汤救里治标；俟里病缓解则相对地说本病为急，故继以桂枝汤救表治本。

⑤标本先后。本节说："病发有余，奉而标之，先治其本，后治其标；病发不足，标而本之；先治其标，后治其本。"这是根据病证虚实确定标本先后治则，具体实践时还须结合虚实的轻重缓急，审证论治，亦非固定程序。

总之，本篇为我们充分展示了灵活使用标本治则的种种范例，对今天的临床实践颇多启迪。标本的治疗法则，既有原则性，又有灵活性。临床应用时，或先治其本，或先治其标，或标本同治，总应与病情相符。

治法取法阴阳

【原文】

故曰：病之始起也，可刺而已；其盛，可待衰而已[1]。故因其轻而扬之[2]，因其重而减之[3]，因其衰而彰之[4]。形不足者，温之以气；精不足者，补之以味[5]。其高者，因而越之[6]；其下者，引而竭之[7]；中满者，泻之于内[8]；其有邪者，渍形以为汗[9]；其在皮者，汗而发之；其慓悍者，按而收之[10]；其实者，散而写之[11]。审其阴阳，以别柔刚[12]，阳病治阴，阴病治阳[13]，定其血气，各守其乡，血实宜决之，气虚宜掣引之。（《素问·阴阳应象大论》）

【注释】

[1] 其盛，可待衰而已：病邪来势太盛，不宜针刺直接攻邪，待其病势稍衰之时方刺之。目的是避免正气耗伤。《内经》中这种观点还见于《素问·疟论》"方其盛时，勿敢毁伤，因其衰也，事必大昌"。

[2] 因其轻而扬之：轻，疾病较轻浅的；扬，宣扬发散法。

[3] 因其重而减之：重，病邪深而重实的；减，祛邪，逐步减轻病邪。

[4] 因其衰而彰之：衰，气血虚衰；彰，彰扬，显著。气血虚衰的，用补益气血的方法使气血的生理作用得到加强。

[5] 形不足者，温之以气；精不足者，补之以味：阳虚而形体衰弱的，用温补阳气的药物，使阳气能达表而温煦形体；阴精衰竭的，用填补真精的厚

味之品，使精气得以滋补而恢复其润养作用。

[6] 其高者，因而越之：高，胸膈以上部位；越，吐越。病邪所在部位是胸膈以上者，可就近祛邪，用涌吐法驱除之。

[7] 其下者，引而竭之：下，脐以下部位；引，引导；竭，竭尽。病在脐以下部位，用攻下法引导病邪从下而竭尽之。

[8] 中满者，泻之于内：中满，脘腹胀满，此病邪不上不下，吐、泻皆不可用，只能泻之于内，即消法，消磨其中的邪气。

[9] 渍形以为汗：渍，浸渍。用热水或药浴浸渍熏蒸形体，使之汗出，可祛邪。

[10] 其慓悍者，按而收之：慓悍，指病势急猛；按，抑制；收，收伏病势。对病情来势急猛的，宜及时抑制、收伏病势。

[11] 其实者，散而写之：散，发散法；写，攻泻法。实，指实证，表实宜发散之，里实宜攻泻之。

[12] 柔刚：阴阳的同义词。柔为阴，刚为阳。

[13] 阳病治阴，阴病治阳：阳胜者阴必病，阴胜者阳必病，故阳的病证可用治阴的方法。

【解析】

本段讨论了阴阳理论在治则中的应用。

本段论述治病首先要辨别阴阳气血和邪正虚实，合理应用补泻之法以调整阴阳。如阴不足或阳偏衰的虚证，应当"因其衰而彰之"，即使用"虚则补之"的治疗原则。具体治法是，"形不足者，温之以气；精不足者，补之以味""气虚宜掣引之"。若属阴盛或阳盛的实证，则使用攻泻之法治之。具体治法当根据邪气所在的部位而定：邪在上焦的，当从上部发越，使用涌吐法；邪在下焦的，当从下窍排泄，使用疏利或泻下法；邪在中焦的，使用消导疏散之法。邪在表的，发散之；邪在里的，攻泻之。血实而瘀滞不通的，使用活血破瘀之法；邪气急猛的，使用祛邪伏邪之法。这些治法，基本上包括了后世的汗、吐、下、和、温、清、消、补八法。这对后世治则、治法的发展和临床实践，都有较大的影响和重要指导意义。

方剂君、臣、使的概念

【原文】

主病之谓君，佐君之谓臣，应臣之谓使。（《素问·至真要大论》）

【解析】

本节提出了方剂君、臣、使的概念。君、臣、佐、使，张介宾注曰："主病者，对证之要药也，故谓之君。君者，味数少而分两重，赖之以为主也。佐君者谓臣，味数稍多而分两稍轻，所以匡君之不逮也。应臣者谓之使，数可出入而分两更轻，所备通行向导之使也。"

君臣佐使制方的基本法则

【原文】

帝曰：气[1]有多少，病有盛衰，治有缓急，方有大小，愿闻其约[2]，奈何？岐伯曰：气有高下，病有远近[3]，证有中外，治有轻重，适其至所为故也[4]。《大要》[5]曰：君一臣二[6]，奇之制[7]也；君二臣四，偶之制[7]也；君二臣三，奇之制也；君二臣六，偶之制也。故曰：近者奇之，远者偶之[8]，汗者不以奇，下者不以偶[9]，补上治上制以缓，补下治下制以急[10]。急则气味厚，缓则气味薄，适其至所，此之谓也。病所远，而中道气味之者，食而过之[11]，无越其制度也。是故平气之道[12]，近而奇偶，制小其服[13]也；远而奇偶，制大其服[13]也。大则数少，小则数多。多则九之，少则二之[14]。奇之不去则偶之，是谓重方[15]；偶之不去，则反佐[16]以取之，所谓寒热温凉，反从其病也。（《素问·至真要大论》）

【注释】

[1] 气：指阴阳之气。

[2] 约：准则的意思。

[3] 远近：此指定位之远近。王冰注："远近谓脏腑之位也。心肺为近，肾肝为远，脾胃居中。"

[4] 适其至所为故：制方以药力能适达病所为原则。王冰注："脏位有高下，

脏气有远近，病证有表里，药用有轻重，调其多少，和其紧慢，令药气至病所为故，勿太过与不及也。"

[5]《大要》：《内经》以前的古医籍。

[6]君、臣：方剂中的主药为君，辅佐君药发挥作用的属臣。

[7]奇之制、偶之制：即奇方与偶方。王冰注："奇，谓古之单方；偶，谓古之复方也。"

[8]近者奇之，远者偶之：病位近的用奇方，病位远的用复方。

[9]汗者不以奇，下者不以偶：奇方药少力专，偶方药多面广，欲发汗非偶方不足以发散，欲攻下非奇方不足以祛邪。

[10]补上治上制以缓，补下治下制以急：缓急，指药性缓和、峻烈。意为上不足用补与邪在上当祛者，需用药性缓和的方剂；下不足用补与邪在下当攻者，需用药性峻烈的方剂。

[11]病所远，而中道气味之者，食而过之：病位远，如病在下焦，应先服药而后进食，以免食物阻隔药物之气味，使药效中途消失。如病在上焦，应先进食而后服药。

[12]平气之道：平调气机之道。

[13]小其服，大其服：大服、小服，指药量之轻重。大则数少而分量多，气味专而功效远；小则数多而分量少，药力薄而功效近。

[14]九之、二之：说明制方药味多少之约数，不是绝对的数字标准。

[15]重方：即复方。

[16]反佐：指处方中药物配伍的反佐法，即在寒药方中佐以热药，热药方中佐以寒药。另，热药冷服，寒药热服，也称反佐法。

【解析】

本段论述了君臣佐使制方的基本法则，并根据病情轻重、病位上下、病势缓急、药味奇偶等，提出了大、小、缓、急、奇、偶、复方剂的分类，以及服药方法。

本节提出根据药味的多少、用量的轻重、作用的峻缓而分列7种制方，即大、小、奇、偶、缓、急、重，各有不同的用途。大方——药味少而分量重，作用强，治病之深重者；小方——药味多而分量轻，作用弱，治病之轻浅者；奇方——君一臣二、君二臣三等，治轻浅之病，宜于发汗；偶方——君二臣四、君二臣六等，治深重之病，宜于泻下；缓方——气味薄，药力缓和，宜于补上治上；急方——气味厚，药力峻猛，宜于补下治下；重方——奇方、偶方叠用，治较复杂之病。

《内经》七方制剂，作为制方原则，开方剂学发展之先河。其中奇偶方制，注家多从药味数的奇、偶立论，唯清代周学海独以方剂作用的单一和复杂为解。他说："用一物为君，复用同气之二物以辅之，是物性专一，故曰奇也；用二物一补一泻为君，复用同气者各二物以辅之，是两气并行，故曰偶也。"周氏之说亦成理，可与单骈之论并参。

本节还讨论了不同的服药方法，根据病位的远近，如病在上焦，病近当饭后服；病在下焦，病远当饭前服。根据病情的轻重，如大寒大热之病，易与药物格拒者，应用反佐服药法，即寒药温服，热病凉服。总的目的是使药至病所。

关于反佐法有两层意义：一是指药物配伍的反佐法，如治寒以热，佐以少量寒药，如白通加猪胆汁汤；治热以寒，佐以少量热药，如大剂苦寒方药中反佐姜汁之类。二是指服药反佐法，如《素问·五常政大论》说："治热以寒，温而行之；治寒以热，凉而行之。"这在临床实践中有一定指导价值。

用药治病的法度与饮食调养的作用

【原文】

病有久新，方有大小，有毒无毒[1]，固宜常制[2]矣。大毒治病，十去其六；常毒治病，十去其七；小毒治病，十去其八；无毒治病，十去其九。谷肉果菜，食养尽之，无使过之，伤其正也。不尽，行复如法[3]。（《素问·五常政大论》）

【注释】

[1]有毒无毒：有毒，指药性峻烈的药物。无毒，指性味平和的药物。

[2]常制：即服药的一般常规。

[3]行复如法：指病邪尚未尽者，仍重复上法治疗。

【解析】

本段论述用药治病的法度与饮食调养的作用。

本节内容虽少，但临床价值颇大。病有新旧之异，方有大小之别，药有峻缓之分。药者，毒也，任何药物性味皆有所偏，调配不当，服之过久，必然矫枉过正，造成新的疾病。故经文指出药虽能治病，但对人体正气也会带来一定损害。因此，应根据药性的峻缓和毒性的有无或大小，来决定治病用药程度及饮食调养。经文提出的"大毒治病，十去其六；常毒治病，十去其七；小毒治病，十去其八；无毒治病，十去其九；谷肉果菜，食养尽之"意在保护正气，直至今天都是临床应用的基本原则。"食养尽之"，为现代康复医学的药膳疗法提供了理论依据。

参考经文撷萃

"上工救其萌牙，必先见三部九候之气，尽调不败而救之，故曰上工。下工救其已成，救其已败。救其已成者，言不知三部九候之相失，因病而败之也，知其所在者，知诊三部九候之病脉处而治之，故曰守其门户焉，莫知其情而见邪形也。"（《素问·八正神明论》）

"拘于鬼神者，不可与言至德。恶于针石者，不可与言至巧。病不许治者，病必不治，治之无功矣。"（《素问·五藏别论》）

"察其所痛，以知其应，有余不足，当补则补，当写则写，无逆天时，是谓至治。"（《灵枢·百病始生》）

"治之要极，无失色脉，用之不惑，治之大则。逆从到行，标本不得，亡神失国。去故就新，乃得真人。"（《素问·移精变气论》）

"和气之方，必通阴阳，五藏为阴，六府为阳。"（《灵枢·终始》）

"用针之要，在于知调阴与阳，调阴与阳，精气乃光，合形与气，使神内藏。"（《灵枢·根结》）

"必先度其形之肥瘦，以调其气之虚实，实则写之，虚则补之。必先去其血脉而后调之，无问其病，以平为期。"（《素问·三部九候论》）

"古之善用针艾者，视人五态，乃治之，盛者写之，虚者补之。"（《灵枢·通天》）

"写虚补实，神去其室，致邪失正，真不可定，粗之所败，谓之夭命，补虚写实，神归其室，久塞其空，谓之良工。"（《灵枢·胀论》）

"病先起阴者，先治其阴而后治其阳；病先起阳者，先治其阳而后治其阴。"（《灵枢·终始》）

"春夏先治其标，后治其本，秋冬先治其本，后治其标。"（《灵枢·师传》）

"西北之气散而寒之，东南之气收而温之，所谓同病异治也。故曰：气寒气凉，治以寒凉，行水渍之。气温气热，治以温热，强其内守。必同其气，可使平也，假者反之。"（《素问·五常政大论》）

"必先岁气，无伐天和，无盛盛，无虚虚，而遗人夭殃，无致邪，无失正，绝人长命。"（《素问·五常政大论》）

"治热以寒，温而行之；治寒以热，凉而行之；治温以清，冷而行之；治清以温，热而行之。故消之削之，吐之下之，补之写之，久新同法。"（《素问·五常政大论》）

"郁之甚者治之奈何？岐伯曰：木郁达之，火郁发之，土郁夺之，金郁泄之，水郁折之，然调其气，过者折之，以其畏也，所谓写之。"（《素问·六元正纪大论》）

"形乐志苦，病生于脉，治之以灸刺。形苦志乐，病生于筋，治之以熨引。形乐志乐，病生于肉，治之以针石。形苦志苦，病生于咽嗌，治之以甘药。形数惊恐，筋脉不通，病生于不仁，治之以按摩醪药。"（《灵枢·九针》）

"发表不远热，攻里不远寒。"（《素问·六元正纪大论》）

"夺血者无汗，夺汗者无血。"（《灵枢·营卫生会》）

第九讲

病证

学术旨要疏义

病与证是在一定条件下，致病因素作用于机体，引起人体功能失常后，所形成的病理变化和表现。病，即疾病，具有自己特定的病因、病机、症状、证候及相应的治则方药和预后。所谓证，即证候，是病的某个发展阶段本质变化的反映，一种病的不同发展阶段具有不同的本质变化，可表现为不同的证候。所以证可看作是病的总体或病的若干病理变化的本质反映。同一种病，可以有不同的证；不同的病，又可出现相同的证。

《黄帝内经》言病证多用"病""疾"和"候"字，"证"字仅见于《素问·至真要大论》。"疾"与"病"无异；"候"则类似"证"，故后人常以"疾病""证候"合称。《黄帝内经》中多次出现的"病形""病态"和"病状"等词，是"症状"的意思。由于《黄帝内经》成书时代，尚处于早期的实践医学阶段，因此《黄帝内经》对病、证、症的概念并无严格的区分。《黄帝内经》病证名称有多方面含义：一是指疾病，如癫、痫、疟、痢等；二是指症状，即以症状作为病证的名称，如咳、头痛、黄疸、浮肿、泄泻等；三是指以某一症状为主的一类疾病，如以发热为主的称为热病，以四肢痿废不用为主的称为痿证等；还有以病机作为证候名称的，如格阴证、格阳证、四肢逆冷的阳厥证等。

《黄帝内经》的病证学说内容极为丰富，广泛讨论了多种病证的病机、症状与防治。其中予以专题讨论的就有风病、热病、寒热病、疟、咳、痹、痿、厥、诸痛、肿胀、消渴、积聚、癫狂、痈疽、官窍病和外伤等数十种（类），涵盖了内科、外科、妇科、儿科、五官科等多科。粗略统计，其所载有 44 种病类、189 个病证，其中内科病证 130 个、外科病证 41 个、妇科病证 11 个、五官科病证 17 个，以及 331 种证候，共计病证名称多达三百余个。《黄帝内经》采用脏腑分证、经络分证、病因分证等方法来进行证候分类，如咳嗽一病便有五脏咳和六腑咳 11 种，热病伤寒分列六经证候，痹分为行痹、痛痹、著痹、五脏痹、六腑痹等，这些分类法成为后来辨证体系的雏形。

这些病证内容难以逐一讲解，后面我们只摘其中较典型的篇段选读解析，一窥其要，多数内容尚需大家在临床实践中反复求之于经而读之。

代表经文注析

伤寒的病名、病因、预后

【原文】

黄帝问曰：今夫热病者，皆伤寒[1]之类也，或愈或死，其死皆以六七日之间，其愈皆以十日以上者，何也？不知其解，愿闻其故。

岐伯对曰：巨阳者，诸阳之属也，其脉连于风府，故为诸阳主气也[2]。人之伤于寒也，则为病热[3]，热虽甚不死；其两感[4]于寒而病者，必不免于死。（《素问·热论》）

【注释】

[1] 伤寒：病名，外感热病的总称；有广义与狭义之分，广义伤寒，是感受四时邪气引起的外感性热病；狭义伤寒，是感受寒邪引起的热病。如《难经》云"伤寒有五：有中风、有伤寒、有湿温、有热病、有温病"。其中"伤寒有五"，指广义的伤寒；"有伤寒"，即为狭义的伤寒。

[2] 巨阳者，诸阳之属也，其脉连于风府，故为诸阳主气也：巨阳，即太阳；风府，为督脉经穴，在项后正中入发际 1 寸；诸阳，指督脉、阳维脉。督脉

为阳脉之海，阳维维系诸阳脉，总会风府，属于太阳，故太阳脉统率人身阳经之气。属，统率的意思。

[3]人之伤于寒也，则为病热：寒性收引，感受寒邪则腠理闭固，阳气郁而不得散发，故病发热。

[4]两感：表里两经同时受邪发病，如太阳与少阴两感、阳明与太阴两感、少阳与厥阴两感。

【解析】

本段提出外感热病的病名、病因和预后。"今夫热病者，皆伤寒之类也"，说明伤寒是外感性热病的总称。所谓热病，就是以发热为主要症状的一类疾病。经文"人之伤于寒也，则为病热"，明确指出热病的病因为寒邪，由于寒邪具有收敛、凝滞的病理性质，最容易阻滞阳气而不能发散，正邪相争，以致发热，这就是热病的基本病理变化，因而属于阳热实证。将外感性热病命名为伤寒，是由于人体被寒邪所伤是引致发热的主要原因。但从临床实践分析，人体触犯四时邪气，均可导致发热。诚如王冰所云："寒者冬气也，冬时严寒，万类深藏，君子固密，不伤于寒，触冒之者乃名伤寒。其伤于四时之气皆能为病，以伤寒为毒者，最乘杀厉之气，中而即病，名曰伤寒，不即病者，寒毒藏于肌肤，至夏至前变为温病，夏至后变为热病。然其发起，皆为伤寒致之，故曰热病者皆伤寒类也。"（《补注黄帝内经素问》）可见，伤寒是伤于四时邪气引起的外感性热病。所以《难经·五十八难》提出"伤寒有五"的说法，实指广义的伤寒。及至《伤寒论》问世，创立了外感热病辨证论治的理论体系，成为防治外感热病的圭臬。

经文还对外感热病的预后做了提示："热虽甚不死；其两感于寒而病者，必不免于死。"热甚是寒邪束表，汗孔闭塞，或邪入里化热，邪气盛，正气未伤，正邪交争的表现，其实质为正强邪盛，热甚正未衰。只要正确使用汗法、泄法使邪有出路，便会汗出身凉，诸症消失，所以热虽甚不死。两感于寒，是表里同时受邪，脏腑俱病，邪气旺盛，实质为邪盛正虚，正不胜邪，所以必不免于死。这里的"死"与"不死"仅表示两者的严重程度有差异。追《伤寒论》

问世，对这类表里两感的病证，已经创立了许多治疗法则和方剂，未必会死。

单感病的六经主证、传变规律、治疗大法及预后禁忌

【原文】

帝曰：愿闻其状。岐伯曰：伤寒一日[1]，巨阳受之，故头项痛，腰脊强。二日，阳明受之，阳明主肉，其脉侠鼻络于目，故身热[2]，目疼而鼻干，不得卧也。三日，少阳受之，少阳主胆，其脉循胁络于耳，故胸胁痛而耳聋。三阳经络皆受其病，而未入于藏[3]者，故可汗而已。四日，太阴受之，太阴脉布胃中络于嗌[4]，故腹满而嗌干。五日，少阴受之，少阴脉贯肾络于肺，系舌本，故口燥舌干而渴。六日，厥阴受之，厥阴脉循阴器而络于肝，故烦满[5]而囊[6]缩。三阴三阳，五藏六府皆受病，荣[7]卫不行，五藏不通，则死矣。

其不两感于寒者，七日，巨阳病衰，头痛少[8]愈。八日，阳明病衰，身热少愈。九日，少阳病衰，耳聋微闻。十日，太阴病衰，腹减如故，则思饮食。十一日，少阴病衰，渴止不满，舌干已而嚏。十二日，厥阴病衰，囊纵[9]，少腹微下[10]，大气[11]皆去，病日已矣。

帝曰：治之奈何？岐伯曰：治之各通其藏脉[12]，病日衰已矣。其未满三日者，可汗而已；其满三日者，可泄而已[13]。

帝曰：热病已愈，时有所遗[14]者，何也？岐伯曰：诸遗者，热甚而强食之，故有所遗也。若此者，皆病已衰，而热有所藏，因其谷气相薄[15]，两热相合，故有所遗也。帝曰：善。治遗奈何？岐伯曰：视其虚实，调其逆从，可使必已矣。帝曰：病热当何禁之？岐伯曰：病热少愈，食肉则复[16]，多食则遗，此其禁也。（《素问·热论》）

【注释】

[1] 一日：一日与下文之二日、三日、四日、五日、六日，都是指热病传变的次序和发展的阶段，不能理解为具体的日数。

[2] 身热：张介宾注"伤寒多发热，而独此云身热者，盖阳明主肌肉，身热尤甚也"。

[3] 未入于藏：人之经脉，阳经属腑，阴经连脏。未入于藏，说明邪未入于三阴，仍在肌表，故可用汗法治疗。

[4] 嗌：咽。

[5] 烦满：满，通懑，烦闷的意思。

[6] 囊：指阴囊。

[7] 荣：通营。

[8] 少：义稍。

[9] 囊纵：阴囊收缩舒缓。

[10] 少腹微下：少腹拘急收缩的症状微微舒缓。

[11] 大气：指邪气。

[12] 各通其藏脉：疏通病变所在的各脏腑经脉的气血。

[13] 其未满三日者，可汗而已；其满三日者，可泄而已：三日，不能理解为固定的日数。汗，指发汗；泄，指泄热，这里的发汗和泄热法均指针刺疗法；已，痊愈。全句意为：热病未满三日，邪在三阳，尚属表证，故可用发汗解表法使热退；已满三日，邪在三阴，已属里证，故用清泄里热法使热平。

[14] 遗：病邪遗留，余热未尽。

[15] 薄：通搏，相互搏结之意。

[16] 复：热病复发。

【解析】

本节主要论述不两感于寒的外感热病的六经主证、传变规律、治疗大法及预后禁忌。

（1）外感热病的症状复杂多变，经文按照经脉循行的路线，以六经进行归纳，分成六经主证。六经证候是在大量临床实践基础上总结归纳出来的，其主要表现与经络有密切关系。本篇的六经分证纲领，为《伤寒论》六经辨证奠定了理论基础。所不同的是，本篇仅以经脉论证，未及脏腑，只涉及实证、热证，未论述虚证、寒证，且仅是举例而言，并不能概括所有外感热病的症状；《伤寒论》对六经证候的描述更为详细，不仅补充了虚证、寒证，而且每一经证候中详列经证、腑证及各种变证、坏证。本节所说的三阳证相当于《伤寒论》中的太阳病，三阴证相当于阳明病；《伤寒论》根据热病病位、病性和邪正关系的认识，建立了八纲辨证的原则，丰富和发展了《素问·热论》证候分类的思想。

（2）随着正邪斗争在体内部位的转移，疾病也随之出现部位的转移，这就是疾病的传变。经文在六经分证的基础上，提出了外感热病的传变和转愈规律。所谓"不两感于寒者"，乃是热病中病情比较简单、发病比较典型的一类病证。这类病证有一定转愈规律。伤寒在经之邪，有向里传变和不向里传变的不同：邪内传的规律是由表入里、由阳入阴，其先后次序是太阳、阳明、少阳、太阴、少阴、厥阴；伤寒在经之邪若不内传，各经症状缓解的时间大约是在受病后的第七天，说明《黄帝内经》的作者已经观察到部分热病在演变过程中，在正气的支持下，有一定自愈倾向。在这一思想的启发下，张仲景明确提出"伤寒一日，太阳受之，脉若静者为不传；颇欲吐，若躁烦，脉数急者，为传也"（《伤寒论·辨太阳病脉证并治上》）的观点。在六经单传的基础上提出越经、直中、合病、并病等多种传变形式，更加全面地概括了外感热病复杂多变的变化规律。

经文所提出的基本规律，为把握变化、防微杜渐、判断预后明示了方向。经文所论各经症状，则大多与所病经脉循行所过的部位和所属脏腑的功能失调有关，根据这些症状，就能分析判断疾病的所在部位，具有实际的临床指导意义。

（3）本篇提出外感热病的治疗大法是"各通其藏脉"，即疏通病变所在的脏腑经脉，其实质包含着辨证论治的思想。经文"其未满三日者，可汗而已；其满三日者，可泄而已"，提示邪在表当用发汗解表法，热在里当用清泄里热法。《伤寒论》则在《素问·热论》的基础上极大地丰富了外感热病的治法。《伤寒论》根据外感热病表、里、寒、热、虚、实的性质和特点，在《素问·热论》汗、泄两法的基础上，进一步提出汗、吐、下、和、温、清、消、补诸法，并将泄法发展成为泄热、攻下、逐瘀、利尿等治法，不仅治疗手段不囿于针刺疗法，更论述了许多证候的具体治疗方药，从而奠定了外感热病的辨证论治体系。

（4）伤寒热病有遗复，所谓"遗"是指病邪遗留未尽，复是病愈而复发。经文指出遗复的原因是热病稍好转，勉强进食；病机是未尽之邪热与谷气相搏，使病情迁延，余热不清；治疗应当根据虚实予以补泻。这提示热病之后，脾胃虚弱，消化力差，应进食易消化的食物，不宜强食。热病复发为临床所常见，原因甚多，虽未必由"食肉"所致，但热病之后，消化功能薄弱，不宜进食过多的油腻食物，这是应该引起注意的。在本段"食肉则复，多食则遗"及"视其虚实，调其逆从"这一论述的基础上，《伤寒论》提出了"劳复"并且补充了"大病差后劳复者，枳实栀子豉汤主之""伤寒差以后更发热，小柴胡汤主之。脉浮者以汗解之；脉沉实者以下解之"等具体治法。

经文"病热少愈，食肉则复，多食则遗"需一分为二看待：热病之后，脾胃虚弱，消化力差，所以食肉则复，多食则遗。然而脾胃虚弱，不足以支持人体的基本需要时，适当进行食补，往往又能促进人体功能的恢复。

两感热病的概念、机制、预后和死因

【原文】

帝曰：其病两感于寒者，其脉应与其病形何如？岐伯曰：两感于寒者，病一日，则巨阳与少阴俱病，则头痛口干而烦满。二日，则阳明与太阴俱病，则腹满身热，不欲食，谵言。三日，则少阳与厥阴俱病，则耳聋囊缩而厥[1]；水浆不入，不知人，六日死。帝曰：五脏已伤，六府不通，荣卫不行，如是之后，三日乃死，何也？岐伯曰：阳明者，十二经脉之长也，其血气盛，故不知人，三日其气乃尽，故死矣。（《素问·热论》）

【注释】

[1] 厥：四肢逆冷。

【解析】

本段提出两感于寒的症状、传变规律、预后和死因。

两感于寒是表里两经同时感受寒邪，并多表现为表里两经经脉所过部位的病变症状，传变次序首先是巨阳与少阴俱病，其次是阳明与太阴俱病，最后是少阳与厥阴俱病。两感于寒的病机是邪盛正衰。由于邪气旺盛，正气不足，其症状不仅有实证、热证，也有"不欲食""谵言""厥"的虚证、寒证。随着病情的发展，邪气深入，正气消耗，险证丛生，病情更趋恶化，终至"五脏已伤，六府不通，营卫不行"，反映了邪气逐渐充斥、胃气逐渐竭尽，正气无力抗御邪气这一病理变化过程。

　　"两感于寒"是伤寒病中的危重证候。其病机特点，原文虽曰："两感于寒者，病一日，则巨阳与少阴俱病……二日，则阳明与太阴俱病……三日，则少阳与厥阴俱病"，但它并不等于单纯的两经证候相加。从经文提出两感"五脏已伤""其气乃尽"来看，说明"两感"病证邪盛正衰的矛盾比较突出，是外感热病中最严重的病证。正如《类经·疾病类》所说："两感者，本表里之同病，似若皆以外邪为言，而实有未必尽然者，正以内外俱伤，便是两感。今见少阴遗于内，而太阳继之于外者，即纵情肆欲之两感也；太阴受伤于里，而阳明重感于表者，即劳倦竭力，饮食失调之两感也；厥阴气逆于脏，少阳复病于腑者，必七情不慎，疲筋败血之两感也。人知两感为伤寒，而不知伤寒之两感，内外俱困，病斯剧矣。"可见"两感"的实质是外感与内伤相因为病，由于邪盛正虚，因而具有起病急、发病快、病情重、预后差的特点，开始既见表证，又见里证，随即迅速出现谵语、厥冷、水浆不入、神昏等危重征象。所以经文预后其"必不免于死"，死期以六日为限，但也有个别胃气盛者，可多活三日。说明胃气的强弱与外感热病的传变和预后，都有十分密切的关系。

病温、病暑的区别

【原文】

　　凡病伤寒而成温[1]者，先夏至日者为病温，后夏至日者为病暑，暑当与汗皆出，勿止[2]。（《素问·热论》）

【注释】

　　[1]温：指热病，与前文"今夫热病者，皆伤寒之类也""人之伤于寒也，

则为病热"同义。

[2] 暑当与汗皆出，勿止：汗出则暑邪外泄，故不可止汗。

【解析】

本节指出了病温、病暑的区别。外感性热病，由于发病时间不同，而有温病和暑病的区别。经文从季节而言，指出温病发于夏至以前，暑病生于夏至以后，暑病的治疗，"当与汗皆出，勿止"。

对本段所论温病和暑病，有两种理解：一种是从寒邪发病分析，认为"伤寒"指狭义伤寒，温病、暑病均由冬日感受寒邪，伏而后发所引起，如吴昆说："冬时中于寒邪，即病者名曰伤寒，不即病者，寒毒藏于肌肤，至春变为温病，至夏变为热病，此热病之辨也。"另一种是从四时邪气发病来理解，认为"伤寒"指广义伤寒，冬日感受寒邪为伤寒，春日感受温邪为温病，夏日感受暑邪为暑病，如王冰所说："此以热多少盛衰而为义也。阳热未盛，为寒所制，故为病曰温。阳热大盛，寒不能制，故为病曰暑。"结合伤寒有广义和狭义的说法，两种理解都有根据，但以第二种理解对后世温病学说的形成和发展影响较大。王叔和《伤寒例》中提出"寒毒藏于肌肤"之说；叶天士针对伏气温病是"冬伤于寒，春必病温""冬不藏精，春必病温"之说，提出伏气温病是"邪伏少阴"，这些都受本条经文的影响。

对于暑病的治疗，经文指出"暑当与汗皆出，勿止"。对于这句话有两种认识：一说认为汗出为暑病的必见症状，也是暑邪外出的途径，故勿止汗留邪；二说汗为治法，认为暑邪在表，也有不出汗的情况，如贪凉饮冷，卫阳被郁的"阴暑证"，仍当用汗法解。两说均符合临床实际，当辨证而用。

阴阳交的病因病机及病证分析

【原文】

黄帝问曰：有病温者，汗出辄[1]复热，而脉躁疾不为汗衰，狂言不能食，病名为何？岐伯对曰：病名阴阳交[2]，交者死也。帝曰：愿闻其说。岐伯曰：人所以汗出者，皆生于谷，谷生于精[3]。今邪气交争于骨肉而得汗者，是邪却而精胜也。精胜，则当能食而不复热，复热者，邪气也。汗者，精气也。今汗出而辄复热者，是邪胜也，不能食者，精无俾^[4]也，病而留者，其寿可立而倾也。且夫《热论》曰：汗出而脉尚躁盛者死。今脉不与汗相应，此不胜其病也，其死明矣。狂言者，是失志，失志者死。今见三死^[5]，不见一生，虽愈必死^[6]也。（《素问·评热病论》）

【注释】

[1] 辄（zhé）：常常的意思。

[2] 阴阳交：阳热之邪入于阴分交结不解，是邪盛正衰的一种危重病候。

[3] 谷生于精："于"字为助词。谷生于精，即谷生精。张介宾注："谷气内盛则生精，精气外达则为汗。"

[4] 俾：通裨，补助、补充、补益的意思。

[5] 三死：杨上善注"汗出而热不衰，死有三候：一不能食，二犹脉躁，三者失志。汗出而热，有此三死之候，未见一生之状，虽差必死"。

[6] 虽愈必死：病虽暂时好转，但因其精气已竭，邪气亢盛，故预后不良。

【解析】

本段对阴阳交的病证、病机及预后进行了全面讨论。

阴阳交是何意？历代注家有五说：①指脉，如汪昂《素灵类纂约注》"按《五运行大论》云，尺寸反者死，阴阳交者死。盖言脉也。"②指阳邪盛而阴复起，如《太素》："汗者，阴液也；热者，阳盛气也。阳盛则无汗，汗出则热衰，今汗出而热不衰者，是阳邪盛而阴复起，两者相交，故名阴阳交也。"③指阴阳之气不分，如王冰注："交，谓交合，阴阳之气不分别也。"④指"两感伤寒"，如张琦《素问释义》："阴阳交，即两感也。一阴一阳，脏腑相交，而以火为作合，故脉躁疾不为汗衰。由邪热布满，如焚如毁故也。"⑤指阳邪交入阴分。如张介宾《类经》注："汗者，阴之液，身热脉躁者，阳之邪。病温汗出之后，则当邪从汗解，热退脉静矣。今其不为汗衰者，乃阳胜之极，阴气不能复也，故为狂言，为不食。正阳邪交入阴分，则阴气不守，故曰阴阳交，交者死也。"上述诸说，以《类经》注为优。从经文的描述来看，本证"邪气交争于骨肉""病而留""不胜其病",都说明阴阳交是阳热之邪入于阴分,交结不解而导致邪盛正衰的一种危重证候,并非某种独立的温热疾病,更非生理常态之阴阳交会。

阴阳交的主要证候是汗出而热不退、脉不静、神不清、不能食,包括邪热炽盛、津枯液涸、胃气衰败、神明被扰等方面,相当于温病"下焦"和"气、营、血"分的部分证候。由于已见三个死候(不食、脉躁、失志),不见一生,故曰"必死"。但随着医学的发展,本证只要救之得法、及时,亦未必"必死"。正如吴瑭所谓:"经谓必死之证,谁敢谓生?然药之得法,有可生之理。"本证以"邪盛精虚"为其基本病理,故治当以清热养阴、扶正祛邪为大法,后世治温病,时刻"顾护津液,保存胃气""留得一分津液,便有一分生机",以及"热病以救阴为先,救阴以泄热为要"等基本原则,都是由此启迪而来。

风厥的病因病机及病证治疗

【原文】

帝曰:有病身热,汗出烦满,烦满不为汗解,此为何病?岐伯曰:汗出而身热者,风也;汗出而烦满不解者,厥[1]也,病名曰风厥[2]。帝曰:愿卒闻之。岐伯曰:巨阳主气[3],故先受邪,少阴与其为表里也,得热则上从之,从之则厥也[4]。帝曰:治之奈何?岐伯曰:表里刺之[5],饮之服汤[6]。(《素问·评热病论》)

【注释】

[1] 厥:逆也。指少阴之气自下而上逆。

[2] 风厥:马莳注"以其太阳感风,少阴气厥,名为风厥之证"。

[3] 巨阳主气:《素问·热论》:"巨阳者,诸阳之属也,其脉连于风府,故为诸阳主气也。"阳主表,为诸阳主气,当指主表而言。张介宾注:"巨阳主气,气言表也。"

[4] 得热则上从之,从之则厥也:太阳受邪而化热,少阴与太阳为表里,得

热则从之而上逆，邪正交争于里，故汗出而身热烦满不解，太阳与少阴表里俱病。

[5] 表里刺之：言针刺治疗当从足太阳、足少阴表里两经取穴。张介宾注："阳邪盛者阴必虚，故当泻太阳之热，补少阴之气，合表里而刺之也。"

[6] 饮之服汤：邪盛正虚，当需饮以汤药调治之。王冰注："饮之汤者，谓止逆上之肾气也。"

【解析】

本段主要论述风厥的病证、病机和治疗。

风厥病名现已不用。风厥在《黄帝内经》中凡三见，所指不同，张介宾注曰："按风厥之义不一，如本篇者，言太阳少阴病也；其在《阴阳别论》者，云二阳一阴发病，名曰风厥，言胃与肝也……在《五变》篇者，曰人之善病风厥漉汗者，肉不坚，腠理疏也。"本节经文所论风厥的病证主要是汗出烦满，烦满不为汗解；基本病机是素体肾阴亏损之人，汗出冒风，复感风温之邪，引动少阴虚火上逆；病位在太阳、少阴两经；病性属本虚标实的温病。太阳感受风邪，所以汗出而身热；少阴虚火上逆，所以烦满不为汗解。针刺治疗宜泻太阳之阳邪与补少阴之精气并进。汤液内服，可酌用《温病条辨》玉女煎加竹叶心。

劳风的概念、治则、预后

【原文】

帝曰：劳风[1]为病何如？岐伯曰：劳风法在肺下[2]，其为病也，使人强上冥视[3]，唾出若涕，恶风而振寒，此为劳风之病。帝曰：治之奈何？岐伯曰：以救俯仰[4]。巨阳引[5]。精者三日，中年者五日，不精者七日[6]，咳出青黄涕，其状如脓，大如弹丸，从口中、若鼻中出，不出则伤肺，伤肺则死也。（《素问·评热病论》）

【注释】

[1] 劳风：病名。因劳而虚，因虚而感受风邪故名劳风。杨上善注："劳中得风为病，名曰劳中，亦曰劳风。"

[2] 法在肺下：法，作常字解。尤在泾《医学读书记》说："劳则火起于下，

而风又乘之，风火相搏，气凑于上，故云法在肺下也。"

[3] 强上冥视：强上，指头项强急不舒。《素问·脉解》云："所谓强上引背者，阳气大上而争，故强上也。"冥视，目眩不明。王冰注："膀胱气不能上荣，故使人头项强而视不明也。"

[4] 以救俛（fǔ）仰：俛，同俯。救，谓救治。俛仰解释不一，总其要有二：一指呼吸困难。如尤在泾说："肺主气而司呼吸。风热在肺，其液必结，其气必壅，是以俯仰皆不顺利，故曰当救俯仰也。救俯仰者，即利肺气散邪气之谓乎！"二指项背强急，俛仰不便，如王冰注："俯仰谓屈伸也。"又如高世栻注："经脉调和则俯仰自如，强上可愈。"

[5] 巨阳引：在太阳经上取穴进行针刺治疗以引经气。

[6] 精者三日，中年者五日，不精者七日："精者"与"不精者"相对而言，前者指青壮年，后者指老年。精，言精神清爽，如《灵枢·营卫生会》："壮者之气血盛，其肌肉滑，气道通，营卫之行，不失其常，故昼精而夜瞑。"三日、五日、七日指病情缓解的大约天数。

【解析】

本段主要讨论劳风的病证、病机、治疗和预后。劳风病名现已不用，根据经文所述，似与《金匮要略》虚热肺痿感风急性发作者相同。劳风的病证主要有恶风振寒，强上冥视，唾出若涕；其基本病机为因劳而虚，因虚而太阳受风，内犯于肺，肺失清肃，痰热壅积；病位在肺，其病性属虚热。对劳风的治疗，经文不仅重视利肺散邪以救俯仰的治疗，更加注重"咳出青黄涕"以通气道的护理。张仲景创设桔梗散排脓以疗肺痈，就是以这一观点作为理论根据的，亦可用麦门冬汤化裁。本病的顺逆预后，经文提出一看年龄大小，体质强弱，二看排痰是否通畅，具有临床指导意义。

热病的五种逆证

【原文】

黄帝曰：何谓五逆？岐伯曰：热病脉静，汗已出，脉盛躁[1]，是一逆也；

病泄，脉洪大 [2]，是二逆也；著痹不移，腘肉破，身热，脉偏绝 [3]，是三逆也；淫而夺形，身热，色夭然白，及后下血衃，血衃笃重 [4]，是谓四逆也；寒热夺形，脉坚搏 [5]，是谓五逆也。（《灵枢·五禁》）

【注释】

[1] 热病脉静，汗已出，脉盛躁：马莳注："凡热病者脉宜洪，今反静，是邪盛正衰也。汗已出，脉宜静，今反盛躁，是邪气犹盛，是一逆也。"

[2] 病泄，脉洪大：马莳注："凡病泄者脉宜静，今反洪大，是邪气犹盛，是二逆也。"

[3] 腘肉破，身热，脉偏绝：腘肉破，精血已脱；脉偏绝，经气已竭，而身犹反热，邪犹炽盛，故为三逆。

[4] 淫而夺形，身热，色夭然白，及后下血衃，血衃笃重：衃（pēi），紫黑色的瘀血。马莳注："人有好淫而形肉已夺，其身发热，其色夭然而白，又乃去后，复有衃血，其血之凝黑者，且多而笃重，是四逆也。"

[5] 寒热夺形，脉坚搏：张介宾注："寒热夺形而脉坚搏者，脾阴大伤而真藏见也。"

【解析】

本段叙述了热病的五种逆证。五逆，是指正气大虚，或正虚邪仍猖盛以致脉症相反均不可再用针泻的重危之证，这五种逆证病状虽不相同，而都属于邪气亢盛，正气已虚弱不支，故预后均不良。掌握这五种逆证的病机病证对临床热病的辨治有一定指导意义。明代著名医家张介宾对于这样的病人，便强调要扶正为主，通过扶正达到祛邪。他提出对阴虚伤寒使用"补阴益气煎"来治疗（药物：人参、熟地黄、当归、甘草、山药、陈皮、升麻、柴胡），用补阴益气的方法分散邪气；对阳虚伤寒用"大温中饮"（药物：人参、熟地黄、当归、甘草、白术、柴胡、麻黄、肉桂、干姜），以峻补正气来托散邪气；并进一步解释了为何表证用熟地黄的意义，这就是由于"汗化于血，而无阴不作汗"，即汗出必须以阴血作为物质基础，只有在体内气血津液得到扶助的情况下，才能达到发汗宣散邪气的目的。这些都是《黄帝内经》理论具体运用于临床的经验之谈，值得重视。

咳嗽的病因病机

【原文】

黄帝问曰：肺之令人咳，何也？岐伯对曰：五藏六府皆令人咳，非独肺也。帝曰：愿闻其状。岐伯曰：皮毛者，肺之合也，皮毛先受邪气，邪气以从其合也。其寒饮食入胃，从肺脉上至于肺，则肺寒，肺寒则外内合邪[1]，因而客之，则为肺咳。五藏各以其时受病[2]，非其时，各传以与之[3]。人与天地相参[4]，故五藏各以治时[5]，感于寒则受病，微则为咳，甚者为泄、为痛[6]。乘秋则肺先受邪，乘[7]春则肝先受之，乘夏则心先受之，乘至阴[8]则脾先受之，乘冬则肾先受之。（《素问·咳论》）

【注释】

[1]外内合邪：外，为外感寒邪；内，指内伤寒饮食。因手太阴肺经起于中焦，还循胃口，上膈属肺，故饮食之寒气循肺脉上入于肺脏而致肺寒。外内合邪即指内外寒邪相合，为引起肺咳的重要病因及发病条件，故《灵枢·邪气脏腑病形》曰："形寒寒饮则伤肺，以其两寒相感，中外皆伤，故气逆而上行。"

[2]五藏各以其时受病：指五脏受邪发病各与其所主的时令有关，如肝主春、心主夏、脾主长夏、肺主秋、肾主冬。

[3]非其时，各传以与之：非其时，指非肺所主时之秋令；之，指肺。本句意为四时皆有咳证，如非肺主秋季之咳，乃由其他脏腑在其所主时令先受邪气，然后影响到肺而为咳。

[4]相参：互相参应之意。

[5]治时：高世栻："治，犹主也。"指五脏所主的时令。

[6]微则为咳，甚则为泄、为痛：单纯肺病，病证尚轻微，以咳嗽症状为主；严重咳证，涉及五脏六腑，"泄"为六腑咳之特征，"痛"为五脏咳之特征，详参后文。

[7]乘：趁也，此指处于何时。

[8] 至阴：指脾之主时长夏。

【解析】

本节集中论述了咳的发病原因、肺咳形成机制，以及咳与四时五脏的关系。

（1）咳是肺病的主要见症。

经文曰"肺之令人咳"，明确了咳与肺的关系，说明无论何种咳嗽，总是与肺相关。咳既是肺气上逆的一种表现，也是肺气排邪外出的一种表现。由于肺主气，朝百脉，太阴经脉起于胃，其肺系直通外界，受邪机会较多，加之肺为"娇脏"，不耐寒热燥湿，对诸多邪气侵扰甚为敏感，故邪气犯肺，首先表现出来的症状往往就是咳嗽。所以《素问·宣明五气论》说："肺为咳。"但人是一个有机的整体，咳不离于肺，然不止于肺。咳是肺的主要病证，但其他脏腑的病变在一定条件下，也可通过经络传至肺，发生咳嗽，故经文曰："五脏六腑皆令人咳，非独肺也。"然而咳总是肺病的一种表现，所以陈修园曰："咳嗽不止于肺，然亦不离于肺。"总之，分析咳嗽的病机，首先必须重视肺系局部，同时也不忽视全身整体，将两者结合起来，并注意它们之间的相互影响，才能抓住要害。

（2）咳嗽的病因。

经文通过"肺咳"的形成，说明咳嗽的病因主要有两个方面。其一，"皮毛者，肺之合也，皮毛先受邪气，邪气以从其合也"。是说六淫之邪由皮毛而犯肺。其二，"其寒饮食入胃，从肺脉上至于肺，则肺寒"，指寒饮之邪由胃上逆犯肺，"外内合邪，因而客之则为肺咳"。咳嗽之因，可分外感、内伤两类，对后世颇有启迪，如张介宾所说："咳嗽之要，止唯二证，何谓二证？一曰外感，一曰内伤，而尽之矣。"当然，外感寒邪、内伤寒饮是引起咳嗽的常见病因，但外邪因素不限于感寒，风、寒、暑、湿、燥、火六淫之邪皆可致咳，而以寒邪为多；内伤因素也不限于寒饮寒食。

（3）咳与四时五脏关系。

人体与四时季节相应，因而本节明确指出在不同季节感受时令邪气，均可引起相应内脏受伤而发病，内脏受损，波及于肺而生咳嗽。这充分体现了五脏对相应季节时邪的易感性，也反映出《黄帝内经》四时五脏发病观。

五脏咳、六腑咳的辨证分类

【原文】

帝曰：何以异之？岐伯曰：肺咳之状，咳而喘息有音，甚则唾血。心咳之状，咳则心痛[1]，喉中介介如梗状[2]，甚则咽肿，喉痹[3]。肝咳之状，咳则两胁下痛，甚则不可以转，转则两胠[4]下满。脾咳之状，咳则右胁下痛[5]，阴阴[6]引肩背，甚则不可以动，动则咳剧。肾咳之状，咳则腰背相引而痛，甚则咳涎[7]。

帝曰：六府之咳奈何？安所受病？岐伯曰：五藏之久咳，乃移于六府。脾咳不已，则胃受之，胃咳之状，咳而呕，呕甚则长虫[8]出。肝咳不已，则胆受之，胆咳之状，咳呕胆汁。肺咳不已，则大肠受之，大肠咳状，咳而遗失[9]。心咳不已，则小肠受之，小肠咳状，咳而失气[10]，气与咳俱失。肾咳不已，则膀胱受之，膀胱咳状，咳而遗溺。久咳不已，则三焦受之[11]，三焦咳状，咳而腹满，不欲食饮。此皆聚于胃，关于肺[12]，使人多涕唾[13]，而面浮肿气逆也。（《素问·咳论》）

【注释】

[1] 心痛：指心胸部疼痛。

[2] 喉中介介如梗状：形容咽部有物梗塞感。

[3] 喉痹：指咽喉肿痛、声音嘶哑之病。

[4] 两胠（qū）：左右腋下胁肋部。

[5] 脾咳之状，咳则右胁下痛：此从脾气化主右而言。王冰注："脾气主右，故右区下阴阴然深慢痛也。"

[6] 阴阴：即隐隐之意。

[7] 咳涎：指咳吐痰涎。

[8] 长虫：即蛔虫。

[9] 遗失：《针灸甲乙经》《太素》均作"遗矢"。矢，通屎。遗矢，即大便失禁。

[10] 失气：即矢气，俗称放屁。

[11] 久咳不已，则三焦受之：久咳，泛指上文所言诸咳。本句总论久咳的

危害。咳久则病不局限于一脏一腑，可涉及全身脏腑，而三焦总司全身之气化，囊括一身之气，故言久咳不已，为三焦受病。

[12] 此皆聚于胃，关于肺：水饮聚于胃，则上关于肺而为咳。

[13] 涕唾：《黄帝内经》无"痰"字，涕唾，即指痰而言。

【解析】

本段讨论了五脏咳、六腑咳的辨证分类，提出了"此皆聚于胃，关于肺"论点。

五脏咳证，是邪犯各脏经脉，使各脏经脉的气血逆乱所致。经文根据咳嗽的兼见症状，结合五脏的生理功能及经脉的循行路线，进行五脏分证，并提出了五脏咳多兼"痛"的证候特点。心经起于心中，其支从心系上挟咽，故心咳症状为咳嗽伴心胸疼痛，以及咽喉梗塞不利；肝经布胁肋，故肝咳症状为咳嗽伴两胁疼痛；脾气主右，脾咳症状为咳嗽伴右胁隐痛引及肩背；肾经贯脊属肾，腰为肾之府，肾咳症状为咳嗽伴腰背互相牵引作痛，又肾为水脏，主涎饮，故可见咳吐痰涎。

"五脏之久咳，乃移于六腑"，说明咳证日久，可通过脏腑表里关系进行传变。其分类亦是根据兼见症状，结合六腑各自的功能特点进行的。从其中"呕""遗失""矢气""遗溺"等症来看，都有"泄"的共同特征，说明已经出现气虚不能收摄的病机。所以，六腑咳较五脏咳的病程长、病情重，这与通常脏病传腑为病轻的一般规律有所不同，提示疾病的传变是十分复杂的，临床要掌握其常与变。经文这种分类方法，为后世脏腑辨证提供了范例。

对"聚于胃，关于肺"的认识，注说不一，归纳之有四。①指六腑咳，如《太素》云："此六腑咳，皆以气聚于胃中，上关于肺，致使面浮肿，气逆为咳也。"②指久咳不已，上、中二焦受邪的病机，如王冰注曰："上焦者，出于胃上口，并咽以上贯膈，布胸中走腋。中焦者，亦并胃口，出上焦之后，此所受气者，泌糟粕，蒸津液，化其精微，上注于肺脉，乃化而为血。故言皆聚于胃，关于肺也。"③是承"三焦咳状"而言，如吴昆注曰："胃土既虚，则三焦虚邪皆聚于胃，所谓万物归乎土也。肺为脏腑之华盖，诸脏腑有病，无不熏蒸之,所谓肺朝百脉也,故曰关于肺,言关系于肺也。"④是总结以上诸咳,如张介宾注曰:"此下总结诸咳之证,而并及其治也。诸咳皆聚于胃,关于肺者,以胃为五脏六腑之本,肺为皮毛之合。如上文所言,皮毛先受邪气,及寒饮食入胃者,皆肺胃之候也。"以上诸说,以张介宾注为优。

从本篇所论来看,不仅"肺咳"之形成与肺胃相关,就是五脏六腑之咳久久不愈,亦关乎肺胃。因久咳不已,影响三焦气机,津液势必停聚于胃,饮邪循经上逆犯肺,则咳而多涕唾,面浮肿而气逆。所以"聚于胃,关于肺"是指与寒饮咳嗽最为相关的一脏一腑,是后世"脾为生痰之源,肺为贮痰之器"理论的渊源。临床治咳,或化痰,或降气,或润燥,或益气,皆与肺胃有关,故肺胃二脏为咳证辨治的重点,医者不可不详。

咳嗽的治则

【原文】

帝曰:治之奈何?岐伯曰:治藏者治其俞[1],治府者治其合[2],浮肿者治其经[3]。帝曰:善。(《素问·咳论》)

【注释】

[1]俞:井、荥、输、经、合五输穴。五脏输穴:肝为太冲,心为神门,脾为太白,肺为太渊,肾为太溪。

[2]合:五输穴中的合穴。六腑合穴:大肠为曲池,小肠为小海,胃为足三里,膀胱为委中,三焦为天井,胆为阳陵泉。

[3]经:五输穴中的经穴。脏腑经穴:肝为中封,心为灵道,脾为商丘,肺为经渠,肾为复溜,大肠为阳溪,小肠为阳谷,胃为解溪,膀胱为昆仑,三焦为支沟,胆为阳辅。

【解析】

本节概括指出了咳病的治疗原则。咳有不同类型,故应视其具体病情,选用不同穴位刺治。经文从"五脏六腑皆令人咳,非独肺也"的思想出发,强调治咳不应局限于治肺,而应采用脏腑分证的方法,提出了针刺治疗咳证

"治脏者治其俞，治腑者治其合，浮肿者治其经"的基本原则。即脏咳以取俞穴为主刺治，腑咳以取合穴为主刺治，有兼症者应随症选穴。这一分经论治、辨证取穴的原则有重要的临床指导意义。

寒邪致痛的机制

【原文】

黄帝问曰：余闻善言天者，必有验于人；善言古者，必有合于今；善言人者，必有厌[1]于己。如此，则道不惑而要数极[2]，所谓明也。今余问于夫子，令言而可知[3]，视而可见[4]，扪而可得[5]，令验于己，而发蒙解惑[6]，可得而闻乎？岐伯再拜稽首[7]对曰：何道之问也？帝曰：愿闻人之五藏卒痛，何气使然？岐伯对曰：经脉流行不止，环周不休，寒气入经而稽迟[8]，泣[9]而不行，客于脉外则血少，客于脉中则气不通[10]，故卒然而痛。（《素问·举痛论》）

【注释】

[1] 厌：与上文"合""验"义同。《说文解字·厂部》："厌，合也。"

[2] 道不惑而要数极：道，道理，事物运动变化的规律；不惑，不迷惑，明白的意思；要数，重要道理之本源。杨上善注："数，理也。"

[3] 言而可知：言，即问诊。听病人言，即可知病情。

[4] 视而可见：视，即望诊。望病人色，即可知病之所主。

[5] 扪而可得：扪，即切诊。通过扪诊（包括切脉、触诊）即可知病所在。

[6] 发蒙解惑：启发蒙昧，解除疑惑。

[7] 稽首：古时一种跪拜礼，叩头到地。

[8] 稽迟：稽，滞留。迟，运行迟缓。言经脉运行阻滞不利。

[9] 泣（sè）：音义通"涩"。

[10] 客于脉外则血少，客于脉中则气不通：此两句是互文，意即客于脉外则血气少，客于脉中则血气不通。

【解析】

本节提出了引起疼痛的病机纲领。痛证比较复杂但又常见，对其进行辨证，必须把问诊、望诊和切诊结合起来，才能全面把握病情。经文提出了引起疼痛的病机纲领："客于脉外则血少，客于脉中则气不通，故卒然而痛。"人赖气血以生，气血运行于经脉之中。经脉通畅，气血流行，环周不休，快慢适度。全身各脏腑组织器官得到气血的濡养，才能发挥其正常功能。若邪气侵犯经脉，一则直接阻碍气血运行，"不通则痛"；一则使经脉痉挛收缩，气血运行受阻，脏腑组织得不到足够的营养，"不营则痛"。"不通则痛"和"不营则痛"是中医对疼痛病机的高度概括。"不通则痛"属实，是由于邪阻经脉，气血不畅（通）所致；"不营则痛"属虚，是因为气血亏乏，脏腑失养所致。这一疼痛病机的总纲，对我们今天研究痛证仍有重要实践价值。

引起疼痛的原因颇多，其中尤以寒邪最为常见，因寒为阴邪，其性凝滞，易于侵犯经脉，使经脉收缩拘急，气血运行阻滞，从而发生疼痛。论中重点举出寒气致病，足见寒气在疼痛中的重要地位。

14 种疼痛的病因病理、辨证要点

【原文】

帝曰：其痛或卒然而止者，或痛甚不休者，或痛甚不可按者，或按之而痛止者，或按之无益者，或喘动应手[1]者，或心与背相引而痛者，或胁肋与少腹相引而痛者，或腹痛引阴股[2]者，或痛宿昔[3]而成积者，或卒然痛死不知人有少间复生者，或痛而呕者，或腹痛而后泄者，或痛而闭不通者，凡此诸痛，各不同形，别之奈何？

岐伯曰：寒气客于脉外则脉寒，脉寒则缩蜷，缩蜷则脉绌急[4]，绌急则外引小络，故卒然而痛，得炅[5]则痛立止；因重中[6]于寒，则痛久矣。寒气客于经脉之中，与炅气相薄则脉满[7]，满则痛而不可按也。寒气稽留，炅气从上，则脉充大而血气乱，故痛甚不可按也。寒气客于肠胃之间，膜原[8]之下，血不得散，小络急引故痛。按之则血气散，故按之痛止。寒气客于侠脊之脉[9]，则深按之不能及，故按之无益也。寒气客于冲脉，冲脉起于关元[10]，随腹直上，寒气客则脉不通，脉不通则气因之，故喘动应手矣。寒气客于背俞之脉[11]

则脉泣，脉泣则血虚，血虚则痛，其俞注于心，故相引而痛，按之则热气至，热气至则痛止矣。寒气客于厥阴之脉，厥阴之脉者，络阴器，系于肝，寒气客于脉中，则血泣脉急，故胁肋与少腹相引痛矣。厥气[12]客于阴股，寒气上及少腹，血泣在下相引，故腹痛引阴股。寒气客于小肠膜原之间，络血之中，血泣不得注于大经，血气稽留不得行，故宿昔而成积矣。寒气客于五藏，厥逆上泄[13]，阴气竭[14]，阳气未入，故卒然痛死不知人，气复反则生矣。寒气客于肠胃，厥逆上出，故痛而呕也。寒气客于小肠，小肠不得成聚[15]，故后泄腹痛矣。热气留于小肠，肠中痛，瘅热[16]焦渴则坚干不得出，故痛而闭不通矣。（《素问·举痛论》）

【注释】

[1] 喘动应手：急剧地跳动应手。

[2] 阴股：大腿内侧。

[3] 痛宿昔：指久痛不愈。

[4] 绌（chù）急：屈曲拘急。

[5] 炅：音义均同炯，热也。

[6] 重中（chóng zhòng）：重复感受。

[7] 与炅气相薄则脉满：炅气，阳气。薄，同搏。寒邪侵袭经脉，阳气与之相搏，邪实于经，故脉满而痛不可按。

[8] 膜原：亦作募原。肠胃之外，腹腔之内脂膜。一说是胸膜与膈肌之间的部位。

[9] 侠脊之脉：脊柱两旁深部的经脉。侠，通"挟"。

[10] 关元：穴名，属任脉，在脐下正中3寸。

[11] 背俞之脉：足太阳膀胱经脉，行于背部的部分有五脏六腑之俞穴，故称背俞之脉。

[12] 厥气：厥气，即逆上之气。

[13] 厥逆上泄：指阴寒之气向上冲逆泄越。

[14] 阴气竭，阳气未入：竭，阻遏的意思。阴气阻遏，阳气不畅，阴阳阻隔。

[15]小肠不得成聚：小肠为受盛之官，不得成聚，指小肠受盛化物的功能失调。

[16]瘅热：瘅者，热也。瘅热，热甚也。

【解析】

本段主要论述了十四种痛证的病理机制、辨证要点。所论十四种疼痛，可分为以下三种类型。①疼痛与缓解方法有关者凡六种。得热而疼痛缓解者，是寒邪伤于脉外，病位尚浅，故可用艾灸、热熨之法缓解。疼痛拒按者，是寒热交争剧烈，按之则气血愈加逆乱，故拒按。按之痛不减者，是寒邪深伏于里，按之不能达于病所，故按之不减。痛而喜按者有两证：一是邪伤肠外小络，按之血气畅通；一为按之可使阳热之气直抵病所，使邪气消散，故此两者喜按。也有按之搏动应手，是邪伤冲脉之深者。②牵引性疼痛有三证：寒客背俞之脉，心与背相引而痛；寒伤厥阴，因肝脉环阴，布胁，抵少腹，故寒邪犯之，经气不利，有胁肋与少腹相引而痛；少腹痛引阴股两类型。③伴有不同兼症之痛者凡五：邪客小肠膜原之间，日久气血凝聚，故痛久而兼积聚；有寒邪伤脏，阳气被阴寒壅阻不能入内，阴阳之气不相交通，气机大乱，故发生疼痛性昏厥；胃肠之气下行为顺，寒邪犯之，气反上逆，故腹痛而兼呕吐；寒犯小肠，食物不得消化，清浊不分，并走大肠，故痛兼腹泻；当寒邪从阳化热，或热邪直犯小肠，灼津化燥，故痛兼大便秘结。

在病理情况下，人的任何部位都可发生疼痛，本节所讨论的疼痛实际上以腹痛为主。从病因来说，以寒气入侵经脉为主。《素问·痹论》也有类似的记载："痛者，寒气多也，有寒故痛也。"从病机分析，大致有以下几方面。①寒主收引：寒邪入侵经脉，经脉挛缩拘急而疼痛；②血气痹阻：寒性凝滞，血气瘀涩，痹阻经脉，不通则痛；③寒热搏结：邪实于经，经脉盛满而痛；④血虚不荣：血脉空虚，不能荣养经脉，发生疼痛；⑤脏气逆乱：寒气侵袭五脏，脏气厥逆，阴阳气不相顺接，发生痛而昏不知人。

从临床实践看，引起疼痛的原因甚多，有六淫七情，也有饮食失节、虫积、瘀血等因素，病理变化十分复杂。本段列举痛证中的十四种情况，意在提示辨证的方法。①辨疼痛性质，如"痛或卒然而止""痛甚不休""痛甚不可按""按之而痛止""按之无益""得灵则痛立止""喘动应手"等。②辨疼痛部位，如"心与背相引而痛""胁肋与少腹相引而痛""腹痛引阴股"等。③辨疼痛的兼症，如"痛而呕""腹痛而后泄""痛而闭不通""痛宿昔而成积"，以及"卒然痛死不知人"等。这些论述，对临床辨证颇有启发意义，可以作为我们深入研究痛证辨证规律的示范。

疼痛的诊断要点

【原文】

帝曰：所谓言而可知者也。视而可见，奈何？岐伯曰：五藏六府，固尽有部[1]，视其五色，黄赤为热，白为寒，青黑为痛，此所谓视而可见者也。帝曰：扪而可得，奈何？岐伯曰：视其主病之脉[2]，坚而血及陷下者[3]，皆可扪而得也。帝曰：善。（《素问·举痛论》）

【注释】

[1] 五藏六府，固有尽部：固，本也。谓五脏六腑在面部原本都有一定的分部。

[2] 主病之脉：病邪所犯之经脉。

[3] 坚而血及陷下者：按之坚硬，局部血脉壅盛，属实；按之陷下濡软，为虚。

【解析】

对疼痛的诊察必须通过问诊、望诊、切诊等的综合运用，方能全面收集诊断资料，确定疼痛的病位与病性。望诊可察知面部色泽及局部变化；切诊可察知局部脉络的坚软盈陷及搏动与否，然后进行综合分析，方可确定病位与病性。

体质与人耐痛能力的关系

【原文】

黄帝问于少俞曰：筋骨之强弱，肌肉之坚脆[1]，皮肤之厚薄，腠理之疏密，各不同，其于针石[2]火焫[3]之痛何如？肠胃之厚薄坚脆亦不等，其于毒药[4]何如？愿尽闻之。少俞曰：人之骨强、筋弱、肉缓、皮肤厚者耐痛，其于针石之痛、火焫亦然。黄帝曰：其耐火焫者，何以知之？少俞答曰：加以黑色而美骨[5]者，耐火焫。黄帝曰：其不耐针石之痛者，何以知之？少俞曰：坚肉薄皮者，不耐针石之痛，于火焫亦然。黄帝曰：人之病，或同时而伤，或易已，或难已，其故何如？少俞曰：同时而伤，其身多热者[6]易已，多寒者[6]难已。黄帝曰：人之胜毒[7]，何以知之？少俞曰：胃厚[8]、色黑、大骨及肥者，皆胜毒；故其瘦而薄胃者，皆不胜毒也。（《灵枢·论痛》）

【注释】

[1] 坚脆：坚为坚实，脆为脆弱。

[2] 针石：针，针刺；石，砭石。为古代用于痈疡排脓及放血的医疗工具。

[3] 火焫（ruò，又读 rè）：焫，烧也。此处火焫作艾灸解。

[4] 毒药：即内服药物。由于药物多少有性味所偏的毒性作用，故泛称之为毒药。

[5] 美骨：张介宾注："美骨者，骨强之谓。"

[6] 多热、多寒：指受邪后机体所出现的症状各人不同，有的多见热性症状，有的多见寒性症状。

[7] 胜毒：胜，胜任、耐受的意思。胜毒，即对药物的耐受力高。

[8] 胃厚：胃气强。

【解析】

本段讨论了不同体质的人，对针石、火焫引起疼痛的耐受性不同，对药物的耐受性也有差异，提示人们在临床辨证论治时应注意个体体质的差异，即"因人而治"。

古代医家通过大量的临床观察，如实记下有关病人耐受性的资料。对针灸的耐痛能力主要看形体是否壮实，以及神气的灵敏度，如敏感性强，则"坚肉"，不耐痛；敏感性低，则"筋弱肉缓"，耐痛。对药物的耐受性，主要看病人胃气的强弱。"胃厚"者胜毒，"薄胃"者不胜毒。至于其"色黑、大骨及肥者"或"瘦弱"，可视为胃气强弱的外形特征。病人耐受性的高低，对临床施治有指导意义，如耐受力高的，针灸可用强刺激法，用药不避峻猛，反之只能轻刺激或用缓剂。

经文"同时而伤，其身多热者易已，多寒者难已"，指出不同体质的人，对病邪机体的反应亦不同。正气强者，受邪后多见热证实证；正气虚者，则多见寒证虚证。前者病易愈，后者病难愈。说明体质之强弱，不仅关系到受邪后是否易于发病，而且也是发病后决定预后转归的重要因素。

风邪致病复杂多变的病理

【原文】

黄帝问曰：风之伤人也，或为寒热，或为热中，或为寒中，或为疬风，或为偏枯[1]，或为风也[2]，其病各异，其名不同，或内至五藏六府，不知其解，愿闻其说。

岐伯对曰：风气藏于皮肤之间，内不得通，外不得泄；风者，善行而数变[3]，腠理开则洒然寒，闭则热而闷[4]，其寒也则衰食饮，其热也则消肌肉[5]，故使人怢栗[6]而不能食，名曰寒热。

风气与[7]阳明入胃，循脉而上至目内眦，其人肥，则风气不得外泄，则为热中而目黄[8]；人瘦则外泄而寒，则为寒中而泣出[9]。

风气与太阳俱入，行诸脉俞，散于分肉之间，与卫气相干[10]，其道不利，故使肌肉愤[11]而有疡，卫气有所凝而不行，故其肉有不仁也。疬[12]者，有荣气热胕，其气不清，故使其鼻柱坏而色败，皮肤疡溃。风寒客于脉而不去，名曰疬风，或名曰寒热。（《素问•风论》）

【注释】

[1] 偏枯：据下文，"各人其门户，所中则为偏风"，偏枯当指偏风。风邪偏中于人体某脏某部，谓之偏风。

[2] 或为风也：据下文，当指脑风、目风、漏风、内风、首风、肠风、泄风等多种风证而言。

[3] 善行而数变：善行，游走动荡。数变，变化多端。姚止庵注："善行者，无处不到；数变者，证不一端。风之为邪，其厉矣哉。"

[4] 腠理开则洒然寒，闭则热而闷：张琦注："风为阳邪，春夏多挟热，秋冬多挟寒，又各因其人之本气为病，故为变不同。其始人，因腠理之开则洒然而寒。风本伤卫，过其营血，不得疏泄，则郁而为热，热则烦心，故闷也。"

[5] 其寒也则衰食饮，其热也则消肌肉：风寒伤胃，故饮食衰少。风邪化热，灼伤津液，则肌肉消瘦。

[6] 佚（tū）栗（lì）：佚，通佚，忘失也。栗，因寒冷而颤动。王冰注："卒振寒貌。"佚栗，可解为振寒与发热交替发作。张介宾注："寒热交作则振寒，故为佚栗不食。"

[7] 与：随也。

[8] 热中而目黄：风邪化热。热盛于中，循足阳明经而上于目，故目黄。张介宾注："风气客于阳明，则内入于胃。胃居中焦，其脉上行，系于目系。人肥则腠理致密，邪不得泄，留为热中故目黄。"

[9] 寒中而泣出：人体阳气素虚，风从寒化，寒气循足阳明经而上于目，故泣出。杨上善注："人瘦则腠理疏虚，外泄温气，故风气内以为寒中。足阳明脉虚冷，故目泣出也。"

[10] 相干：干，犯也。相干、相搏的意思。

[11] 愤：肿胀之意。愤，发也，胀也。《素问·生气通天论》说："营气不从，逆于肉理，乃生痈肿"，与此同理。

[12] 疠：疠风，亦名大风，即今之麻风病。

【解析】

本节主要论述了风病的病理机制复杂多变，提出了风善行而数变的论点。风"善行数变"是说风性主动，其动急速变异。本篇主要从三方面说明了风邪"善行数变"的特点。

（1）风邪伤人，途径各异，病变多端。经文列举四种病变。①疟疾：为风邪藏于皮肤之间，引起寒战、发热、不能食、肌肉消瘦等症，经文中曰"寒热"。《素问·疟论》说"夫痎疟皆生于风"，即指此而言。②热中寒中：风邪从阳明经入，一可循经上犯于目，发生眼病；一可循经入胃，引起热中或寒中两种病变。肥人多痰湿，风邪入内，湿热熏蒸而热中、目黄；瘦弱之人阳气不足，风邪入内，阳气外泄而成寒中目泣等症。③疮疡不仁：风邪由太阳经脉侵入，经脉不利，营卫凝滞而发疮疡，或病不仁。④疠风：相当于麻风病，是风寒之邪侵入血脉之中，久留不去，荣气热腐，污浊不清，故致鼻柱损坏而色败，皮肤溃疡而不愈。《素问·脉要精微论》说："脉风成为疠"，《素问·长刺节论》指出："病大风，骨节重，须眉堕，名曰大风"，可为本病之补充。

（2）体质不同，病变各异。如同风邪从阳明入胃，由于患者有肥瘦之异，故病有"热中""寒中"之变。又如同风邪袭表，由于体质不同，其腠理有疏松和致密之别，因而症状有汗出与无汗之异。可见体质因素是造成风邪致病"数变"的内因素。

（3）时令不同，病变各异。如后面经文所论"春甲乙伤于风者为肝风……冬壬癸中于邪者为肾风"，说明风邪致病的"数变"与季节时日也有关系。总之，风邪致病出现"数变"的原因，除风邪本身的性质"善行"之外，与受邪途径的多种多样、体质有寒热虚实不同，以及天时季节对五脏的影响等都有关系。

多种风病的病名和发病机制

【原文】

以春甲乙伤于风者，为肝风[1]。以夏丙丁伤于风[2]者，为心风。以季夏戊已伤于邪[2]者，为脾风。以秋庚辛中于邪[2]者，为肺风。以冬壬癸中于邪者，为肾风。

风中五藏六府之俞，亦为藏府之风，各入其门户[3]，所中则为偏风。

风气循风府而上，则为脑风[4]。风入系头[5]，则为目风，眼寒。饮酒中风，则为漏风[6]。入房汗出中风，则为内风[7]；新沐中风，则为首风[8]。久风入中[9]，则为肠风、飧泄[10]。外在腠理，则为泄风。故风者，百病之长也，至其变化，乃为他病也，无常方，然致有风气也。（《素问·风论》）

【注释】

[1] 以春甲乙伤于风者，为肝风：甲乙，指甲乙日（古代以干支纪日）。甲乙在五行均属木，肝属木，故春季，甲乙日受风邪则入通于肝，而为肝风。

下文四脏同例。

[2] 伤于风、伤于邪、中于邪：三者意义相同，言感受风邪。

[3] 门户：门户，在此是指腧穴。前文有"风中五脏六腑之俞"，联系后文，则凡风所由入之处均为门户。

[4] 脑风：吴昆注："脑风，脑痛也。"姚止庵云："脑风者，风入于脑，触风则头晕微痛，时流清涕，与鼻渊相似也。"

[5] 系头：指目系。即眼联系于脑的脉络。

[6] 漏风：即《素问·病能论》的酒风。

[7] 内风：王冰注："内耗其精，外开腠理，因内风袭，故曰内风。"

[8] 新沐中风，则为首风：沐，洗头也。张志聪注："以水灌首曰沐。新沐则首之毛腠开，中风则风入于首之皮肤，而为首风。"

[9] 久风入中：姚止庵注："中者，脾胃也。风久则木胜，木胜则入而伤土，是故风居肠藏则令水谷不分。"

[10] 肠风、飧泄：王冰注："风在肠中，上熏于胃，故食不化而下出焉。飧泄者，食不化而出也。"

【解析】

本节简要指出了多种风病的发病机制及其病名。风为百病之长，可从以下几方面理解：一者，风邪可多途径致病，病位广泛，如风邪从经脉侵入，则成"寒热""疮疡""目风""泣出""疠风"等，伤于肠胃则成"肠风""胃风"，中于脏腑之俞，则为脏腑之风，或病"偏风"，滞留腠理则病"泄风"等。二者，风病一年四季均可感而发病，非独春季。三者，风邪可以在人们各种不同的生活状态下致病，如饮酒中风为"漏风"，新沐中风为"首风"，入房汗出中风为"内风"等。都说明风邪常存，如果生活起居稍有不慎，随时都可能感受风邪而为病。四者，风为六淫之首，其动急速，中人最快，常为诸外邪之先导，帅先中人，如疠风为"风寒客于血脉不去"，痹证是"风寒湿三气杂至"。说明其他外邪多依附于风邪伤人致病，风为诸外邪之载体，由此也决定了风邪致病的多样性、广泛性、变异性。所以经文断言："风者百病之长也，至其变化，乃为他病也，无常方，然致有风气也。"《素问·骨空论》也说："风者，百病之始也。"指出百病之初，多有风邪作祟。

五脏风的症状和诊断要点

【原文】

帝曰：五藏风之形状不同者何？愿闻其诊及其病能[1]。岐伯曰：肺风之状，多汗恶风，色骈然白[2]，时咳短气，昼日则差，暮则甚，诊在眉上[3]，其色白。心风之状，多汗恶风，焦绝[4]，善怒吓，赤色，病甚则言不可快，诊在口[5]，其色赤。肝风之状，多汗恶风，善悲，色微苍，嗌干善怒，时憎女子[6]，诊在目下，其色青。脾风之状，多汗恶风，身体怠惰，四支不欲动，色薄微黄，不嗜食，诊在鼻上[7]，其色黄。肾风之状，多汗恶风，面瘫然浮肿，脊痛不能正立，其色炲[8]，隐曲不利[9]，诊在肌上，其色黑。胃风之状，颈多汗，恶风，食饮不下，鬲塞不通，腹善满，失衣[10]则胀，食寒则泄，诊形瘦而腹大。

首风之状，头面多汗，恶风，当先风一日则病甚[11]，头痛不可以出内，至其风日，则病少愈。漏风之状，或多汗，常不可单衣[12]，食则汗出，甚则身汗，喘息恶风，衣常濡，口干善渴，不能劳事。泄风之状，多汗，汗出泄衣上，口中干，上渍其风，不能劳事，身体尽痛则寒。帝曰：善。(《素问·风论》)

【注释】

[1]病能：能，与"态"通。病态，指症状而言。

[2]骈(píng)然白：面色惨淡而白。

[3]眉上：指两眉间的部位，亦称阙中，为肺在面部相应之区域。

[4]焦绝：焦，燥也。绝，极也。张介宾注："言唇舌焦燥之极也。"

[5]言不可快，诊在口：口当指舌而言，心开窍于舌也。舌强则言不可快。

[6]时憎女子：憎，嫌恶。

[7]鼻上：亦称面王。为脾在面部的相应区域。鼻准最高部属脾，两鼻翼属胃。

[8]炲(tái)：《玉篇》："炲，煤烟尘也。"这里形容色黑。

[9]隐曲不利：即性功能减退。王冰注："隐曲者谓隐蔽委曲之处也。肾藏精，

外应交接，今藏被风薄，精气内微，故隐蔽委曲之事，不通利所为也。"

[10] 失衣：少穿衣服。

[11] 先风一日则病甚：气候变化的前一天头痛剧烈。张介宾注："凡患首风者，止作无时，故凡于风气将发，必先风一日而病甚头痛。以阳邪居以阳分，阳性先而速也。先至必先衰，是以至其风日，则病少愈。"

[12] 常不可单衣：欲穿厚衣的意思。

【解析】

本段讨论了脏腑之风及脑风、目风、漏风、内风、首风、肠风、泄风等多种风证的发病、症状、诊断要点等。

各种风证虽受邪部位、发病条件及临床表现均不相同，但多数风病都有"多汗恶风"的共同症状。张志聪注："风为阳邪，开发腠理，故多汗，风气伤阳，邪正不合，故恶风也。"风为阳邪，其性开泄，伤人首犯皮毛，能使腠理疏松开泄，故有此证。这突出地反映了风邪致病的证候特点，对后世关于风病的临床辨证有所启发，如《伤寒论》云："太阳病，发热，汗出，恶风，脉缓者，名为中风。"《温病条辨》认为出现"微恶风寒，身热自汗"症状者，是风温卫分证的重要标志。这些均以"汗出恶风"为其辨证的着眼点。

本文所论各种脏腑之风，如肝风、心风、肾风、胃风、内风……都是由外来风邪所导致的。后世所谓"肝风""慢脾风""失心风"等乃是内脏功能失调，属于内伤范畴，与本文所述脏腑之风的概念不同。

痹证的病因、发病及分类

【原文】

黄帝问曰：痹之安生？岐伯对曰：风寒湿三气杂至合而为痹也。其风气胜者为行痹[1]，寒气胜者为痛痹[2]，湿气胜者为著痹[3]也。

帝曰：其有五者何也？岐伯曰：以冬遇此者为骨痹[4]，以春遇此者为筋痹[5]，以夏遇此者为脉痹[6]，以至阴[7]遇此者为肌痹[8]，以秋遇此者为皮痹[9]。

帝曰：内舍五藏六府，何气使然？岐伯曰：五藏皆有合，病久而不去者，内舍[10]于其合也。故骨痹不已，复感于邪，内舍于肾；筋痹不已，复感于邪，内舍于肝；脉痹不已，复感于邪，内舍于心；肌痹不已，复感于邪，内舍于脾；皮痹不已，复感于邪，内舍于肺。所谓痹者，各以其时重感于风寒湿之气也。（《素问·痹论》）

【注释】

[1] 行痹：指风邪偏盛，以肢节酸痛、游走无定处为特点的痹证，又称风痹。

[2] 痛痹：指寒邪偏盛，以肢节疼痛剧烈为特点的痹证，又称寒痹。

[3] 著痹：指湿邪偏盛，以肢节疼痛、重着不移，或顽麻不仁为特点的痹证，又称湿痹。

[4] 骨痹：指冬季易发，以骨重酸痛、不能运动为特点的痹证。

[5] 筋痹：指春季易发，以筋挛节痛、屈而不能伸为特点的痹证。

[6] 脉痹：指夏季易发，以脉中气血不行而色变为特点的痹证。

[7] 至阴：即长夏。

[8] 肌痹：指长夏易发，以肌肉顽麻、不知痛痒为特点的痹证。

[9] 皮痹：指秋季易发，以皮肤麻木、尚微觉痛痒为特点的痹证。

[10] 舍：作稽留解。吴昆注："舍，邪入而居之。"

【解析】

本段主要论述了痹证的病因及其分类。《黄帝内经》中所论的痹，其含义归纳起来有两方面：一从病机学含义，凡一切由于邪气所致的闭阻、壅滞、不通的病机所致之病，皆曰为痹，故《中藏经》释之为"闭"。如本节所说的五脏痹，《素问·至真要大论》的食已而痛、吐出乃止的"食痹"，《素问·厥论》之嗌肿、闭塞不通的"喉痹"，《金匮要略》的"胸痹"等。二是症状学含义，是指皮肉筋脉骨节疼痛麻木、挛痛、重着、酸楚、屈伸不利的证候特点，诸如五体痹、行痹、痛痹、著痹等。

痹的病因，经文强调风寒湿气夹杂侵袭人体，壅闭经络，闭阻气血而成为痹证。多种外邪的共同作用是痹证发病的条件，也是痹证病因学的特点。这提示了该病病情的复杂性，诊治时必须全面考虑，分清主次。

　　《黄帝内经》对痹的论述颇详，除本篇及《灵枢·周痹》予以专论外，另有四十余篇涉及痹的内容，以痹命名的病证有五十余种，若从辨证方面对这些痹证进行分别，有以下几类：以病因命名的有风痹、寒痹、热痹；以证候特征命名的有行痹、痛痹、著痹、周痹、众痹、挛痹、久痹、大痹、暴痹、远痹、厥痹、痿痹；以发病肢体组织命名的有皮痹、肉痹、筋痹、脉痹、骨痹、血痹、足痹；以十二筋分布区域并结合受病时间命名的有孟春痹、仲春痹、季春痹等十二种类型的筋痹；以脏腑命名的有心痹、肺痹、肝痹、脾痹、肾痹和肠痹、胞痹等。本节经文提出行痹、痛痹、著痹的病因分类法和五体痹、脏腑痹的病位分类法，对临床辨证论治有提纲挈领的作用。

　　（1）行痹、痛痹、著痹、行痹，由风邪偏盛所致，"风为百病之长""善行而数变"，故表现为肢体关节酸楚、疼痛，痛处游走不定，波及范围较广。痛痹，由寒邪偏盛所致，寒性凝滞，故导致气滞血凝，痹阻不通，以疼痛为主症；寒主收引，故伴有挛急僵硬等症状；寒为阴邪，得温则痛减，遇寒则增剧。著痹，由湿邪偏盛所致，湿性黏腻重着，故表现为肢体关节沉重、麻木不仁，病情缠绵不愈。这些要点均是临床辨证之眼目。

　　（2）五体痹、风、寒、湿邪属六淫范畴，故痹证发病与季节气候密切相关，在不同的季节感受了痹邪，就会在不同部位发生痹证。肾主骨，通于冬气，冬季感受痹邪，易患骨痹；肝主筋，通于春气，春季感受痹邪，易患筋痹；心主脉，通于夏气，夏季感受痹邪，易患脉痹；脾主肌肉，通于长夏之气，长夏感受痹邪，易患肌痹；肺主皮毛，通于秋气，秋季感受痹邪，易患皮痹。从临床实际分析，也未必如此机械，但痹证的进退与季节气候变化有关，这是无可置疑的，故学者当灵活理解。

　　按偏胜的邪气性质分类，有行痹、痛痹、著痹之不同。风性善行数变，故风气偏胜者，痹痛行无定处，称为行痹；寒性凝滞收引，寒气胜者其痛剧烈，故称为痛痹；湿气重浊黏滞，湿邪偏胜，症见肢体沉重、酸痛不移，故称为著痹。

　　（3）五脏痹。五体痹可以内传，而成五脏痹。五体痹向内脏发展的病理机转有二：一是五体痹久而不愈，内耗相应的脏气，正气虚损成为痹邪内传的基础；二是反复感受痹邪，痹邪内转入脏，形成五脏痹，这是内传的条件。其内传的方式是按照五脏与五体相合的关系传变，即骨痹内传而为肾痹，筋痹内传而为肝痹，脉痹内传而为心痹，肌痹内传而为脾痹，皮痹内传而为肺痹。

附

痹证病因分类及主症

病因	证候	主症
风邪	行痹	痛游走不定
寒邪	痛痹	痛甚
湿邪	着痹	重着酸楚

痹证季节感邪分类及主症

季节	病证	主症
春	筋痹	肢体屈不伸
夏	脉痹	血不流
长夏	肌痹	肌肤不仁
秋	皮痹	皮寒
冬	骨痹	沉重

各类痹证的症状、病因、预后及针刺大法

【原文】

凡痹之客五藏者，肺痹者，烦满喘而呕；心痹者，脉不通，烦则心下鼓[1]，暴上气而喘，嗌干，善噫[2]，厥气上则恐；肝痹者，夜卧则惊，多饮数小便，上为引如怀[3]；肾痹者，善胀，尻以代踵，脊以代头[4]；脾痹者，四支解墯[5]，发咳呕汁，上为大塞[6]；肠痹者，数饮而出不得[7]，中气喘争[8]，时发飧泄[9]；胞痹[10]者，少腹膀胱，按之内痛，若沃以汤[11]，涩于小便，上为清涕[12]。

阴气[13]者，静则神藏，躁则消亡[14]，饮食自倍[15]，肠胃乃伤。淫气喘息，痹聚在肺[16]；淫气忧思，痹聚在心；淫气遗溺[17]，痹聚在肾；淫气乏竭，痹聚在肝；淫气肌绝，痹聚在脾。

诸痹不已，亦益内[18]也，其风气胜者，其人易已也。

帝曰：痹，其时有死者，或疼久者，或易已者，其故何也？岐伯曰：其入藏者死，其留连筋骨间者疼久，其留皮肤间者易已。

帝曰：其客于六府者，何也？岐伯曰：此亦其食饮居处，为其病本也。

六府亦各有俞，风寒湿气中其俞，而食饮应之，循俞而入，各舍其府也。

帝曰：以针治之奈何？岐伯曰：五藏有俞，六府有合[19]，循脉之分，各有所发，各随其过则病瘳也[20]。（《素问·痹论》）

【注释】

[1]心下鼓：心下鼓动，即心悸。

[2]善噫：噫，嗳气。指心病可见嗳气频作。

[3]上为引如怀：引，《说文解字》"开弓也"。开满弓则形圆，此形容腹部胀大，如怀孕之状。

[4]尻以代踵，脊以代头：尻，尾骶部；踵，足跟。尻以代踵，谓只能坐，不能站立和行走；脊以代头，形容头俯不能仰、头不如脊高的症状。

[5]四肢解㑊：解，同懈；㑊，同惰。指四肢松懈无力。

[6]上为大塞：上，指上焦。此言上焦闭塞不通之候。

[7]数饮而出不得：为痹邪犯于小肠，分清别浊失司，故虽多饮而小便不畅。

[8]中气喘争：中气，腹中之气；喘，喘鸣、喘响，此指肠鸣。为邪犯肠道，邪正交争，致腹中之气攻冲鸣响。

[9]飧泄：痹邪侵犯，肠道功能失司，导致完谷不化的泄泻。

[10]胞痹：即膀胱痹。

[11]若沃以汤：汤，热水。形容热盛如灌以热水。

[12]上为清涕：膀胱之脉，上额交巅，上络于脑，故邪气上蒸于脑而为清涕。

[13]阴气：指五脏精气。

[14]静则神藏，躁则消亡：五脏精气，若形不妄动，神情宁静，则邪不可干，精气固密，神有所藏，形神皆旺；如形体躁动，神情不安，则精气耗损，神气消亡。

[15]饮食自倍：自，假如；倍，多的意思。此指饮食过度之意。

[16]淫气喘息，痹聚在肺：淫气指内脏淫乱之气。五体痹日久不愈，所相合的脏受其影响，又有精神饮食失调而致脏气淫乱，则风寒湿之邪入内稽留，而为脏腑痹。如见喘息之症，则为痹邪聚于肺，而为肺痹。余脏类推。

[17]遗溺：即遗尿。

[18]益内：益，通溢，蔓延之意。指病久不愈，邪气日盛，病变向内发展。

[19] 五藏有俞，六府有合：此为互文。即五脏和六腑都有输穴、合穴。如肺的输穴太渊，大肠的输穴三间，肺的合穴尺泽，大肠的合穴曲池等。

[20] 各随其过则病瘳也：瘳，病愈的意思。意即各随其病变部位而治之则病愈。

【解析】

本段论述了痹证的症状、病因、预后及针刺大法。

（1）五脏痹的临床表现

五脏痹是由五体痹发展而成。五脏精气损伤，加之复感风寒湿气，则体痹内传相应之脏而成五脏痹。本节所论述的五脏痹，实际是指痹邪侵扰五脏所致脏腑功能紊乱。肺痹：肺气壅闭，故烦满而喘；胃气不降，故上逆而呕。心痹：心气痹阻，邪气内扰于心，故心烦、心悸；干于肺则上气喘息，咽喉干燥；心主噫，心气上逆则嗳气；心气逆不与肾相交，肾虚而恐惧。肝痹：肝藏魂，肝气痹阻，魂不安舍，夜卧则惊骇；肝郁化火，消灼津液，故多饮，饮多则溲多；气机郁滞，腹部胀满如怀孕之状。肾痹：肾气闭阻，关门不利，故腹部善胀；肾主骨，肾痹气衰，骨失其养，下肢弯曲不伸，故能坐不能行，脊柱畸形，头项倾俯，脊骨高出于头。脾痹：脾气不荣四肢，故四肢懈惰；脾不能为胃行其津液，胃气上逆则呕汁；脾气不能散精于肺，气行不畅，胸中痞塞，发为咳嗽。

（2）六腑痹的形成及临床表现

六腑痹因饮食不节，肠胃先伤，痹邪内传于腑而成。痹邪犯于小肠，分清别浊失职，故数饮而出不得；痹邪犯于大肠，传导失职，故见泄泻；痹邪犯于膀胱，气化不利，郁而化热，出现少腹痛热、小便短涩等。

（3）痹证的预后

从感邪的性质论，风气胜者易愈；寒湿之邪，阴邪留滞，不易速除，故愈之较难。从发病部位论，病在皮肤间者，易愈；病在筋骨间者，缠绵不愈；病邪入脏者，预后差。从病程论，初起，易愈；疼久，难愈。

（4）痹证的针刺治疗法

经文明确地提出了两条原则：一是辨证论治，"五脏有俞，六腑有合，循脉之分"；二是痛处局部取穴，"各随其过"。

"阴气者，静则神藏，躁则消亡。饮食自倍，肠胃乃伤"，是在上段提出五脏六腑外在致病因素的基础上，进一步强调痹证发生的内在因素。五脏主藏阴精，若情志不节，扰乱五脏之气，则阴精不能内藏而亡失，此为五脏痹发生的内因；饮食不节，损伤肠胃，则是六腑痹发生的内因。因此，五脏六腑痹的发生，既有外感风寒湿气之外因，又有情志内伤、饮食失节之内因，两者的共同作用，是形成痹证的关键。

营卫之气与痹证的关系

【原文】

帝曰：荣卫之气，亦令人痹乎？岐伯曰：荣者，水谷之精气也，和调于五藏，洒陈于六府[1]，乃能入于脉也。故循脉上下，贯五藏络六府也。卫者，水谷之悍气[2]也，其气慓疾滑利，不能入于脉也，故循皮肤之中，分肉之间，熏于肓膜[3]，散于胸腹。逆其气则病，从其气则愈，不与风寒湿气合，故不为痹。

帝曰：善。痹，或痛，或不痛，或不仁，或寒，或热，或燥，或湿，其故何也？岐伯曰：痛者，寒气多也，有寒故痛也。其不痛不仁者，病久入深，荣卫之行涩，经络时疏[4]，故不通，皮肤不荣，故为不仁。其寒者，阳气少，阴气多[5]，与病相益，故寒也。其热者，阳气多，阴气少，病气胜，阳遭阴[6]，故为痹热。其多汗而濡者，此其逢湿甚也，阳气少，阴气盛，两气相感[7]，故汗出而濡也。

帝曰：夫痹之为病，不痛何也？岐伯曰：痹在于骨则重，在于脉则血凝而不流，在于筋则屈不伸，在于肉则不仁，在于皮则寒，故具此五者，则不痛也。凡痹之类，逢寒则虫，逢热则纵。帝曰：善。（《素问·痹论》）

【注释】

[1]和调于五藏，洒陈于六府：洒陈，布散的意思；府，即腑。此句为互文，理解为营气能和调、布散于五脏六腑。

[2]水谷之悍气：悍，勇猛之意。形容卫气运行急速流利。张介宾注："卫气者，阳气也。阳气之至，浮盛而疾，故曰悍气。"

[3]肓膜：即胸腹腔内脏之间的筋膜。张介宾注："肓者，凡腔腹肉理之间，上下空隙之处，皆谓之肓""膜，筋膜也"。

[4]疏：空虚。

[5]阳气少，阴气多：此指人的体质属于阳虚阴盛者。下文阴阳多少亦同。

[6]阳遭阴：遭，《针灸甲乙经》作"乘"，战胜之义。即阳盛体质战胜了寒湿阴邪，使之从阳化热。

[7]两气相感：指人体偏盛之阴气与寒湿阴邪同气相求，相互感应。

【解析】

本段论述了营卫之气与痹证的关系。

（1）"逆其气则病""不与风寒湿气合，故不为痹"，进一步论述了痹证发病，营卫失调是痹证发生的重要内在机制，复因风寒湿邪气侵袭，两气相合，形成痹证。营气精专柔顺，能入脉中，循脉上下而灌注五脏六腑，濡养全身。卫气慓悍滑利，不能入于脉中，行于皮肤分肉间，温煦肓膜，布散于胸腹，若机体禀赋不足，营阴不能入于脉内，以和调五脏，洒陈六腑，卫气便会因此而不足。营卫不和，腠理疏松，藩篱不固，经脉涩滞，筋骨肌肉五脏六腑失于濡养温煦。此时若有风寒湿邪侵袭，脉络闭阻，气血凝滞，便形成痹证。经文不但强调痹证与营卫失调的关系，而且也强调了内因为主的发病观点，并为临床运用调和营卫法治疗痹证提供了理论依据。

（2）痹证的临床症状因发病部位、个人体质、病邪属性和气候等因素的不同而各异。

①发病部位与症状：痹在骨则重，在脉则血流不畅，在筋则屈不伸，在肉则不仁，在皮则寒。

②体质与症状：阳虚阴盛体质多见寒象，阳盛阴虚体质多见热象。

③病邪与症状：寒气多，见疼痛；湿气甚，见多汗而濡。

④气候与症状："逢寒则虫（急），逢热则纵"，寒主收引，故痹证遇寒则拘急，得热则气血流通而缓解。

众痹与周痹的病因病机和治疗

【原文】

黄帝问于岐伯曰：周痹之在身也，上下移徙[1]，随脉其上下[2]，左右相应[3]，间不容空[4]，愿闻此痛，在血脉之中邪[5]？将在分肉之间乎？何以致是？其痛之移也，间不及下针，其惆痛[6]之时，不及定治，而痛已止矣[7]，何道使然？愿闻其故。岐伯答曰：此众痹也，非周痹也。

黄帝曰：愿闻众痹。岐伯对曰：此各在其处，更发更止，更居更起，以右应左，以左应右，非能周也，更发更休也。

黄帝曰：善。此痛安生？何因而有名？岐伯对曰：风寒湿气，客于外分肉之间，迫切而为沫[8]，沫得寒则聚，聚则排分肉而分裂[9]也，分裂则痛，痛则神归之，神归之则热[10]，热则痛解，痛解则厥[11]，厥则他痹发，发则如是。帝曰：善。余已得其意矣[12]。此内不在藏，而外未发于皮，独居分肉之间，真气不能周[13]，故命曰周痹[14]。

黄帝曰：善。刺之奈何？岐伯对曰：刺此者，痛虽已止，必刺其处，勿令复起。

帝曰：善。愿闻周痹何如？岐伯对曰：周痹者，在于血脉之中，随脉以上，随脉以下，不能左右，各当其所。

黄帝曰：刺之奈何？岐伯对曰：痛从上下者，先刺其下以过[15]之，后刺其上以脱[16]之；痛从下上者，先刺其上以过之，后刺其下以脱之。

故刺痹者，必先切循其下之六经[17]，视其虚实，及大络之血结而不通，及虚而脉陷空著而调之，熨而通之，其瘛坚转[18]，引而行之。

黄帝曰：善。余已得其意矣，亦得其事也。九者，经巽失之理，十二经脉阴阳之病也[19]。（《灵枢·周痹》）

【注释】

[1] 移徙：即游走的意思。

[2] 随脉其上下：《太素》无"其"字。

[3] 左右相应：言疼痛的部位左右相对称。

[4] 间不容空：言疼痛此起彼伏，连续不断，没有间断的时候。

[5] 邪：通耶，语助词，表示疑问。

[6] 惆痛：惆，《针灸甲乙经》《太素》并作"蓄"。惆，通蓄，蓄积、

积聚的意思。愊痛,即痛聚于某处。

[7]不及定治,而痛已止矣:此言疼痛部位移动之速。与上文"其痛之移也,间不及下针"同义。

[8]迫切而为沫:迫切,压迫的意思;沫,指稀痰黏液。意谓邪客于分肉之间,压迫分肉,使津液凝聚而为痰沫。

[9]排分肉而分裂:排挤分肉,使肉的纹理裂开。

[10]神归之则热:神,这里指血气。《素问·八正神明论》说:"血气者,人之神。"神归之,即血气焦聚,故热。

[11]热则痛解,痛解则厥:张介宾注:"热则寒散而痛暂解,然其逆气仍在,故痛虽解而厥未除。"

[12]帝曰:善。余已得其意矣:张介宾注:"乃下文之误复于此者,今删去之。"

[13]真气不能周:风寒湿之气客于分肉之间,迫而沫聚,排分肉,络脉受阻,使真气不能周流。张介宾注:"真气不能周,即气闭不行也,故曰痹者闭也。"

[14]周痹:当为众痹之误。楼英《医学纲目》云:"周痹当作众痹。夫周痹邪在分肉血脉,今云邪独居分肉之间,而命曰周痹者,是众痹之误为周痹也明矣。"本段原在下文"先刺其上以过之,后刺其下以脱之"句下,今从楼英移于此。

[15]过:《太素》作"遏"。遏,制止的意思,即制止其邪之向前发展。

[16]脱:截其归路,去除其邪。

[17]必先切循其下之六经:其下,即疼痛部位之下。《针灸甲乙经》作"循切其上下之大经"。

[18]其瘛坚转:瘛坚转,指转筋挛急,按之则坚。张介宾注:"其瘛坚转者,瘛急转筋之谓,当针引其气而行之也。"

[19]九者,经巽之理,十二经脉阴阳之病也:一说,指九针。巽,具也,这里指医疗工具,即九针也。经巽之理,即谓掌握九针的性能,正确运用之意。一说此十五字与上文不相连接,疑有脱误。刘衡如校语谓:"疑是他篇错简,

且有脱误。"

【解析】

周痹和众痹，都属于中医痹证之一，都是以肢体疼痛、反复发作为主症，但两者虽同为痹证却各有各的证候特点。周痹的特点是全身性的筋肉疼痛，而周身游走；众痹的特点是疼痛上下左右对称，疼痛呈发作性，此起彼伏，变化虽快，但并不周身游走。有关各种痹证的病因病机、证候分类，在《素问•痹论》有着更为详细的论述，可互为参考。至于两者的诊治，本论明确指出，首先可用切循按压之法以诊断辨别邪气所在，分清虚实所属，然后或用温熨或用针刺，采用与病机证候相适宜的方法，这些原则不仅贯穿了辨证论治的思想，适合于各种痹证的诊治，也为后世对痹证的诊治提供了有益的启示。

五体痿的病机和证候

【原文】

黄帝问曰：五藏使人痿，何也？岐伯对曰：肺主身之皮毛，心主身之血脉，肝主身之筋膜，脾主身之肌肉，肾主身之骨髓。故肺热叶焦[1]，则皮毛虚弱急薄[2]，著[3]则生痿躄[4]也；心气热，则下脉厥而上，上则下脉虚，虚则生脉痿，枢折挈[5]，胫纵而不任地也；肝气热，则胆泄口苦，筋膜干，筋膜干则筋急而挛，发为筋痿；脾气热，则胃干而渴，肌肉不仁，发为肉痿；肾气热，则腰脊不举，骨枯而髓减，发为骨痿。（《素问•痿论》）

【注释】

[1]肺热叶焦：《太素》《针灸甲乙经》"肺"下有"气"字，以与下文"心气热""肝气热"等同律。此形容肺热灼伤津液的病理情况。

[2]急薄：形容皮肤干枯不荣，肌肉消瘦的情形。

[3]著：留着不去。

[4]痿躄（bì，音壁）：躄，指下肢不能行动；痿躄，此统指四肢痿废不用。包括文中各种痿证。

[5]枢折挈：枢，指关节。枢折挈，指关节活动不能自如。

【解析】

"痿"有痿弱和枯萎两义，即包括四肢功能的痿废不用和肌肉枯萎不荣两种。临床上一般多见先因痿废不用，随之而肌肉萎缩，也有先见肌肉萎缩，渐至不能行动，故两者又有因果关系。本节所论之痿可分为弛缓不收性痿（胫纵）和挛缩不伸性痿（筋急而挛）两大类。在部位上也有下肢痿、四肢痿和腰以下痿数种，并有皮肤感觉正常和异常之不同。

本节提出了"五藏使人痿""肺热叶焦"则生痿躄的发病机制。说明痿的病变部位虽在四肢，但产生根源却在五脏，而五脏之中尤以肺为关键。五脏与五体（皮、肉、筋、骨、脉）相合，五体赖五脏精气以濡养；五脏气热，热灼津液精气受伤，不能濡养五体，日久形成各种痿证。《素问·经脉别论》云："食气入胃，浊气归心，淫精于脉。脉气流经，经气归于肺。肺朝百脉，输精于皮毛""饮入于胃，游溢精气，上输于脾，脾气散精，上归于肺"。说明五脏精气津液全赖肺气的敷布，方能濡养五体。肺有热，津液为热邪灼伤，以致肺叶枯焦，皮毛失养，出现急薄状态。热邪留而不去，导致两足痿弱不能行动而成痿躄之病。心主身之血脉，心气热则火热之气上炎，因而下肢脉气厥逆上行而空虚，失去了濡筋骨、利关节的功能，形成关节纵缓不能收持的脉痿。胆附于肝，相为表里，肝气热以致胆气上泛，故有口苦病候；肝内藏阴血，外合筋膜，肝气热则灼伤阴血，筋膜失养而成筋膜干枯、挛急的筋痿。脾主为胃行其津液，脾气热则津液损伤，肌肉失于濡养，所以形成口干而渴、肌肉不仁的肉痿。肾附于腰，肾脉贯脊，肾气热则骨枯髓减，形成腰脊不能自如活动的骨痿。

痿证的具体病因与病机

【原文】

帝曰：何以得之？岐伯曰：肺者，藏之长也，为心之盖也，有所失亡[1]，所求不得，则发肺鸣[2]，鸣则肺热叶焦，故曰：五藏因肺热叶焦，发为痿躄[3]，此之谓也。悲哀太甚，则胞络绝[4]，胞络绝则阳气内动，发则心下崩，数溲血[5]也。故《本病》[6]曰：大经空虚，发为肌痹[7]，传为脉痿。思想无穷，所愿不得，意淫于外[8]，入房太甚，宗筋[9]弛纵，发为筋痿[10]，及为白淫[11]，故《下经》[12]曰：筋痿者，生于肝，使内[13]也。有渐[14]于湿，以水为事，若有所留，居处相湿[15]，肌肉濡渍，痹而不仁，发为肉痿[16]。故《下经》曰：肉痿者，得之湿地也。有所远行劳倦，逢大热而渴，渴则阳气内伐[17]，内伐则热舍于肾，肾者水藏也，今水不胜火，则骨枯而髓虚，故足不任身，发为骨痿。故《下经》曰：骨痿者，生于大热也。

帝曰：何以别之？岐伯曰：肺热者，色白而毛败；心热者，色赤而络脉溢[18]；肝热者，色苍而爪枯；脾热者，色黄而肉蠕动[19]；肾热者，色黑而齿槁。（《素问·痿论》）

【注释】

[1] 失亡：心爱之物亡失。

[2] 肺鸣：呼吸喘息有声。

[3] 故曰：五藏因肺热叶焦，发为痿躄：据《针灸甲乙经》载，这段文字为衍文。可从。

[4] 胞络绝：胞络，心包之络；绝，阻绝。

[5] 心下崩，数溲血：崩，形容大量出血；数，频数，屡次；溲，指小便。心属火而主血，阳气内动于心下，阳热迫血妄行，下为尿血频频。

[6]《本病》：系古代医学文献，已失传。

[7] 肌痹：《太素》作"脉痹"。

[8] 意淫于外：意，邪念；淫，过也，滥也；于外，指不能控制而妄动。

[9] 宗筋：此指男子前阴。《素问·厥论》："前阴者，宗筋之所聚。"

[10] 筋痿：指阳痿。

[11] 白淫：指男子滑精，女子白带。

[12]《下经》：古代医学文献，今已佚。

[13] 使内：指房事。

[14] 渐：浸也。

[15] 相湿：《针灸甲乙经》作"伤湿"。

[16] 肉痿：指感受水湿，先由肌肉痹而不仁，继则发展成肉痿。

[17] 阳气内伐：伐，损伤。远行劳倦，阳动热生，阳盛则内损真阴。

[18] 络脉溢：指浅表血络充盈。

[19] 肉蠕动：蠕，《太素》作"濡"，软也；动，郭霭春校疑为蠕之旁记字，误入正文。肉濡，肌肉软弱。

【解析】

本节进一步分析痿证形成的病因病机，对五脏气热形成的原因作了剖析，从而再次强调五脏因"肺热叶焦，发为痿躄"。

"五脏因肺热叶焦，发为痿躄"，这是发生痿的主要原因。肺主气，朝百脉，居五脏之上，布精气，输津液于五脏以濡养之，故曰"肺者脏之长也"。若七情内伤，气郁化热，肺热叶焦，而不能敷布精气津液，则五脏失养，四肢不用，发为痿躄。由于肺与诸痿皆有关，故不曰"皮痿"而谓痿躄。

五脏气热，皆可致痿。五脏各有所合。心气热，生脉痿；肝气热，生筋痿；脾气热，生肉痿；肾气热，生骨痿等。五脏气热形成之因各不相同，归纳之有四：一是情志所伤，气郁化热生痿，如心"悲哀太甚"、肺"有所失亡"、肝"思想无穷，所愿不得"三脏气热之成，皆为情志不舒所致。二是劳伤太过，伤阴耗液，阴不制阳，阳亢生热致痿，肝"意淫于外，入房太甚"、肾"有所远行劳倦"之热的形成若此。三是湿邪浸淫，久而化热致痿，如脾"有渐于湿，以水为事，若有所留，居处相湿"之气热形成者是。四是触冒暑热，伤津耗液成痿，如肾"有所远行劳倦，逢大热而渴"的气热生骨痿。可见，情志所伤、劳伤过度、六淫侵袭（其中尤以湿邪浸淫为甚），均可作用于五脏，致阴阳失调而生热，五脏真阴受损，肢体筋脉不得濡养，遂成痿证。

治痿的原则

【原文】

帝曰：如夫子言可矣，论[1]言治痿者，独取阳明何也？岐伯曰：阳明者，五藏六府之海，主闰[2]宗筋，宗筋[3]主束骨而利机关[4]也。冲脉者，经脉之海也，主渗灌溪谷，与阳明合于宗筋，阴阳揔宗筋之会[5]，会于气街[6]，而阳明为之长[7]，皆属于带脉，而络于督脉。故阳明虚，则宗筋纵，带脉不引[8]，故足痿不用也。帝曰：治之奈何？岐伯曰：各补其荥而通其俞[9]，调其虚实，和其逆顺，筋脉骨肉，各以其时受月[10]，则病已矣。帝曰：善。（《素问·痿论》）

【注释】

[1] 论：张介宾注："论言者，即《根结》篇曰：痿疾者，取之阳明。"

[2] 闰：《针灸甲乙经》作"润"，润养也。

[3] 宗筋：此指众多筋膜汇聚处，泛指全身筋膜。

[4] 束骨而利机关：束，约束、联络的意思；机关，指关节。全句意为宗筋有约束关节，使关节活动自如的功能。

[5] 阴阳揔宗筋之会：阴阳，阴经、阳经。揔，音、义同"总"，聚也。张介宾注："宗筋聚于前阴，前阴者，足之三阴、阳明、少阳及冲、任、督、跷九脉之所会也。"

[6] 气街：一名气冲，位于天枢穴下5寸，曲骨旁开2寸，鼠蹊上1寸动脉处，又为冲脉起始处，故亦名气冲。

[7] 长：这里是起主要作用的意思。

[8] 带脉不引：《难经二十八难》："带脉者，起于季胁，回身一周。"带脉不引，指带脉统束全身诸脉的功能失常。

[9] 补其荥而通其俞：荥，荥穴；俞，输穴。吴昆注："十二经有荥有输，所溜为荥，所注为输。补，致其气也。通，行其气。"

[10] 各以其时受月：各以脏腑所主的季节而进行针刺。高世栻注："肝主之筋，心主之脉，肾主之骨，脾主之肉，各以四时受气之月而施治之则病已矣。受气者，筋受气于春，脉受气于夏，骨受气于冬，肉受气于长夏也。"又，张志聪注："《诊要经终篇》曰：正月二月，人气在肝；三月四月，人气在脾；五月六月，人气在头；七月八月，人气在肺；九月十月，人气在心；十一月十二月，人气在肾。"

【解析】

经文对于痿证的治疗原则归纳起来有三点。

（1）治痿独取阳明。

本篇论痿的病机突出在肺，论痿的治疗突出在阳明。《灵枢·营卫生会》说："人受气于谷，谷入于胃，以传与肺，五脏六腑，皆以受气。"人之气血津液生化来源在于胃，而布散周身则依赖于肺，这就是从不同角度突出肺、胃的实质所在。足阳明胃为五脏六腑之海，有润养宗筋的作用，而宗筋有束骨利关节之功，人体的骨节筋脉依赖阳明化生的气血以濡养，才能运动自如；阴经、阳经总会于宗筋，合于阳明，冲脉为十二经脉之海，将来自阳明之气血渗灌溪谷，并与阳明合于宗筋，故"阳明为之长"。"阳明虚则宗筋纵，带脉不引，故足痿不用"，所以"取阳明"成为治疗痿证的基本原则。经文主要指针刺治疗，但作为方药论治的准则，仍然具有实践价值。

（2）辨证施治。

"治痿独取阳明"是源于《灵枢·根结》"痿疾者取之阳明"的针刺治疗原则，不能将之看作是治痿之独法。此"独"字只是突出阳明胃对于治痿的重要作用而已。经文"各补其荥而通其输，调其虚实，和其逆顺"提示治痿既要重视阳明后天之本，还须根据痿证的病变部位、疾病的虚实顺逆进行辨证论治。诚如张介宾所注："上文云独取阳明，此复云各补其荥而通其输。盖治痿者，当取阳明，又必察其所受病之经而兼治之也。如筋痿者，取阳明厥阴之荥输；脉痿者，取阳明少阴之荥输；肉痿骨痿，其治皆然。"

（3）因时制宜。

经文"各以其时受月"提示治疗痿证还必须以"因时制宜"为原则，结合脏腑所主时令季节来立法选穴针刺，有利于提高疗效。这些论述对后世子午流注法的形成有一定启迪作用。

寒厥、热厥的病因、病机

【原文】

黄帝问曰：厥之寒热者，何也？岐伯对曰：阳气衰于下，则为寒厥；阴气衰于下，则为热厥[1]。帝曰：热厥之为热也，必起[2]于足下者何也？岐伯曰：阳气起于足五指之表[3]，阴脉者集于足下而聚于足心，故阳气胜则足下热也。帝曰：寒厥之为寒也，必从五指而上于膝者何也？岐伯曰：阴气起于五指之里[3]，集于膝下而聚于膝上，故阴气胜则从五指至膝上寒；其寒也，不从外，皆从内也[4]。

帝曰：寒厥何失[5]而然也？岐伯曰：前阴者，宗筋之所聚，太阴阳明之所合也[6]。春夏则阳气多而阴气少，秋冬则阴气盛而阳气衰。此人者质壮，以秋冬夺于所用[7]，下气上争不能复[8]，精气溢下[9]，邪气因从之而上也；气因于中[10]，阳气衰，不能渗营其经络[11]，阳气日损，阴气独在，故手足为之寒也。

帝曰：热厥何如而然也？岐伯曰；酒入于胃，则络脉满而经脉虚[12]；脾主为胃行其津液者也。阴气虚[13]则阳气入，阳气入则胃不和，胃不和则精气竭[14]，精气竭则不营其四支也。此人必数醉若饱以入房，气[15]聚于脾中不得散，酒气与谷气相薄，热盛于中，故热偏于身，内热而溺赤也。夫酒气盛而慓悍，肾气有衰[16]，阳气独盛，故手足为之热也。（《素问·厥论》）

【注释】

[1] 阳气衰于下，则为寒厥，阴气衰于下，则为热厥：厥，这里指气逆所致足寒、足热之厥。王冰注："阳，谓足之三阳脉。阴，谓足之三阴脉。下，谓足也。"由于三阳脉气衰于下，则阳气少而阴气盛，阴盛则寒，故发为寒厥。三阴脉气衰于下，则阴气少而阳气盛，阳盛则热，故发为热厥。

[2] 起：《新校正》云："按《甲乙经》阳气'起于足'作'走于足'。'起'当作'走'。"

[3] 五指之表、五指之里：指，古通趾。足三阳经均止于足趾之外侧端，故曰五指之表。足三阴经均起足趾之内侧端，故曰五指之里。

[4] 其寒也，不从外，皆从内也：阴气胜，阳气虚，则寒从内生，非受外来之寒邪。据此，其热也，亦同此理。

[5] 失：据下文"热厥何如而然"，此"失"字疑为"如"字之误。

[6] 太阴阳明之所合也：脾胃二经行于腹，皆辅近前阴，故言所合。前阴周围有九脉会聚，此独提脾胃二脉者，因脾胃为五脏六腑之海，主润宗筋之故。

[7]夺于所用：自恃身体壮健，秋冬亦不知节制保养，纵欲过度或劳力之强，使精气耗夺。夺，被强取也。

[8]下气上争不能复：争，《说文解字》"引也"。段注："凡言争者，谓引之使归于己也。"

[9]精气溢下：精泄也。

[10]气因于中：《太素》作"气居于中"。气，即前句之"邪气"。由于精气溢泄于下，阴寒之邪气因而乘虚上至于中焦，进而使阳气日衰。

[11]不能渗营其经络：杨上善注："阳气者，卫气也，卫气行于脉外，渗灌经络，以营于身。以寒邪居上，卫气日损，阴气独用，故手足冷，名曰寒厥也。"

[12]络脉满而经脉虚：《灵枢·经脉》篇云"饮酒者，卫气先行皮肤，先充络脉，络脉先盛"，故络脉满而使经脉虚。

[13]阴气虚：长期酗酒，酒性热，热则伤阴，故阴气虚。

[14]精气竭：精气，指水谷之精气。其义与上文精气溢下者不同。

[15]气：指酒气与谷气。

[16]肾气有衰：《针灸甲乙经》作"肾气日衰"。

【解析】

本段讨论了寒厥、热厥的病因病机。《黄帝内经》中"厥"字的含义有五：一指气逆的病机，又作厥逆，如《素问·阴阳应象大论》说："寒则厥，厥则腹满死。"王冰注云："厥，谓气逆。"二指手足逆冷症状，如《素问·五脏生成》谓："血……凝于足者为厥。"王冰注曰："厥，谓足逆冷也。"三指突然昏倒，不省人事，如《素问·大奇论》曰："暴厥者，不知与人言。"四有"尽"意，如《灵枢·阴阳系日月》："两阴交尽，故曰厥阴。"五指气逆所致的病证，本篇之厥即属于此。

在病因方面，原文首先指出，"其寒也，不从外，皆从内也"，厥证的四肢厥逆不是由于外邪或外界寒热所引起的。这就说明了本论的厥证，是属于内伤病的范畴。

对于寒厥、热厥的病机，寒厥证是患者自恃体壮，不知惜身，在秋冬阳气衰减之时"夺于所用",劳力纵欲,损伤肾中阳气,阳气虚衰,阴寒之邪争扰于内,"阳气日损,阴气独在",脏腑经络失其温养所致。由于寒厥证是阳气衰于下引起,足之三阳经从上而下行,沿下肢外侧止于足趾外侧端,阳经之气虚衰,阳不制阴而阴盛,故其足寒先从趾端始。

热厥是醉饱纵欲所致,一方面醉酒饱食则损伤脾胃,入房太甚则伤及于肾,脾肾两伤,精气内耗,阴精日损;另一方面酒热之气盛于中,阴虚阳盛而虚热内扰。因为热厥是阴气虚衰于下所致,足之三阴经起于足趾内侧端,沿下肢内侧上行,故阴经之气虚衰,阴不制阳而阳亢,所以足下热为其特点。

本文所论热厥与张仲景及后世所言之热厥证,名同而质异,一虚一实,不可不辨。本节所论之热厥证,主要指长期酗酒纵欲,肾气亏虚,阴虚阳亢,故有内热、手足热、尿赤症状,治当滋阴降火为法。自张仲景以降所言之热厥证,则是邪热太甚,热邪壅塞于里,阳气被遏而不能外达,故以手足逆冷为主要特征,证属实热,治当清热泻火,或通里攻下,清除内郁之邪热。

厥证的兼症及其病机

【原文】

帝曰:厥,或令人腹满,或令人暴不知人[1],或至半日,远至一日乃知人者,何也?岐伯曰:阴气盛于上则下虚,下虚则腹胀满[2]。阳气盛于上,则下气重上而邪气逆[3],逆则阳气乱,阳气乱则不知人也。(《素问·厥论》)

【注释】

[1] 暴不知人:暴,突然的意思。暴不知人,即突然昏厥,不省人事。

[2] 腹胀满:高世栻注:"阴虚之气盛于上,则上下皆阴,而阳气虚于下,下虚则腹胀满,以明腹满而为寒厥之意。"

[3] 下气重上而邪气逆:重,并也。邪气,指气失其常,亦称逆乱之气。《素问·腹中论》云:"厥逆……阳气重上,有余于上。"与此同理,意谓阳气盛于上,下部之气又并行于上而成为上逆之邪气,于是气机为之逆乱。

【解析】

此节论述了寒厥证、热厥证的兼症及其病机。厥证有腹胀满，或突然昏倒不省人事的不同症状。

突然昏倒不省人事是阴虚阳亢，虚阳上扰神明所致，为热厥证之兼症。厥证总的机制是气机逆乱，失去常态。由于气机逆乱的部位不同，故有不同的临床表现。逆乱在四肢者，以手足的厥寒厥热为主症，逆乱于头脑者，则可出现"暴不知人"。本篇所论昏厥的病机是："阳气盛于上，下气重上而邪气逆"，导致头部气机逆乱所致。此即肝阳素旺之人，复加暴怒、酗酒等，使阳气亢盛上冲，津血亦随之而上，形成痰饮、瘀血阻塞经脉，神气逆乱，自然昏仆不知人。此证有短时者，但若救治不力，亦可厥而不复，导致死亡。所以本篇之昏厥与《素问·调经论》所谓"血之与气，并走于上，则为大厥，厥则暴死，气复反则生，不反则死"基本上是一致的。

腹胀满是阳虚阴盛之寒厥证的兼症，对其病机经文归纳为"阴气盛于上则下虚，下虚则腹胀满"，可以从《素问·阴阳应象大论》所谓"浊气在上，则生䐜胀"加以理解。

六经厥和十二经厥的病机证候

【原文】

帝曰：善。愿闻六经脉[1]之厥状病能也。岐伯曰：巨阳之厥，则肿首头重，足不能行，发为眴仆[2]。阳明之厥，则癫疾[3]，欲走呼，腹满不得卧，面赤而热，妄见而妄言。少阳之厥，则暴聋颊肿而热，胁痛，不可以运[4]。太阴之厥，则腹满胀，后不利，不欲食，食则呕，不得卧[5]。少阴之厥，则口干溺赤，腹满心痛[6]。厥阴之厥，则少腹肿痛，腹胀泾溲不利，好卧屈膝，阴缩肿，内热[7]。盛则写之，虚则补之，不盛不虚，以经取之。

太阴厥逆，急挛，心痛引腹[8]，治主病者[9]；少阴厥逆，虚满呕变，下泄清[10]，治主病者；厥阴厥逆，挛、腰痛，虚满前闭，谵言[11]，治主病者；三阴俱逆，不得前后，使人手足寒，三日死[12]。太阳厥逆，僵仆，呕血，善衄[13]，治主病者；少阳厥逆，机关不利，机关不利者，腰不可以行，项不可以顾，发肠痈不可治，惊者死[14]；阳明厥逆，喘咳身热，善惊，衄，呕血[15]。

手太阴厥逆，虚满而咳，善呕沫，治主病者；手心主、少阴厥逆，心痛引喉，身热，死不可治[16]。手太阳厥逆，耳聋，泣出，项不可以顾，腰不可以俯仰[17]，治主病者；手阳明、少阳厥逆，发喉痹、嗌肿，痉[18]，治主病者。（《素问·厥论》）

【注释】

[1] 六经脉：马莳注："此言足六经之厥状病能也。"

[2] 眴仆：眴，音义通眩。张琦注："上实下虚，故眩晕而仆。"

[3] 癫疾：癫狂之疾。张琦注："经热入腑，阳邪炽甚，故发狂癫。"

[4] 少阳之厥……不可以运：马莳注："足少阳胆经之厥，猝暴而聋者，以其脉起自锐眦，上抵头角，下耳后，其支者，从耳后，入耳中，出走耳前也。颊肿者，以其脉之下大迎，加颊车，下颈也。而胁痛者，以其脉之从缺盆，下腋循胸，过季胁，下合髀厌中也。不可以运者，以其脉之循髀阳，出膝外廉，入于外辅骨之前，直下抵绝骨之端，下出外踝之前也。"胫骨，这里泛指小腿。

[5] 不得卧：足太阴厥则脾不运化，使胃不和则卧不安，故不得卧。

[6] 少阴之厥……心痛：张琦注："少阴脉循喉咙，挟舌本。经热，故口干。肾司二便，热移膀胱，故溺赤。关门不利，故腹满。肾脉注胸中，热随经上至心，故痛。"

[7] 厥阴之厥……内热：张琦注："肝脉抵少腹，热郁故肿痛。木郁贼土，故腹胀。热不得泄，故小便不利。筋气不舒，故好卧屈膝。脉环阴器，故或缩或肿，皆热郁也。肝脉自内踝上腘内廉，故内热。"好卧屈膝，即好屈膝蜷卧。

[8] 太阴厥逆，急挛，心痛引腹：太阴及下文少阴、厥阴、太阳、少阴、阳明，《太素》均加足字。张介宾注："足太阴之脉，上腨内，循胫骨之后，故为急挛。入腹注心中，故心腹引痛。"

[9] 治主病者：取受病之经的腧穴而治。下文仿此。

[10] 少阴厥逆，虚满呕变，下泄清：姚止庵注："虚满是气不能运也。呕变，是寒犯胃也。下泄清，是脾寒不摄也。总由肾虚命门火弱，不能温养丹田所致。昧者不达，舍肾治脾，失其真矣。"

[11] 厥阴厥逆，挛、腰痛，虚满前闭，谵言：张介宾注："厥阴脉络诸筋，故为拘挛腰痛。肝邪侮土，故为虚满，肝经之脉环阴器，故为前闭不通。肝藏魂，厥逆在肝，则神魂乱，故言为谵妄。"

[12] 三阴俱逆……三日死：张介宾注："三阴俱逆，则藏气绝。《阳明脉解篇》曰：厥逆连经则生，连藏则死。此之谓也。"

[13] 太阳厥逆，僵仆，呕血，善衄：足太阳经交巅入络脑，故僵仆。杨上善注："后倒曰僵，前倒曰仆，僵仆有伤，故呕血也。"血从鼻中出则为衄。

[14] 少阳厥逆……惊者死：张介宾注："机关者，筋骨要会之所也。胆者筋其应，少阳厥逆则筋不利，故为此机关腰项之病，肠痈发于少阳厥逆者，相火之结毒也。故不可治。若有惊者，其毒连脏，故当死。"吴昆注："惊者，毒气入心，故死。"郭霭春校"不可"应作"犹可"。

[15] 阳明厥逆……呕血：姚止庵注："阳明多气多血，胃火盛，则冲肺，故喘咳。走三阳，故身热。火性动，故善惊而诸血为之不宁。"又阳明厥逆，无"治主病者"四字，恐有脱漏。

[16] 身热，死不可治：张介宾注："二经属火，其主血脉，故为身热。心为五脏六腑之大主，故逆之则死不可治。"《太素》《针灸甲乙经》均作"身热死，不热可治"。

[17] 腰不可以俛仰：《灵枢·四时气》曰"邪在小肠者，连睾系，属于脊"，故腰不可以俯仰。

[18] 痉：《新校正》引全元起本，作"痓"。张志聪注："阳明乃燥热之经，三焦属龙雷之火，火热并逆，故发痉也。"

【解析】

本段阐述了六经厥的症状及治疗原则，以及十二经厥的症状与预后。

经脉气机逆乱，即可形成经厥证。六经厥证的主要症状是：太阳厥证，下虚上实，故有头重头肿，或眩晕昏仆，下肢痿软不能行走。阳明热盛而气厥，则发为癫狂。少阳厥证，耳聋，颊肿，胁痛。太阴厥证，腹胀，大便不利，食欲减退。少阴厥证，口干，尿赤，腹满，心痛。厥阴厥证，少腹肿痛，腹胀，小便不利，阴肿阴缩。

十二经厥证的症状是：足太阴厥逆，小腿拘急挛缩，心痛牵引腹部；足少阴厥逆，腹胀，呕吐，泄泻；足厥阴厥逆，腰部拘挛疼痛，腹胀，小便不通，谵语。太阴、少阴、厥阴之经厥逆，二便不通，四肢逆冷，预后欠佳。足太阳厥逆，昏倒，吐血，鼻衄；足少阳厥逆，关节不利，腰项不能转动，若伴发肠痛、发惊者预后差；足阳明厥逆，咳嗽气喘，发热，易惊，鼻出血、呕血；手太阳厥逆，腹满，咳嗽，吐清水；手厥阴、手少阴厥逆，心痛及喉，发热者为死证；手太阳厥逆，耳聋，流泪，颈项腰部活动不灵；手阳明、手少阳厥逆，喉痹，咽肿，颈项强直。

六经脉之厥和十二经脉之厥证中，有寒证亦有热证，有虚证亦有实证。从临床实际来看，其中包括多种病证，如太阳之厥，颇似中风猝倒；阳明之厥，则似后世所言之热厥证；太阴之厥类似食积而致之食厥；少阴厥逆似是上吐下泻虚脱之厥；呕血、衄血而致之厥则属血厥等。可见本篇所述是有其实践基础的。

在治疗方面，经文提出了"盛则泻之，虚则补之，不盛不虚，以经取之"和"治主病者"等治疗原则。启示人们对厥证的治疗必须分清虚实，善用补泻，分经论治。针刺疗法对厥证急救常有较好的疗效，除少数不可治的死证外，多可厥回复苏。

肠覃、石瘕的病因病机、鉴别诊断和治则

【原文】

肠覃[1]何如？岐伯曰：寒气客于肠外，与卫气相搏，气不得荣[2]，因有所系，癖[3]而内著，恶气乃起，瘜肉[4]乃生。其始生也，大如鸡卵，稍以益大，至其成，如怀子之状，久者离岁[5]，按之则坚，推之则移，月事以时下，此其候也。

石瘕[6]何如？岐伯曰：石瘤生于胞中，寒气客于子门，子门闭塞，气不得通，恶血当写不写，衃[7]以留止，日以益大，状如怀子，月事不以时下，皆生于女子，可导而下[8]。（《灵枢·水胀》）

【注释】

[1]肠覃（xùn，音训）：覃，古与"蕈"通，即菌类植物。肠覃，指生长于肠外形如菌状的肿瘤。

[2]气不得荣：《针灸甲乙经》《备急千金要方》等"气"前并有"正"字。荣，即营，营运的意思。气不得荣，即正气不能营运。

[3]癖：积的意思。

[4]瘜肉：体内赘生之物。张介宾注："息肉，恶肉也。"

[5]离岁：离，越过的意思。离岁，即病程超过1年。

[6]石瘕：生于胞宫的肿瘤，坚实如石。

[7]衃（音胚）：指凝聚的死血。

[8]可导而下：导，疏导、通导的意思。此指用逐瘀通导的方法使衃血下行。

【解析】

本节论述了肠覃、石瘕的病因病机、鉴别诊断和治疗法则。肠覃和石瘕，两者均以寒气为病因，都属于腹中积块的病证，后期都出现腹大如怀孕的症状，故应加以鉴别。肠覃是寒气与卫气相搏，气血壅积日久成块，由于其病位在肠，男女皆可发病，女子得之不影响月经。石瘕是寒气客于子门，瘀血内留胞宫，日久成块，其病位在胞宫，故只发生在女子，兼见月经不能按时来潮，触诊应按之坚，一般推之不移。两病都是气滞血瘀之证，经文指出其治疗"可导而下"，临证可用活血行瘀、通导攻下法治疗。

水胀、肤胀、鼓胀的症状特点及其鉴别诊断

【原文】

黄帝问于岐伯曰：水[1]与肤胀、鼓胀、肠覃、石瘕、石水[2]，何以别之？岐伯答曰：水始起也，目窠[3]上微肿，如新卧起之状，其颈脉[4]动，时咳，

阴股间寒，足胫瘇，腹乃大，其水已成矣。以手按其腹，随手而起，如裹水之状，此其候也。

黄帝曰：肤胀何以候之？岐伯曰：肤胀者，寒气客于皮肤之间，鏜鏜楮然[5]不坚，腹大，身尽肿，皮厚，按其腹，宭[6]而不起，腹色不变，此其候也。

鼓胀何如？岐伯曰：腹胀身皆大，大与肤胀等，色苍黄，腹筋起[7]，此其候也。（《灵枢·水胀》）

【注释】

[1] 水：指水胀病。

[2] 石水：病名，下文未论及，疑原文有脱漏。据《素问·阴阳别论》载："阴阳结邪，多阴少阳曰石水，少腹肿。"石水指因阳虚阴盛，水气内聚所致的水肿病，主症为少腹肿。

[3] 目窠（kē，音科）：窠，《太素》作"果"，即"裹"，《金匮要略》《脉经》《诸病源候论》均作"裹"。目裹，即眼睑。

[4] 颈脉：指喉结旁的动脉，即人迎脉。《内经》中有以寸口脉与人迎脉进行比较、对照来诊断疾病的脉法。

[5] 鏜（kōng）鏜宋然：鏜鏜，鼓声。即叩击腹部呈鼓音。

[6] 宭（yǎo）：凹陷的意思。

[7] 腹筋起：《黄帝太素》"筋"作"脉"，谓腹壁有脉络显露、突起。

【解析】

本节论述了水胀、肤胀、鼓胀的症状特点及其鉴别诊断。

水胀、肤胀、鼓胀的鉴别：三者皆有身肿腹大的共同症状。水胀以水湿停聚为主，症多有形，水湿之邪上泛则目肿、人迎脉盛、咳喘，下溢则腹水、足胫肿，湿遏阳气则阴股间寒；其特征是水聚腹腔，按其腹壁，随手而起。肤胀以寒气入侵，阳气被遏为先，故症多无形，气不行则水不运，腹水不明显，而以腹内气滞不通为主，故空空然不坚，叩诊呈鼓音，因腹壁肌肤有水，故按之宭而不起。鼓胀全身肿胀的情况虽与肤胀类似，气滞水停均重，似今之"肝硬化腹水"，故有"色苍黄，腹筋起"的特殊表现，临床不难鉴别。

气滞和水停是水肿病机的两个关键，两者互相影响、互为因果。气滞不能行水则水湿停聚；反之，水湿停聚也能阻遏阳气造成气滞。因此，后世张仲景把水肿病称为水气病，临床辨别水肿与气胀很重要，治疗水肿病，当分别主次，水气兼顾，如水停为主者，着重利水而兼以行气；以气滞为先者，则理气而兼以行水。

关于水胀按之随手而起，肤胀按之陷而不起的问题，张介宾提出不同意见，《景岳全书·肿胀论证》说："盖凡是水证，必按之窅而不起，此其水在肉中如糟如泥，按之猝不能聚，未必如水囊之比。凡随按随起者，亦唯虚无之气，其速乃然，故辨当若此。"其说切近临床实践。但若腹水量多，形成较快，腹部如"裹水之状"，表现为皮肤薄而发亮，腹腔压力增高时，也可能出现按之随手而起。肤胀虽为腹中有积气，一般按其腹应随手而起，但肤胀为全身高度水肿，水湿充斥腹壁皮下，故按之可出现陷而不起，叩之呈鼓音。总之，应结合肿胀的性质、轻重、按压的部位，以及患者的其他具体情况进行诊断。

肤胀和鼓胀的针刺疗法

【原文】

黄帝曰：肤胀、鼓胀可刺邪？岐伯曰：先写其胀之血络，后调其经[1]，刺去其血络也[2]。（《灵枢·水胀》）

【注释】

[1] 先写其胀之血络，后调其经：《针灸甲乙经》《太素》均作"先刺其腹之血络"。腹之血络，指腹壁胀起之血络。张介宾注："先泻其胀之血络，谓无论虚实，凡有血络之外见者，必先泻之，而后因虚实以调其经也。"

[2] 刺去其血络：《针灸甲乙经》《太素》均作"亦刺去其血络"，与上文"先泻"相对应，而有"后刺"之意。

【解析】

本节论述了刺血络治疗肤胀和鼓胀的方法，与《素问·汤液醪醴论》"去菀陈莝"法是一致的，即根据气、血、水三者在生理和病理上的相互联系、相互影响，通过刺络放血，以达到气行水运的目的。近代临床用活血化瘀药物治疗水肿，取得了一定的疗效，则是对《内经》理论的进一步发展。

水肿病肺肾两脏的标本病机

【原文】

黄帝问曰：少阴何以主肾？肾何以主水？岐伯对曰：肾者，至阴[1]也，至阴者，盛水[2]也。肺者，太阴也，少阴者，冬脉也。故其本在肾，其末在肺，皆积水也[3]。帝曰：肾何以能聚水而生病？岐伯曰：肾者，胃之关也[4]，关门不利，故聚水而从其类也。上下溢于皮肤，故为胕肿[5]，胕肿者，聚水而生病也。帝曰：诸水皆生于肾乎？岐伯曰：肾者，牝藏[6]也，地气上者属于肾，而生水液也[7]，故曰至阴。勇而劳甚则肾汗出，肾汗出逢于风，内不得入于藏府，外不得越于皮肤，客于玄府，行于皮里，传为胕肿，本之于肾，名曰风水[8]。所谓玄府者，汗空[9]也。（《素问·水热穴论》）

【注释】

[1] 至阴：至，极也。至阴，阴中之极的意思。

[2] 盛水：肾五行主水，为水脏，故称盛水。

[3] 其本在肾，其末在肺，皆积水也：本，根本；末，标末。肾主水，气化全身水液；肺能通调水道，下输膀胱，为水之上源。二脏协同作用，主持水液的正常代谢。故病理上凡水液代谢障碍所致积水诸病，与肺、肾关系最为密切。

[4] 肾者，胃之关也：关，门户要会。此指肾主二阴，对水谷糟粕的排泄有司启闭出入的重要作用，而大小二便的正常与否，能直接影响脾胃的功能。张介宾注："关者，门户要会之处，所以司启闭出入也。肾主下焦，开窍于二阴，

水谷入胃，清者由前阴而出，浊者由后阴而出。肾气化则二阴通，肾气不化则二阴闭；肾气壮则二阴调，肾气虚则二阴不禁，故曰肾者胃之关也。"

[5] 胕肿：胕，通肤。即皮肤水肿。

[6] 牝（pìn）藏：牝，与牡相对，指雌性的畜类。从阴阳而言，牝属阴，牡属阳。牝脏，即阴脏。一般而言，心、肝为牡脏，肺、脾、肾为牝脏。

[7] 地气上者属于肾，而生水液也：人体之水液，依赖肾气的蒸腾而敷布于上而为气，如同地气上为云，天气降为雨。

[8] 风水：病证名，指与感受风邪有关的水肿病。

[9] 汗空：空，通孔。汗空，即汗孔。

【解析】

本节主要论述了水肿病的发生与脏腑的关系及风水的病机。

经文以本末即标本关系来阐述肺肾两脏的关系以及水肿病发生机制。水肿病的病机，"其本在肾"，因为肾是至阴之脏，主水，上至全身水液蒸腾气化，下至水液排泄的门户启闭，无不与肾的功能有关，故称为"盛水"。凡水液代谢障碍，导致水肿，往往肾的功能失调是其主要病机。"其末在肺"，因为肺为水之上源，主通调水道，对全身水液的正常输布和排泄亦发挥着重要的作用。一旦肺失宣肃，水运失常，往往会发生水肿病变。

经文的病机认识对后世水肿病的辨证施治产生了深远的影响，张介宾在此基础上，联系"肾者，胃之关也"一句，补充了"其制在脾"的观点，进一步完善了脏腑主司水液气化的理论，为临床从肺、脾、肾三脏辨治水肿，提供了理论依据。

风水一证，《黄帝内经》中多篇提及，但描述不一。《素问·风论》："肾风之状，多汗恶风，面庞（máng）然浮肿，脊痛不能正立，其色炲（tái），隐曲不利，诊在肌上其色黑。"《素问·奇病论》："有病庞然如有水状，切其脉大紧，身无痛者，形不瘦，不能食，食少……病生在肾，名为肾风。"《素问·评热病论》："有病肾风者，面胕庞然壅，害于言……至必少气时热，时热从胸背上至头，汗出手热，口干苦渴，小便黄，目下肿，腹中鸣，身重难以行，月事不来，烦而不能食，不能正偃，正偃则咳，病名曰风水。"《灵枢·论疾诊尺》："视人之目窠上微痈，如新卧起状，其颈脉动，时咳，按其手足上，窅而不起者，风水肤胀也。"以上各篇对风水、肾风症状的描述，可以参考。本篇所论为劳甚汗出遇风所致，因本之于肾，故又名肾风，初起眼睑头面肿，甚而全身浮肿，类似于急性肾小球肾炎。

水肿病的病机、治疗原则和方法

【原文】

帝曰：其有不从毫毛而生，五藏阳以竭也[1]，津液充郭[2]，其魄独居[3]，孤精于内，气耗于外[4]，形不可与衣相保[5]，此四极急而动中[6]，是气拒于内而形施于外[7]，治之奈何？岐伯曰：平治于权衡[8]，去菀陈莝[9]，微动四极[10]，温衣[11]，缪刺[12]其处，以复其形。开鬼门[13]，洁净府[14]，精以时服[15]，五阳已布，疏涤五藏，故精自生，形自盛，骨肉相保，巨气[16]乃平。帝曰：善。（《素问·汤液醪醴论》）

【注释】

[1]五藏阳以竭也：竭，阻遏的意思。因五脏阳气阻遏不通，气化失司，水液停聚发为水肿。

[2]津液充郭：津液，此指水气；郭，同廓，言胸腹形体之廓，津液充郭，义为水气充斥胸腹、肌肤。

[3]其魄独居：魄，指阴津水液。因阳气阻遏不行，阴津独居于内。

[4]孤精于内，气耗于外：孤精，阴津水液，与上句的"魄"同义。气耗于外，阳气不通于五脏，故耗散于外。

[5]形不与衣相保：相保，相称。言形体过于肿胀，使衣服已不能裹体。

[6]四极急而动中：四极，四肢；急，浮肿而胀急；动中，中气喘动。

[7]气拒于内而形施于外：气，水气；拒，格拒；施，音义为易，改变之义。水气格拒于内而形体变易在外。

[8]平治于权衡：权，秤锤；衡，秤杆。权衡，通过调节达到平衡。平治

于权衡，言治疗水肿要调节阴津阳气之间的偏盛偏衰，使之协调平衡。

[9] 去菀陈莝：去，祛除；菀，同郁，郁结；陈，陈旧、陈腐；莝，斩草：此句作"去菀莝陈"义更妥，因"去"与"莝"均为动词，相对为文；"菀"与"陈"相对均作名词，意为祛除郁积陈腐的水气废物。

[10] 微动四极：微微地运动四肢，以助四肢阳气恢复运行，有利于水气消退。

[11] 温衣：衣服保暖，利于体表阳气流通。

[12] 缪刺：《黄帝内经》中的一种刺络法，病在左刺其右，病在右刺其左，缪刺可祛除大络之留邪。

[13] 开鬼门：开，宣发，宣泄；鬼门，汗孔。开鬼门，即发汗法。

[14] 洁净府：洁，通利；府，膀胱。洁净府，即利小便。

[15] 精以时服：服，行也。张介宾："水气去则真精服。服，行也。"

[16] 巨气：正气。

【解析】

本段以水肿病为例讨论了病虽重，但神机尚在，治疗可取得很好疗效的情况，从另一个角度论述了神机与疗效之间的关系。

本段详细阐述了水肿病的病机、证候、治则与治法。水肿病的病因病机是"五脏阳以竭"，由内伤所致阳气阻遏或阳气衰竭，不能温化阴津而水气停聚，水邪充斥肌肤而成水肿；症见全身肿胀，中气喘动；治疗以"平治于权衡"为原则。具体采用内外综合治疗：外用"缪刺"以引动其阳气，化散水气；内用"去菀陈莝""开鬼门，洁净府"，去除血液的瘀结，消散水邪的蓄积；针对水肿阳虚不行的特点，采用"温衣""微动四极"等护理方法，以生发阳气，荡涤水邪。

经文的论述为后世认识水肿的机制和治疗水肿提供了理论依据。特别是"五脏阳以竭""五阳已布，疏涤五脏"等均提示阳气病变与水肿的关系，故治疗水肿注重斡旋阳气。水肿病的形成与五脏功能失调有关，尤以肺、脾、肾三脏为主。肺失宣降，不能通调水道；脾失健运，不能运化水湿；肾失气化，不能开合关门，都能引起水液潴留，形成水肿。"开鬼门，洁净府"的方法则能够使邪气随汗而外解，随小便而下泄，对临床实践很有指导意义。肝失疏泄，气机不畅，心肾阳虚，不能温通血脉，可使瘀血阻滞，经脉不利，水液不行而成水肿。"去菀陈莝"的方法则能去除血液的瘀结，消散水气的郁积。所以"开鬼门，洁净府""去菀陈莝"至今仍是临床治疗水肿的不二法门。

脾瘅的病机、转化和治疗

【原文】

帝曰：有病口甘者，病名为何？何以得之？岐伯曰：此五气之溢[1]也，名曰脾瘅[2]。夫五味入口，藏于胃，脾为之行其精气，津液在脾[3]，故令人口甘也；此肥美[4]之所发也；此人必数食甘美而多肥也，肥者令人内热，甘者令人中满[5]，故其气上溢，转为消渴[6]。治之以兰[7]，除陈气也。（《素问·奇病论》）

【注释】

[1]五气之溢：五气，五谷之气。水谷五味化于脾，其气上溢，则口中甘味。

[2]脾瘅：病名，马莳注："脾瘅者，脾气之热也。"

[3]津液在脾：张志聪注："脾主为胃行津液者也。五味入口，津液各走其道……津液不能输布于五藏，而独留在脾，脾气上溢，发为口甘。"

[4]肥美：肥甘厚腻之食物。

[5]肥者令人内热，甘者令人中满：张琦云"食肥则阳气滞而不达，故内热；食甘则气缓而善留，故中满"。

[6]消渴：病证名。

[7]兰：王冰注："兰，谓兰草也……言兰除陈久甘肥不化之气者，以辛能散发故也。"兰草，即佩兰之类药草，具有芳香化湿、醒脾辟浊的作用。

【解析】

本节讨论了脾瘅的病因病机、临床特点、预后及治疗。脾瘅是因过食肥甘，脾胃积热，湿浊之气上泛，以口中甜腻为主症的一种疾病。其病机为"津液在脾""其气上溢"，是由于过度食用肥腻甘甜的食物，生湿化热，湿热蕴脾，脾气壅滞，不能输布津液，上溢于口，而出现口中发甜。常伴有口中黏腻、舌苔厚腻、饮食呆滞等症。其治疗当芳香化浊、运脾除湿，经文指出用兰之类，临床常以佩兰30～50克或五叶芦根饮，煎取频频温服（代茶饮），并忌食肥甘辛辣食物，多获良效。

经文指出，若脾瘅湿热日久不去，化燥伤津，可能转为消渴。消渴证以多饮、多食、多尿为主要症状，根据其临床表现不同，又可分为肺消、鬲消、消中等，如《素问·气厥论》有"肺消者，饮一溲二，死不治""心移热于肺，传为鬲消"，《素问·腹中论》有"夫热中，消中者，皆富贵人也"等。本文所述脾瘅转化为消渴属热中、消中之类，除口中甜腻之外，常见口渴多饮、多食善饥、尿多味甘或有泡沫等症。

胆瘅的病机和治疗

【原文】

帝曰：有病口苦，取阳陵泉[1]，口苦者病名为何？何以得之？岐伯曰：病名曰胆瘅[2]。夫肝者，中之将也[3]，取决于胆，咽为之使。此人者，数谋虑不决，故胆虚[4]，气上溢，而口为之苦。治之以胆募、俞[5]，治在《阴阳十二官相使》[6]中。（《素问·奇病论》）

【注释】

[1]有病口苦，取阳陵泉：《新校正》云："按全元起本及《太素》无'口苦，取阳陵泉'六字。详前后文势，疑此为误。"阳陵泉，足少阳胆经穴名，位于小腿外侧，腓骨小头前下方凹陷处。

[2]胆瘅：病名。因胆热，气上溢而口苦，故名。

[3]夫肝者，中之将也：《新校正》云："按《甲乙经》曰：'胆者，中精之腑，五脏取决于胆，咽为之使'，疑此文误。"

[4]胆虚：《针灸甲乙经》卷九无"虚"字，"胆"字连下读。

[5]胆募、俞：募，脏腑之募穴，在胸腹部。俞，脏腑之俞穴，在背部，亦称背俞，属足太阳膀胱经穴。胆的募穴为日月，在第7肋间隙，距腹正中

线三寸五分处。胆俞在背部第10胸椎棘突下，旁开一寸五分处。

[6]《阴阳十二官相使》：古医书名。王冰注："言治法具于彼篇，今经已亡。"

【解析】

胆瘅是由谋虑不决，肝失疏泄，胆气上溢而致以口苦为主症的一种疾病。肝胆相表里，胆中之精汁由肝气泄于胆，凝聚而成，若火扰胆腑，胆汁随火气上溢，故见口苦、咽干等症。其治疗，经文提出针刺胆募（日月穴）、胆俞，以泄其郁结之热。

对于口苦一症，《黄帝内经》定位在胆，《灵枢·邪气脏病形》说："胆病者，善太息，口苦，呕宿汁，心下澹澹，恐人将捕之。"《灵枢·四时气》说："邪在胆，逆在胃，胆液泄则口苦，胃气逆则呕苦，故谓之呕胆。"由于心在五味为苦，故心、小肠有热也可出现口苦。临床见口苦主病有三：若突发口苦，伴恶心欲吐，咽部干燥，寒热往来，苔薄白，脉弦，是邪犯少阳所致，当用小柴胡汤治疗；若口苦日久，口干喜饮，或有恶心吐痰，舌苔黄腻，脉象滑数，是胆经湿热、胆气上泛所致，可用黄连温胆汤治疗；若口苦，心烦失眠，口干尿黄，舌尖红赤，是心经火热所致，可用黄连导赤散治疗。

罹患癫疾的先天原因

【原文】

帝曰：人生而有病巅疾[1]者，病名曰何？安所得之？岐伯曰：病名为胎病[2]。此得之在母腹中时，其母有所大惊，气上而不下，精气并居[3]，故令子发为巅疾也。（《素问·奇病论》）

【注释】

[1]巅疾：《针灸甲乙经》《太素》均作"癫疾"。《内经》中癫病有两种含义：一指癫痫，二指狂病之属阴性者。此处原文采列症状，当泛指精神异常的疾病而言，但不包括热性病过程中的发狂在内。故不称癫狂而称癫疾。

[2] 胎病：即先天性疾病，俗称"胎里疾"。

[3] 精气并居：气，指因大惊而逆乱之气。精气并居，谓精气与逆乱之气相并。

【解析】

本段指出癫痫一类疾患与先天有关，这与现代医学的认识是一致的。其成因，多是由于妊娠期间遭受了惊吓等重大精神刺激所致，而不是民间传说的孕妇吃了母猪肉、羊肉等所致，说明我国很早就认识到妇女孕期卫生，要保持心情愉快，避免精神刺激，重视胎教，这也是《内经》中优生思想的反映。当然，癫痫的成因，不只是先天因素，还有后天因素，如情志失调、突受惊恐；饮食不节，过食肥甘，生湿酿痰；脑部外伤，瘀血阻窍等。

癫疾的证候特点及治疗

【原文】

癫疾始生，先不乐，头重痛，视举[1]目赤，甚[2]作极已而烦心，候之于颜[3]，取手太阳、阳明、太阴，血变而止[4]。癫疾始作而引口[5]啼呼喘悸者，候之手阳明、太阳，左强者攻其右，右强者攻其左，血变而止。癫疾始作，先反僵[6]，因而脊痛，候之足太阳、阳明、太阴、手太阳，血变而止。

治癫疾者，常与之居[7]，察其所当取之处。病至，视之有过者写之，置其血于瓠壶[8]之中，至其发时，血独动矣。不动，灸穷骨二十壮[9]。穷骨者，骶骨[10]也。（《灵枢·癫狂》）

【注释】

[1] 视举：目上视也。《难经》《针灸甲乙经》《备急千金要方》"视"字上均有"直"字。一为上视，一为直视，癫疾始生时均可见之。

[2] 甚：《太素》《备急千金要方》均作"其"。

[3] 候之于颜：颜，原指眉以上额部。此处统指面部而言。候之于颜，即观察面部的气色。

[4] 血变而止：针刺出血，初出血时血色较暗，待其血色转为正常时即停止放血。

[5] 引口：口角牵引。

[6] 反僵：角弓反张的痉挛状态。

[7] 常与之居：医生与病人经常相处在一起，以便于观察其开始发作的情况。

[8] 瓠（hù）壶：瓠，即葫芦。以葫芦剖开作为容器，称瓠壶。

[9] 壮：为针灸艾炷灸的计数单位。每灸一个艾炷，称为一壮。

[10] 骶骨：此处指骶骨端之长强穴。属督脉经。

【解析】

本段经文论述了癫疾的证候特点及治疗。

本文所谓癫疾者，实指癫痫而言。《黄帝内经》他篇亦有称为"痫"者。如《素问·大奇论》《素问·通评虚实论》中的"痫惊""痫瘛筋挛"等，与后世医籍中"癫、狂、痫"并列之"癫"有别，而与"痫"为同一疾病，是一种发作性的神志异常疾病。

癫痫大发作多有先兆症状，如"先不乐"、气自小腹上冲等。发作之后有的如常人，有的则仍表现出心烦、乏力、身痛等。对于癫疾的治疗，经文指出发作有闷闷不乐，头重而痛，发作后心烦不宁者，针刺治疗之法可取手太阳、手阳明、手太阴三经穴位，放血至血色转为正常而止；其有口角牵引，继而呼叫、呼吸不畅，如惊恐之状者，可取手阳明、太阳二经穴位，在抽搐或僵直的对侧肢体穴位上放血；其有发作呈角弓反张，因而发作后脊痛者，可选取足太阳、阳明、太阴及手太阳诸经之穴，针刺放血治疗之。由于癫疾是反复发作性疾病，故经文强调医生应该常和患者一起居住，以便于观察癫疾发作时的情况和变化，根据其发作时的情况辨证施治。

癫疾的分类证候及治疗

【原文】

骨癫疾者，颜[1] 齿诸腧分肉皆满，而骨居[2]，汗出烦悗。呕多沃[3] 沫，气下泄[4]，不治。筋癫疾者，身倦挛急大，刺项大经之大杼脉[5]。呕多沃沫，气下泄，不治。脉癫疾者，暴仆，四肢之脉皆胀而纵。脉满，尽刺之出血；

不满，灸之挟项太阳[6]，灸带脉，于腰相去三寸[7]，诸分肉本输[8]。呕多沃沫，气下泄，不治。癫疾者，疾发如狂者，死不治。（《灵枢·癫狂》）

【注释】

[1] 䫒（kǎn，坎）：是口外、颊前、颐上的部位，相当于腮部。

[2] 骨居：《针灸甲乙经》《备急千金要方》"居"均作"倨"，且下有"强直"二字。丹波元简云："骨倨，即强直之义。"

[3] 沃：《针灸甲乙经》《太素》《备急千金要方》并作"涎"，下同。涎，黏液也。

[4] 气下泄：当指遗尿、遗屎、矢气等症状而言，下同。

[5] 身倦挛急大，刺项大经之大杼脉：《针灸甲乙经》《备急千金要方》"急"字后有"脉"字，"大杼"后无"脉"字。

[6] 挟项太阳：挟项两旁的太阳经。当指天柱、大杼等穴。

[7] 灸带脉，于腰相去三寸：带脉穴在侧腰部与臀相平处，属足少阳胆经，亦属带脉。张介宾注："又灸足太阳经之带脉穴，此穴相去于腰计三寸许。"

[8] 诸分肉本输：张介宾注："谓诸分肉之间，及四肢之输，凡胀纵之所，皆当取也。"

【解析】

本节讨论了根据症状特点而命名的不同类型癫疾发作时的临床表现和治疗。

病深在骨而骨僵直者，称骨癫疾。齿为骨之余，分肉连属于骨，邪气壅闭，故䫒齿分肉皆胀满。病涉少阴，故汗出于外，烦闷于内。阳明之气上逆而呕涎沫，脾肾之气下脱而气下泄，是为难治之证。

病在筋而身倦拘挛者，称筋癫疾。邪气太盛，故脉急而大。当刺足太阳经之大杼穴，以泻其邪。若呕吐涎沫，气下泄者，是正气衰竭，难治之证。

病在血脉，四肢经脉胀满而纵者，称脉癫疾。神失所养，筋失其濡，故突然昏仆，当尽刺其血脉胀满处以泻邪气；若昏仆而血脉不胀满者，为正气大虚，可灸足太阳经之天柱、大杼等穴，再灸带脉穴，以温其经。同样，若见呕吐涎沫，气下泄之症状，为难治之证。

经文中提出"疾发如狂者，死不治""气下泄，不治"，说明其预后较差。对于前者，可参照《伤寒论》治疗蓄血证"其人如狂"之法，以桃核承气汤、抵当汤加减，多有效验。

附

癫疾证候及治疗简表

证候	症状	治疗	备 注
先兆证	闷闷不乐，头痛，目赤直视	手太阳、阳明、太阴	疾至刺其当取之处，置血瓠中，至其再发时，血不动者，灸长强穴二十壮
始作证	口斜，啼叫，气喘，心悸	手阳明、太阳。缪刺	
	角弓反张，脊背痛	足太阳、阳明，太阴，手太阳	
骨癫疾	颀齿诸俞分肉胀满，消瘦汗出，烦闷，呕涎沫	气下泄者，不治	
筋癫疾	身倦，拘挛，脉大	大杼穴	
脉癫疾	卒倒，四肢脉胀而纵	实则刺，虚则灸	
新病	如狂	不治	

狂病的病因、证候及治疗

【原文】

狂始生，先自悲也，喜忘[1]、苦怒、善恐者，得之忧饥，治之取手太阴、阳明，血变而止，及取足太阴、阳明。狂始发，少卧，不饥，自高贤也，自辩智也，自尊贵也[2]，善骂詈[3]，日夜不休。治之取手阳明、太阳、太阴、舌下[4]、少阴，视之盛者[5]，皆取之，不盛，释之[6]也。狂言、惊、善笑、好歌乐、妄行不休者，得之大恐。治之取手阳明、太阳、太阴。狂，目妄见，耳妄闻，善呼者，少气之所生也，治之取手太阳、太阴、阳明，足太阴，头，两颛。狂者多食，善见鬼神，善笑而不发于外者[7]，得之有所大喜。治之取足太阴、太阳、阳明，后取手太阴、太阳、阳明。狂而新发，未应如此者[8]，先取曲泉左右动脉[9]，及盛者见血，有顷已[10]，不已，以法取之[11]，灸骨骶[12]二十壮。（《灵枢·癫狂》）

【注释】

[1] 苦怒：易怒而不能自制。《针灸甲乙经》"苦"作"善"。

[2] 自高贤也，自辩智也，自尊贵也：自己以为高明、了不起，自以为聪

明善辩，自以为尊贵贤能。

[3] 詈（lì）：责骂。

[4] 舌下：指廉泉穴。

[5] 视之盛者：《针灸甲乙经》《太素》"视"字后均有"脉"字。

[6] 释之：不予针刺。张介宾注："若其不盛，则当辨之无论也。"

[7] 善笑而不发于外者：独自暗笑。

[8] 狂而新发，未应如此者：张介宾注："谓狂病新起，未有如上文五节之见证也。"

[9] 曲泉左右动脉：张介宾注："宜先取足厥阴肝经之曲泉穴，左右皆刺之。"曲泉穴位于腘横纹内侧端。查曲泉穴左右并无动脉，"动脉"二字恐衍。

[10] 有顷已：有顷，经较短时间。已，发作停止。

[11] 以法取之：张介宾注："当照前五节求法以取之。"

[12] 骨骶：《针灸甲乙经》《太素》均作"骶骨"。

【解析】

本段指出狂病的病因主要是忧、大恐、大喜等精神因素，其次为营养不良（饥）和各种原因所致的"少气"。其病机则为神气逆乱或神气虚，病涉五脏而有虚实两类证候。大喜伤心，神气涣散，心气有余则自高自贵、狂妄自大，心气不足则独自悲伤、暗笑而不发于外。忧思则气结，病及肝、脾、肺，致魂魄不藏，意不内守。肝气有余则苦怒，肝气不足则惊恐；邪在脾则不知饥饱，妄行不休，好歌乐；肺虚魄伤则有妄见、妄闻等幻觉；肾志伤而喜忘其前言。

本节叙述的狂病多种症状，都是精神病患者所常见的。狂病之起因大多由于精神因素，如"得之忧饥""得之大恐""得之有所大喜"等，可见《黄帝内经》时代对精神病已有一定认识。因狂病属阳，治法大多用针刺放血的泻法，这与《素问·病能论》有病怒狂者，生于阳也，"夺其食即已"有类似意义。后世医家，又据《难经》"重阳者狂，重阴者癫"之论，将狂病分为"狂""癫"两证，前者多狂躁不宁，后者多沉默自悲。可见后世所言之狂与癫，均属本篇所称之狂病。

附

狂病证候及治疗简表

证候	症状	治疗
始先之狂（因忧饥）	自悲、善忘、善怒、善恐	手太阴、阳明，足太阴、阳明
始发之狂	少卧不饥，自高自贵，骂詈不休	手阳明、太阳、太阴、廉泉穴、少阴
因恐而狂	狂言，惊，善笑好歌，妄行不休	手阳明、太阳、太阴
因少气而狂	幻视幻听，善呼叫	手太阳、太阴、阳明，足太阴、头、两颧
因喜而狂	多食，幻视，冷笑	手足太阴、太阳、阳明
新病	狂	先刺曲泉，不已，灸长强二十壮

怒狂的病因病机、诊断和治疗

【原文】

帝曰：有病怒狂[1]者，此病安生？岐伯曰：生于阳也。帝曰：阳何以使人狂？岐伯曰：阳气者，因暴折而难决，故善怒也，病名曰阳厥[2]。帝曰：何以知之？岐伯曰：阳明者常动[3]，巨阳、少阳不动，不动而动大疾[4]，此其候也。帝曰：治之奈何？岐伯曰：夺其食[5]即已。夫食入于阴，长气于阳[6]，故夺其食即已[7]。使之服以生铁洛[8]为饮，夫生铁洛者，下气疾[9]也。（《素问·病能论》）

【注释】

[1] 怒狂：多怒之狂证。

[2] 因暴折而难决……病名曰阳厥：暴折，精神突然受到挫折。难决，难以决断。因为情志刺激，致使阳气抑郁而不伸，乃致逆乱而厥，故称为阳厥。

[3] 阳明者常动：马莳注："足阳明经常动者，《灵枢·动输》篇言足阳明独动不休，故凡冲阳、地仓、大迎、下关、人迎、气冲之类，皆有动脉不止，而冲阳为尤甚。"

[4] 巨阳、少阳不动，不动而动大疾：足太阳膀胱经与足少阳胆经所经之处一般无脉动现象或动而不明显。今按之动且大而疾，此阳气厥逆使然。马莳注："二经不动而至于动之甚速，此其病之怒狂，故诸阳之脉有如此耳。"

[5] 夺其食：强制病人少食或不食。《太素》《针灸甲乙经》"夺"均作"衰"，意义相同。

[6]食入于阴,长气于阳:饮食由脾运化成水谷之精,脾为阴,故曰食入于阴。脾气散精,上归于肺,清阳实于四肢,发于腠理,温于分肉,熏肤充身泽毛,若雾露之溉,是长气于阳。

[7]夺其食即已:夺其食则气衰阳虚,犹如釜底抽薪,故病已。

[8]生铁洛:《针灸甲乙经》《太素》均作"铁落"。洛、落为同音通假字。生铁落即冶铁时锤落之铁屑。张介宾注:"生铁洛即炉冶间锤落之铁屑,用水研浸,可以为饮。其属金,其气寒而重,最能坠热开结,平木火之邪。故可以下气疾,除狂怒也。凡药中用铁精、铁华粉、铁砂、铁锈水之类,皆同此义。"

[9]下气疾:下,降也。疾,速也。

【解析】

本段论述了怒狂的病因病机、诊断和治疗。

狂病系因遭受剧烈的精神刺激,如突遭惊恐,勃然大怒,或先天遗传,致使阳气暴张,痰火壅盛、闭塞心窍、神机错乱所引起的精神亢奋,动而多怒,狂躁不安,骂人毁物,奔呼跑叫,甚至操刀杀人、裸身示众为特征的常见精神病。青壮年多见。相当于西医所说的精神分裂症、躁狂型情感障碍等。中医治疗本病,重在降火豁痰以治其标,调整阴阳、恢复神机以治其本。论中所提到的夺其食和服生铁落饮,至今临床仍常应用。生铁落,其气重而寒,能坠热开结、平降肝火,又能重镇心神,所以能治怒狂。单用本品熬水服用即可,亦可配入复方中,如《医学心悟》的生铁落饮,即是以本品10克,再配以天冬、浙贝母各10克,胆南星、橘红、远志、石菖蒲、连翘、茯苓、茯神各3克,玄参、钩藤、丹参各5克,朱砂1克而成,水煎服,以治痰火上扰之狂证。

痈疽形成的病因病机和化脓的病理机制

【原文】

夫血脉营卫,周流不休,上应星宿,下应经数。寒邪客于经络之中则血泣,血泣则不通,不通则卫气归[1]之,不得复反[2],故痈肿。寒气化为热,热胜则腐肉,肉腐则为脓,脓不写则烂筋,筋烂则伤骨,骨伤则髓消,不当骨空[3],

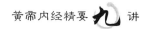

不得泄写,血枯空虚,则筋骨肌肉不相荣,经脉败漏,熏于五藏,藏伤故死矣。(《灵枢·痈疽》)

【注释】

[1] 归:趋也,引申为蕴积的意思。

[2] 不得复反:不得复于周流。

[3] 不当骨空:当,在也。张志聪注:"骨空者,节之交也,痈肿不当骨空之处,则骨中之邪热不得泄泻矣。"

【解析】

本节以天人相应理论为指导思想,讨论了痈疽的病因病机。

"寒邪客于经络之中则血泣,血泣则不通,不通则卫气归之,不得复反,故痈肿",这是痈疽初起的病机。由于寒邪客于经脉之中,影响气血的运行,郁久化热化毒,使局部出现红、肿、热、痛而成痈肿。此"寒"字很重要,提示医者在痈疽初期阶段,当以消散为法,不可纯用寒凉清热,否则化脓,甚至内陷。

"寒气化为热,热胜则腐肉,肉腐则为脓"是化脓的基本原理。痈疽形成之后,为了减少机体损伤,痈疽当以消散为佳,但若不能消散,寒化为热,热胜则腐肉,肉腐则为脓。此时脓不泻则热毒不去,故此时当以排脓(手术或非手术)去毒为要务,脓出毒去,则痈疽渐愈。若脓毒"不得泄泻",必向里浸淫,进一步烂筋、伤骨、消髓、耗血,最终导致经脉败漏,热毒熏灼五脏,病深不解,危及生命。这些理论,为后世认识痈疽奠定了基础。由于痈疽病程中,绝大部分是"火毒"为患,病位在气分、营分居多,故《医宗金鉴》说:"痈疽原是火毒生",适时、大量使用清热凉血解毒之剂,确是治疗痈疽之关键。

痈与疽的鉴别

【原文】

黄帝曰:夫子言痈疽,何以别之?岐伯曰:营卫[1]稽留于经脉之中,则血泣而不行，不行则卫气从之而不通，壅遏而不得行，故热。大热不止，热胜则肉腐，肉腐则为脓。然不能陷^[2]，骨髓不为燋枯，五藏不为伤，故命曰痈。

黄帝曰：何谓疽？岐伯曰：热气淳^[3]盛，下陷肌肤，筋髓枯，内连五藏，血气竭，当其痈下，筋骨良肉皆无余，故命曰疽。疽者，上之皮夭^[4]以坚，上如牛领之皮^[5]。痈者，其皮上薄以泽。此其候也。（《灵枢·痈疽》）

【注释】

[1] 营卫：《针灸甲乙经》作"营气"。

[2] 然不能陷：《太素》《针灸甲乙经》等此下均有"于骨髓"三字。

[3] 淳：亢盛也。

[4] 夭：张介宾注："夭以色言，黑暗不泽也。此即皮色之状，可以辨其浅深矣。"又云："痈浅疽深，毒有微甚，故内连五脏，外败筋骨良肉者，是谓之疽。乃可畏也。"

[5] 牛领之皮：言触之坚厚，状如牛颈之皮。

【解析】

本段阐发了痈与疽的鉴别。痈和疽是两类不同性质的疮疡。痈的含义，是气血为毒邪壅塞不通的意思。有"内痈"与"外痈"之分。内痈生于脏腑，如肝痈、肺痈、肠痈，相当于西医所说的肝脓肿、肺脓肿、化脓性阑尾炎。本篇所论只是外痈。外痈是指一种发生于皮肉之间的急性化脓性疾患。临床特点是：局部红、肿、热、痛，发病迅速，易于化脓，易于溃烂，易于敛口，脓液多黄红黏稠，俗称桃花脓，一般不会损筋伤骨，常伴有恶寒发热、口渴等全身症状。全身各个部位都可发生，因而有许多名称，大多数相当于西医所说的体表浅部脓肿。多由风、火、热毒入侵，阻滞气血、腐败血肉而成，因其具有红、肿、热、痛等特征，而属于阳证的范畴，故有阳痈之说。

疽多指发生于肌肉筋骨间的疮肿，疮面部位较深，又分为有头疽与无头疽。有头疽指发生在体表软组织之间的阳性疮疡。相当于西医所说的深部化脓性感染。因初起有单个或多个白色粟米样的疮头而得名，多由外感风湿火毒，或湿热火毒内蕴，以致内脏积热，营卫不和，邪壅肌肤而成。初起局部色红发热，根囊高肿，疮头如粟米，甚则疼痛剧烈，常伴身热口渴、便秘溲赤，仍属于阳证的范畴。无头疽指发生在筋骨之间或肌肉深部的阴性疮疡。多因气血亏虚，毒邪深陷，寒凝气滞而酿成。多相当于西医所说的化脓性骨髓炎、化脓性关节炎以及结核性疮疡。其特点为患部漫肿无头，局部很少发热，皮色晦暗，病程反复，甚者伤筋烂骨，未脓难消，已脓难溃，一旦溃烂又难以敛口，脓液多白色清稀，或如豆渣样，属于阴证的范畴，所谓阴疽则是指此。

痈疽发生的原因

【原文】

黄帝曰：病之生时，有喜怒不测，饮食不节，阴气不足，阳气有余，营气不行，乃发为痈疽。阴阳不通[1]，两热相搏[2]，乃化为脓，小针能取之乎？岐伯曰：圣人不能使化者，为之邪不可留也[3]。放两军相当[4]，旗帜相望，白刃陈于中野[5]者，此非一日之谋也。能使其民，令行禁止[6]，士卒无白刃之难者，非一日之教也，须臾之得也[7]。夫至使身被痈疽之病，脓血之聚者，不亦离道远[8]乎？夫痈疽之生，脓血之成也，不从天下，不从地出，积微之所生也[9]。故圣人自治于未有形也，愚者遭其已成也。

黄帝曰：其已形，不予遭，脓已成，不予见[10]，为之奈何？岐伯曰：脓已成，十死一生，故圣人弗使已成，而明为良方，著之竹帛，使能者踵而传之后世，无有终时者，为其不予遭[11]也。

黄帝曰：其已有脓血而后遭乎[12]，不导之以小针治乎？岐伯曰：以小治小者，其功小，以大治大者，多害[13]，故其已成脓血者，其唯砭石、铍、锋[14]之所取也。（《灵枢·玉版》）

【注释】

[1]阴阳不通：阴指营气，阳指卫气，营气壅遏，卫气从之而不通。

[2]两热相搏：外来之邪热与营卫壅遏所化之阳热相互搏结。

[3]不能使化者，为之邪不可留也：化者，指已化脓者。为之，即治之。意谓痈疽已经化脓，必须及早祛邪，不使留在体内。

[4] 两军相当：敌对两军相对阵。

[5] 中野：指战场。

[6] 能使其民令行禁止：能指挥其民众，有令则执行，有禁则制止。

[7] 士卒无白刃之难者，非一日之教也，须臾之得也：是说欲使士兵能克敌制胜，免于死难，需要长期训练，非很短时间内所能达到的。

[8] 离道远：道，指医疗技术。即前文"针能取乎？"言痈疽已成，脓血已聚，小针治之，远不能取效。

[9] 不从天下，不从地出，积微之所生也：言痈疽的发生是病邪在机体内逐渐蓄积发展而形成，不是凭空而来的。

[10] 其已形，不予遭；脓已成，不予见：《针灸甲乙经》作："其已有形，脓已成。"

[11] 为其不予遭：为使人不遭脓成而病死之苦。

[12] 其已有脓血而后遭乎：《针灸甲乙经》作"其已成有脓血"。

[13] 以大治大者，多害：《针灸甲乙经》作"以大治大者其功大，以小治大者多害大"。丹波元简曰："原文义难通，得《甲乙》其旨甚晰。盖以大治大，谓之砭石、铍锋之所取也。"

[14] 铍、锋：铍，铍针，形如剑，是切开排脓放血的外科工具。锋，锋针，今三棱针。《灵枢·九针十二原》："四曰锋针，长一寸六分；五曰铍针，长四寸，广二分半……锋针者，刃三隅，以发痼疾。铍针者，末如剑锋，以取大脓。"

【解析】

疾病都是逐渐积累发展而成，痈疽也是如此。后世杨上善据此概括痈发生的四大原因："喜怒无节，争则气聚，生痈一也；饮食不依节度，纵情不择寒热，生痈二也；脏阴气虚，腑阳气实，阳气实盛，生痈三也；邪客于血，聚而不行，生痈四也。"痈疽的形成，常因喜怒无度或饮食不节，造成体内阴阳气机失调为先，加上邪气侵袭，营气郁滞与阳热搏击而成。应特别注意情志演变在痈疽发生发展中的作用，当下不少临床工作者，由于受现代医学感染认识的影响，往往忽略此点。临证之时宜注意体察患者情志因素，如有气争气郁者宜调气理气解郁，并注意提醒患者保持情绪和调以促进康复。

痈疽的范围甚广，包括现在一些仍属不治之症的癌肿，所以痈疽有不少死症。文中指出对其应及早治疗，防止其恶化，实属重要。

痈疽预后不好的逆症表现及逆治的危害

【原文】

黄帝曰：多害者，其不可全乎[1]？岐伯曰：其在逆顺[2]焉。黄帝曰：愿闻逆顺。岐伯曰：以为伤[3]者，其白眼青，黑眼小[4]，是一逆也；内药而呕[5]者，是二逆也；腹痛渴甚[6]，是三逆也；肩项中不便[7]，是四逆也；音嘶色脱[8]，是五逆也。除此五者，为顺矣。（《灵枢·玉版》）

【注释】

[1]多害者，其不可全乎：多害者，以大针误治或病情恶化。全，治好，保全性命的意思。

[2]其在逆顺：是言关键在于病情与症状的逆与顺。张志聪注："痈发于皮肉筋骨之间，其气外行者为顺，若反逆于内，则逆伤其脏矣。"

[3]伤：与疡通。

[4]白眼青，黑眼小：张志聪注："白眼青，黑眼小，肺肝肾三脏之气伤也。"

[5]内药而呕：内，通纳。服药而呕，是胃气败也。

[6]腹痛渴甚：腹痛为邪入于里，渴甚为火盛津伤。

[7]肩项中不便：肩为手三阳经脉所过，项为手足六阳经脉及督脉所过。肩项中不便，说明这些经脉已受邪。

[8]音嘶色脱：马莳注："音嘶者，肺衰也；色脱者，五脏衰也。"

【解析】

本段再次强调痈疽的预防和早期诊断及治疗，指出了提示病情恶化所出现的逆证，凡痈疽邪毒内陷传及脏腑，气血耗亡，胃气衰败，出现拘急、痉挛、发热等而津液匮乏者，均为严重表现，预后恶劣。经文所论表现，虽然随着现代医学的结合，临床所见不多，但亦有严重病变而现者，学者当谨记，临证时不可不知。

参考经文撷萃

"气盛身寒，得之伤寒。气虚身热，得之伤暑。"（《素问·刺志论》）

"今风寒客于人，使人毫毛毕直，皮肤闭而为热。"（《素问·玉机真脏论》）

"人一呼脉三动，一吸脉三动而躁，尺热曰病温。"（《素问·平人气象论》）

"尺肤热甚，脉盛躁者，病温也。"（《灵枢·论疾诊尺》）

"病温虚甚死。"（《素问·玉版论要》）

"肝热病者，小便先黄，腹痛多卧，身热，热争，则狂言及惊，胁满痛，手足躁，不得安卧；庚辛甚，甲乙大汗，气逆则庚辛死。刺足厥阴少阳。其逆则头痛员员，脉引冲头也。心热病者，先不乐，数日乃热，热争则卒心痛，烦闷善呕，头痛面赤，无汗；壬癸甚，丙丁大汗，气逆则壬癸死。刺手少阴太阳。脾热病者，先头重颊痛，烦心颜青，欲呕身热，热争则腰痛不可用俛仰，腹满泄，两颔痛；甲乙甚，戊己大汗，气逆则甲乙死。刺足太阴阳明，肺热病者，先淅然厥，起毫毛，恶风寒，舌上黄，身热。热争则喘咳，痛走胸膺背，不得大息，头痛不堪，汗出而寒；丙丁甚，庚辛大汗，气逆则丙丁死。刺手太阴阳明，出血如大豆，立已。肾热病者，先腰痛酸，苦渴数饮，身热，热争则项痛而强，寒且酸，足下热，不欲言，其逆则项痛，员员澹澹然；戊己甚，壬癸大汗，气逆则戊己死。刺足少阴太阳。诸汗者，至其所胜日汗出也。肝热病者，左颊先赤；心热病者，颜先赤；脾热病者，鼻先赤；肺热病者，右颊先赤；肾热病者，颐先赤。病虽未发，见赤色者刺之，名曰治未病。热病从部所起者，至期而已；其刺之反者，三周而已；重逆则死。诸当汗者，

至其所胜日，汗大出也。"（《素问·刺热》）

"咳嗽烦冤者，是肾气之逆也。"（《素问·示从容论》）

"寒留于分肉之间，聚沫则为痛。"（《灵枢·五癃津液别》）

"气伤痛，形伤肿。故先痛而后肿者，气伤形也；先肿而后痛者，形伤气也。"（《素问·阴阳应象大论》）

"头痛巅疾，下虚上实，过在足少阴、巨阳，甚则入肾……心烦头痛病在鬲中，过在手巨阳、少阴。"（《素问·五脏生成》）

"寸口之脉中手短者，曰头痛。寸口脉中手长者，曰足胫痛。寸口脉中手促上击者，曰肩背痛……寸口脉沉而弱，曰寒热及疝瘕少腹痛。寸口脉沉而横，曰胁下有积，腹中有横积痛。"（《素问·平人气象论》）

"厥头痛，面若肿起而烦心，取之足阳明太阴。厥头痛，头脉痛，心悲善泣，视头动脉反盛者，刺尽去血，后调足厥阴。厥头痛，贞贞头痛而重，写头上五行，行五，先取手少阴，后取足少阴。厥头痛，意善忘，按之不得，取头面左右动脉，后取足太阴。厥头痛，项先痛，腰脊为应，先取天柱，后取足太阳。厥头痛，头痛甚，耳前后脉涌有热，写出其血，后取足少阳。真头痛，头痛甚，脑尽痛，手足寒至节，死不治。头痛不可取于俞者，有所击堕，恶血在于内，若肉伤，痛未已，可则刺，不可远取也。头痛不可刺者，大痹为恶，日作者，可令少愈，不可已。头半寒痛，先取手少阳阳明，后取足少阳阳明。厥心痛，与背相控，善瘛，如从后触其心，伛偻者，肾心痛也，先取京骨昆仑。发狂不已，取然谷。厥心痛，腹胀胸满，心尤痛甚，胃心痛也，取之大都太白。厥心痛，痛如以锥针刺其心，心痛甚者，脾心痛也，取之然谷太溪。厥心痛，色苍苍如死状，终日不得太息，肝心痛也，取之行间太冲。厥心痛，卧若徒居，心痛，间动作，痛益甚，色不变，肺心痛也，取之鱼际太渊。真心痛，手足清至节，心痛甚，旦发夕死，夕发旦死。心痛不可刺者，中有盛聚，不可取于俞。肠中有虫瘕及蛟蛕，皆不可取以小针。心肠痛，憹作痛，肿聚，往来上下行，痛有休止，腹热喜渴涎出者，是蛟蛕也。以手聚按而坚持之，无令得移，以大针刺之，久持之，虫不动，乃出针也。"（《灵枢·厥病》）

"肉不坚，腠理疏，则善病风。"（《灵枢·五变》）

"尺不热脉滑曰风。"（《素问·平人气象论》）

"病在阳者命曰风。"（《灵枢·寿夭刚柔》）

"帝曰：善。有病身热解堕，汗出如浴，恶风少气，此为何病？岐伯曰：病名曰酒风。帝曰：治之奈何？岐伯曰：以泽泻，术各十分，麋衔五分，合以三指撮，为后饭。"（《素问·病能论》）

"虚邪之中人也……其入深，内搏于骨，则为骨痹……搏于皮肤之间……留而不去，则痹。"（《灵枢·刺节真邪》）

"病在阴者命曰痹。"（《灵枢·寿夭刚柔》）

"邪入于阴则痹。"（《素问·宣明五气》）

"寸口……脉涩曰痹。"（《素问·平人气象论》）

"虚邪客于经络而为暴痹者也。"（《灵枢·九针论》）

"诊血脉……多黑为久痹。"（《灵枢·论疾诊尺》）

"风痹淫泺，病不可已者，足如履冰，时如入汤中，股胫淫泺，烦心头痛，时呕时悗，眩已汗出，久则目眩，悲以喜恐，短气，不乐，不出三年，死矣。"（《灵枢·厥病》）

"凡痹往来行无常处者，在分肉间痛而刺之，以月死生为数，用针者随气盛衰，以为痏数，针过其日数则脱气，不及日数则气不写，左刺右，右刺左，病已，止，不已，复刺之如法。"（《素问·缪刺论》）

"犯其雨湿之地则为痿。"（《灵枢·九宫八风》）

"因于湿，首如裹，湿热不攘，大筋缑短，小筋弛长，缑短为拘，弛长为痿。"（《素问·生气通天论》）

"阳明为合……合折则气无所止息而痿疾起矣，故痿疾者取之阳明，视有余不足，无所止息者，真气稽留，邪气居之也。"（《灵枢·根结》）

"足少阳之别……虚则痿躄。"（《灵枢·经脉》）

"三阳为病……及为痿厥。"（《素问·阴阳别论》）

"夫人厥则阳气并于上，阴气并于下。阳并于上，则火独光也；阴并于

下则足寒，足寒则胀也。"（《素问·解精微论》）

"脉至如喘，名曰暴厥。暴厥者，不知与人言。"（《素问·大奇论》）

"邪客于手足少阴太阴足阳明之络，此五络，皆会于耳中，上络左角，五络俱竭，令人身脉皆动，而形无知也，其状若尸，或曰尸厥。"（《素问·缪刺论》）

"血之与气并走于上，则为大厥，厥则暴死，气复反则生，不反则死。"（《素问·调经论》）

"阳气不治，则阳气不得出，肝气当治而未得，故善怒，善怒者，名曰煎厥。"（《素问·脉解》）

"阳气者，大怒则形气绝，而血菀于上，使人薄厥。"（《素问·生气通天论》）

"形肉未脱，少气而脉又躁，躁厥者，必为缪刺之，散气可收，聚气可布。"（《素问·终始》）

"何谓逆而乱……乱于臂胫，则为四厥。"（《灵枢·五乱》）

"是以少气之厥，令人妄梦，其极至迷。三阳绝，三阴微，是为少气。"（《素问·方盛衰论》）

"二阳一阴发病，主惊骇背痛，善噫善欠，名曰风厥。"（《素问·阴阳别论》）

"阴阳气道不通，四海塞闭，三焦不写，津液不化，水谷并于肠胃之中，别于回肠，留于下焦，不得渗膀胱，则下焦胀，水溢则为水胀，此津液五别之逆顺也。"（《灵枢·五癃津液别》）

"黄帝曰：胀者焉生，何因而有。岐伯曰：卫气之在身也，常然并脉循分肉，行有逆顺，阴阳相随，乃得天和，五藏更始，四时有序，五谷乃化，然后厥气在下，营卫留止，寒气逆上，真邪相攻，两气相搏，乃合为胀也。黄帝曰：善。何以解惑。岐伯曰：合之于真，三合而得。"（《灵枢·胀论》）

附录一　《黄帝内经》十三方

《黄帝内经》所载治疗手段，多以针刺为主。对方药的运用，仅提出了十三首方剂，通称"内经十三方"。其中，小金丹载于《素问遗篇·刺法论》，系后世之方。这十三方，方药虽少，但却是我国运用方剂治疗疾病的早期记载，在我国方剂史上，有较重要的历史意义，而其中的部分方药，仍为现今临床所运用。

【汤液醪醴】

黄帝问曰：为五谷汤液及醪醴奈何？岐伯对曰：必以稻米，炊之稻薪。稻米者完，稻薪者坚。帝曰：何以然？岐伯曰：此得天地之和，高下之宜，故能至完，伐取得时，故能至坚也。（《素问·汤液醪醴论》）

【生铁洛饮】

帝曰：有病狂者……治之奈何？岐伯曰：……使之服以生铁洛为饮。夫生铁洛者，下气疾也。（《素问·病能论》）

【左角发酒】

邪客于手足少阴、太阴、足阳明之络。此五络皆会于耳中，上络左角，五络俱竭，令人身脉皆动，而形无知也，其状若尸，或曰尸厥。鬄其左角之发，方一寸，燔治，饮以美酒一杯，不能饮者灌之，立已。（《素问·缪刺论》）

【泽泻饮】

有病身热解墯，汗出如浴，恶风少气，此为何病？岐伯曰：病名曰酒风。帝曰：治之奈何？岐伯曰：以泽泻、术各十分，麋衔五分，合以三指撮，为后饭。（《素问·病能论》）

【鸡矢醴】

黄帝问曰：有病心腹满，旦食则不能暮食，此为何病？岐伯对曰：名为鼓胀。帝曰：治之奈何？岐伯曰：治之以鸡矢醴，一剂知，二剂已。（《素问·腹中论》）

【乌鲗骨藘茹丸】

帝曰：有病胸胁支满者，妨于食，病至则先闻腥臊臭，出清液，先唾血，四支清，目眩，时时前后血，病名为何？何以得之？岐伯曰：病名血枯。此得之年少时，有所大脱血，若醉入房中，气竭肝伤，故月事衰少不来也。帝曰：治之奈何？复以何术？岐伯曰：以四乌鲗骨，一藘茹，二物并合之，丸以雀卵，大如小豆，以五丸为后饭，饮以鲍鱼汁，利肠中及伤肝也。（《素问·腹中论》）

【兰草汤】

有病口甘者，病名为何？何以得之？岐伯曰：此五气之溢也，名曰脾瘅……治之以兰，除陈气也。（《素问·奇病论》）

【豕膏】

痈发于嗌中，名曰猛疽，猛疽不治，化为脓，脓不写，塞咽，半日死。其化为脓者，写则合豕膏，冷食，三日而已……发于腋下赤坚者，名曰米疽，治之以砭石，欲细而长，疏砭之，涂以豕膏，六日已，勿裹之。（《灵枢·痈疽》）

【蘩翘饮】

发于胁，名曰败疵，败疵者，女子之病也。灸之，其病大痈脓，治之，其中乃有生肉，大如赤小豆。剉蘩蘦、草根各一升，以水一斗六升煮之，竭为取三升，则强饮，厚衣坐于釜上，冷汗出至足，已。（《灵枢·痈疽》）

【半夏秫米汤】

今厥气客于五藏六府，则卫气独卫其外，行于阳不得入于阴。行于阳则阳气盛，阳气盛则阳跷陷，不得入于阴，阴虚，故目不瞑……饮以半夏汤一剂，阴阳已通，其卧立至……其汤方以流水千里以外者八升，扬之万遍，取其清五升煮之，炊以苇薪火，沸置秫米一升，治半夏五合，徐炊，令竭为一升半，去其滓，饮汁一小杯，日三稍益，以知为度。故其病新发者，覆杯则卧，汗出则已矣。久者，三饮而已也。（《灵枢·邪客》）

【马膏膏法】

足阳明之筋……其病足中指支胫转筋，脚跳坚，伏兔转筋，髀前肿，疝，腹筋急，引缺盆及颊，卒口僻。急者目不合，热则筋纵，目不开，颊筋有寒则急，引颊移口。有热则筋弛纵，缓不胜收，故僻。治之以马膏，膏其急者，以白酒和桂，以涂其缓者，以桑钩钩之，即以生桑炭，置之坎中，高下以坐等，以膏熨急颊，且饮美酒，噉美炙肉，不饮酒者，自强也，为之三拊而已。治在燔针劫刺，以知为数。（《灵枢·经筋》）

【 寒痹熨法 】

寒痹之为病也，留而不去，时痛而皮不仁……用淳酒二十升，蜀椒一升，干姜一斤，桂心一斤。凡四种皆咬咀，渍酒中，用绵絮一斤，细白布四丈，并内酒中。置酒马矢煴中，盖封涂勿使泄，五日五夜，出布绵絮，曝干之，干复渍，以尽其汁，每渍必晬其日，乃出干。干，并用滓与绵絮，复布为复巾，长六、七尺，为六、七巾，则用之生桑炭，炙巾，以熨寒痹所刺之处，令热入至于病所，寒，复炙巾以熨之，三十遍而止。汗出以巾拭身，亦三十遍而止。起步内中，无见风。每刺必熨，如此，病已矣。（《灵枢·寿夭刚柔》）

【 小金丹 】

小金丹方，辰砂二两，水磨雄黄一两，叶子雌黄一两，紫金半两，同入盒中，外固了，地一尼，筑地实，不用炉，不须药制，用火二十斤煅之也。七日终，候冷，七日取，次日出盒子，埋药地中，七日取出，顺日研之三日，炼白砂蜜为丸，如梧桐子大，每日望东吸日华气一口，冰水下一丸，和气咽之，服十粒，无疫干也。（《素问遗篇·刺法论》）

附录二　《黄帝内经》目录

《黄帝内经·素问》目录

《黄帝内经·灵枢》目录

参考文献

[1] 杨上善．黄帝内经太素．北京：人民卫生出版社，1965.

[2] 皇甫谧．针灸甲乙经．北京：人民卫生出版社，1962.

[3] 王冰．黄帝内经素问．北京：人民卫生出版社，1963.

[4] 张介宾．类经．北京：人民卫生出版社，1965.

[5] 马莳．黄帝内经素问注证发微．田代华主校．北京：人民卫生出版社，1998.

[6] 马莳．黄帝内经灵枢注证发微．田代华主校．北京：人民卫生出版社，1994.

[7] 吴昆．素问吴注．孙国中，方向红点校．济南：山东科学技术出版社，1984.

[8] 张志聪．黄帝内经素问集注．上海：上海科学技术出版社，1959.

[9] 张志聪．黄帝内经灵枢集注．上海：上海科学技术出版社，1990.

[10] 高世栻．黄帝素问直解．于天星按．北京：科学技术文献出版社，1982.

[11] 李中梓．内经知要．陆鸿元，包来发校注．北京：中国中医药出版社，1994.

[12] 滑寿．读素问钞汪机续注．王续鳌，毛雪静点校．北京：人民卫生出版社，1998.

[13] 汪昂．素问灵枢类纂约注．上海：上海卫生出版社，1958.

[14] 姚止庵．素问经注节解．北京：人民卫生出版社，1963.

[15] 黄元御．素问悬解．麻瑞亭点校．北京：人民卫生出版社，1996.

[16] 黄元御．灵枢悬解．北京：人民卫生出版社，1990.

[17] 张琦．素问释义．王洪图点校．北京：科学技术文献出版社，1998.

[18] 胡澍学．素问校义．北京：中华书局，1985.

[19] 俞樾．内经辨言．上海：上海三联书店，1990.

[20] 丹波元简．素问识．北京：人民卫生出版社，1984.

[21] 丹波元简．灵枢识．北京：人民卫生出版社，1984.

[22] 丹波元简．素问绍识．北京：人民卫生出版社，1984.

[23] 任应秋，刘长林编．内经研究论丛．武汉：湖北人民出版社，1982.

[24] 龙伯坚．黄帝内经概论．上海：上海科学技术出版社，1980.

[25] 方药中，许家松．黄帝内经素问运气七篇讲解．北京：人民卫生出版社，1984.

[26] 郭霭春．黄帝内经素问校注语译．天津：天津科学技术出版社，1981.

[27] 秦伯未．内经类证．余瀛鳌重订．上海：上海科学技术出版社，1962.

[28] 程士德．素问注释荟粹．王洪图，鲁兆麟编．北京：人民卫生出版社，1982.

[29] 李今庸．新编黄帝内经纲目．上海：上海科学技术出版社，1988.

[30] 刘长林．内经的哲学和中医学的方法．北京：科学出版社，1982.

[31] 王洪图．黄帝内经研究大成．北京：北京出版社，1997.

[32] 王洪图．内经学．北京：中国中医药出版社，2004.

[33] 王琦．黄帝内经专题研究．济南：山东科学技术出版社，1985.

[34] 王琦等．素问今释．贵阳：贵州人民出版社，1981.

[35] 雷顺群．内经多学科研究．南京：江苏科学技术出版社，1990.

[36] 钱超尘．内经语言研究．北京：人民卫生出版社，1990.

[37] 王庆其．黄帝内经心悟．贵阳：贵州科学技术出版社，1998.

[38] 王庆其，周国琪．黄帝内经专题研究．上海：上海中医药大学出版社，2002.

[39] 程士德．内经讲义．上海：上海科学技术出版社，1984.

[40] 王洪图．内经选读．北京：中国中医药出版社，1999.

[41] 王庆其．内经选读．北京：中国中医药出版社，2000.

[42] 翟双庆．内经选读．北京：中国中医药出版社，2013.

[43] 傅贞亮．内经讲义．长沙：湖南科学技术出版社，1988.

[44] 金志甲．内经．长沙：湖南科学技术出版社，2004.

[45] 邢玉瑞．黄帝内经理论与方法．西安：陕西科学技术出版社，2004.

[46] 马烈光．黄帝内经读本．北京：化学工业出版社，2006.

[47] 南京中医学院．黄帝内经素问译释．上海：上海科学技术出版社，1959.

[48] 马烈光，张湖德．黄帝内经通释．北京：人民军医出版社，2014.

[49] 山东中医学院，河北医学院．黄帝内经素问校释．北京：人民卫生出版社，1982.

[50] 河北医学院．灵枢经校释．北京：人民卫生出版社，1982.

[51] 马烈光．最简明黄帝内经．香港：中国香港中和出版有限公司，2014.

[52] 马列光．白话黄帝内经·素问篇，中国台湾：大尧文创，2011.

[53] 马列光．白话黄帝内经·灵枢篇，中国台湾：大尧文创，2011.